精神疾患・メンタルヘルスガイドブック

DSM-5®から生活指針まで

［訳］滝沢 龍　東京大学大学院・准教授

Understanding
Mental Disorders
Your Guide to DSM-5®

American Psychiatric Association
American Psychiatric Publishing

医学書院

First Published in the United States by American Psychiatric Association Publishing, Arlington, VA. Copyright © 2015. All rights reserved.

First Published in Japan by Igaku-Shoin Ltd. in Japanese. Igaku-Shoin Ltd. is the exclusive translation publisher of Understanding Mental Disorders: Your Guide to DSM-5®, first edition, Copyright ©2015 in Japanese for distribution worldwide.

Permission for use of any material in the translated work must be authorized in writing by Igaku-Shoin Ltd.

本原書はバージニア州アーリントンにある米国精神医学会（American Psychiatric Association; APA）の出版局によって発行されたもので，本書の著作権はAPAに帰属する．

株式会社医学書院は"Understanding Mental Disorders: Your Guide to DSM-5®"（2015年初版発行，邦題：精神疾患・メンタルヘルスガイドブック―DSM-5®から生活指針まで）日本語版の第一発行者（著作権者）であり，世界市場における独占的頒布権を有する．日本語版の内容を使用するには，株式会社医学書院から書面による許諾を得なければならない．

The American Psychiatric Association played no role in the translation of this publication from English to the Japanese language and is not responsible for any errors, omissions, or other possible defects in the translation of the publication.

【免責事項】APAは，本書の日本語訳作成については関与していないため，日本語版における誤字・脱字，その他起こりうる欠陥に関して責任は負いかねる．

※「DSM-5」はAmerican Psychiatric Publishingにより米国で商標登録されています．

精神疾患・メンタルヘルスガイドブック
―DSM-5®から生活指針まで

発　行　2016年9月1日　第1版第1刷Ⓒ
　　　　2022年8月1日　第1版第4刷

訳　者　滝沢　龍（たきざわ　りゅう）
発行者　株式会社　医学書院
　　　　代表取締役　金原　俊
　　　　〒113-8719　東京都文京区本郷1-28-23
　　　　電話　03-3817-5600（社内案内）

印刷・製本　横山印刷

本書の複製権・翻訳権・上映権・譲渡権・貸与権・公衆送信権（送信可能化権を含む）は株式会社医学書院が保有します．

ISBN978-4-260-02823-3

本書を無断で複製する行為（複写，スキャン，デジタルデータ化など）は，「私的使用のための複製」など著作権法上の限られた例外を除き禁じられています．大学，病院，診療所，企業などにおいて，業務上使用する目的（診療，研究活動を含む）で上記の行為を行うことは，その使用範囲が内部的であっても，私的使用には該当せず，違法です．また私的使用に該当する場合であっても，代行業者等の第三者に依頼して上記の行為を行うことは違法となります．

JCOPY 〈出版者著作権管理機構　委託出版物〉
本書の無断複製は著作権法上での例外を除き禁じられています．複製される場合は，そのつど事前に，出版者著作権管理機構（電話03-5244-5088，FAX 03-5244-5089，info@jcopy.or.jp）の許諾を得てください．

はじめに：本書の使い方

　本書「精神疾患・メンタルヘルスガイドブック― DSM-5 から生活指針まで」（原題 Understanding Mental Disorders: Your Guide to DSM-5）は，米国精神医学会 American Psychiatric Association が初めての試みとして，精神疾患の当事者や家族などを対象として作成した「一般向けガイドブック」です．米国精神医学会が 2013 年に出版した「DSM-5 精神疾患の診断・統計マニュアル」（日本語版 2014 年，医学書院）に基づいて診断や治療の平易な解説がなされている一方で，早期発見と早期介入を目指して，本人や周囲の支援者たちのために必要な知識や対処の実践法が，最新のエビデンスを用いてわかりやすく説明してあります．DSM-5 関連書の 1 つとして位置しており，各疾患の症状のほか，具体的な症例，治療法，リスク因子，対処や予防法など，幅広い範囲の情報を簡潔に記載してある充実した内容です．

　最初に医学書院から原書を受け取り一読した際，一般向けと謳っていながらも，そのしっかりとした内容に驚かされました．日本で一般の皆さんにこの知識が伝わることは，必ずや当事者や家族の方々の力となり，医療関係者とのコミュニケーションを円滑にし，ひいては回復に向かう道のりを最良のものにするはずだと考えました．医療関係者とともに，自身たちで方針の決定に加わることができるようになることを願っています．さらには，こうした正確でわかりやすい知識が一般社会に広がることで，メンタルヘルス対策や精神疾患の予防・早期発見につながりうると期待しています．

　そして，当事者やその支援者だけでなく，むしろ専門職の方々こそ，最新の情報がコンパクトにまとまっている本書の魅力に気づくのではないかと思います．精神科専門医を目指す研修医の方々，心理師・看護師・ソーシャルワーカーなどのコメディカルの方々やそれらを目指す方々，学校保健・産業保健にかかわる教師・産業医・保健師・カウンセラーの方々，精神科を専門外とする一般

開業医の方々など，メンタルヘルスにかかわる専門職すべての方々の入門書・初級書としても役立つものであると確信しました。特に，私は心理学を専攻した後に精神科医師となり，未だにアイデンティティとしては二足の草鞋を履いている者ですので，適切な日本の読者として2015年に国家資格化が決まった公認心理師の方々の将来の姿がすぐに目の前に浮かびました。本書が将来の公認心理師の方々への応援になればという気持ちも込めて，本書ではpsychologistを「心理師」と訳しました。

　本書はどの章からどのように読んでいただくこともできます。興味のある章から，お好みのペースで読むことができますが，以下に簡単なお薦めを記しておきます。

　症状のあるご本人や支える家族の方々には，細かな診断基準の内容を読む前に，まず個人の経験談（症例）をいくつか読んでいただき，イメージをもつことをお薦めします。日本語版では，その人の訴えている主要な症状を症例のタイトルに採用して，目次を用意しました。似ている体験・行動を呈する精神症状が見つかったら，その周辺の記述やアドバイスにも目を通してみてください。症状をもつご本人が対処する際の心がけや，家族による支援の仕方なども豊富に解説されています。

　ひとつご注意いただきたいことは，本書の記述やDSM-5の基準からご自身で診断を決めつけようとはしないでいただきたいことです。同じ症状であっても診断に至っていないことや，異なる診断に至ることがありますし，複数の診断が併発することもあります。治療の初期には，暫定的な診断をつけて治療を開始することもありますので，ご自身の診断と治療については，精神科主治医やメンタルヘルスの専門家とよく相談していただくことをお薦めします。

　精神科医やコメディカルの専門職を目指す方々には，研修中に日々持ち歩き，本書に書かれている知識を日々の臨床に生かすことが理想的です。こうした知識をまだもたない患者や家族に出会った場合に，簡潔に説明できるようになることが目標になります。すでにメンタルヘルスに関わる専門職になってい

る方々にとっても，専門職が知るべき最低限の知識の整理として利用していただけると思います．2010年代の最新の知見も入っていますので，分厚い教科書を通読するよりも手軽に知識のリフレッシュができるはずです．ただし，ご存知のようにDSM-5には批判もあり発展途上なものですので，専門職の方は〈その先〉を見据えた視点が必要になります．

　本書は，診断や治療の知識だけでなく，日々の生活スタイルや考え方にまで目配りの利いたバランスの良い実践ガイドブックになっています．一部は米国の法律や事情に基づいており，日本の実情と異なる記載があることにはご注意いただければと思います．しかし，それを考慮しても，なお日本のメンタルヘルスに関わる幅広い立場の方々のお役に立つことを祈っております．

　　　　　　　　　　　　　　　　　　　　　　　訳者　滝沢　龍

原書の推薦の序

　精神疾患はすべての人に影響を及ぼします。米国人の約半数が人生のどこかの段階で精神疾患にかかるリスクをもっています。すべての人が，知り合い―両親，パートナー，子ども，友人，同僚，隣人―のうち，精神疾患にかかっていた，もしくは今かかっている人を知っているでしょう。我々の国や世界に毎年何兆円もの精神疾患に対する経済的負担がかかっています。経済的な損失は明らかに大きいものですが，精神疾患によって失われ障害された生活の損失は，さらに計り知れないほど大きいのです。

　世界中で，うつ病は他のどんな疾患よりも多くの生活の日々を奪い去ります。米国では，10～24歳の若者の死因の第3番目が自殺です。国に多くをささげてきた退役軍人は，最も自殺しやすい人たちです―毎日22人の米国退役軍人が自殺しています―。心理的苦痛がありながら生きる多くの人が，一度も診断も治療もされたことがないことは悲劇的です。我々の社会は多くの場合，精神疾患に対して非難をしてきました。例えば，その疾患のために，多くの人々が過小評価され，無視され，悪口を言われ，収監されたりしてきました。

　しかし，精神疾患は，その人のせいではなく，治療できる疾患です。多くの他の疾患と同様に，精神疾患は適切な時期に行われる効果的な治療で良くなります。しかし，最も治療しやすい段階である初期に，その疾患を無視したり，退けてしまったりすることが多く，重篤な状態に発展してから，もしくは命にかかわる状態になってから初めて対処をしています。簡単に言えば，精神疾患の徴候や症状を知っている者は少なすぎ，結果として数えきれない人たちが苦しんでいるのです。

　このような状況のなかで，本書「精神疾患・メンタルヘルスガイドブック―DSM-5から生活指針まで」は重要な貢献をすることになります。精神科の専門家たちが用いる最新の「精神疾患の診断・統計マニュアル（DSM）」をわか

りやすい言葉で言い換えることで，家族や友人たちを力づけることになり，精神疾患のリスクがある人や，すでに罹患していて治療が必要な人を見つけやすくなるでしょう．本書は，こうした人たちに自分自身の状況をよりよく理解するヒントを与えてくれます．

本書は，我々のスティグマへの大きな挑戦にも役立つでしょう．精神疾患をもつ人々は，恐怖や恥や孤独感を経験していることが多く，それはこうした疾患が議論すらされてこなかったからです．本書のような貴重なガイドブックは，精神疾患をもつ人や周りで支える人がスティグマを打ち破り，専門家の診断や治療を求めて，治療に専念するために必要な手段を与えてくれることでしょう．こころが健康であること（メンタルヘルス）は，すべての人の権利であり，このガイドブックがこの権利を主張する方法をうまく理解できるようにしてくれるでしょう．

私は米国連邦議会で，父である上院議員エドワード・M・ケネディや，その他の多くの人たちとともに，Mental Health Parity and Addiction Equity Act（精神保健同等法および依存症衡平法）という法案を議会で通すために何年も仕事をしました．多くの精神疾患をもつ人が，より幸せで生産的な生活につながる治療を受けることさえ拒否されていたからです．この法令は，精神疾患や物質使用障害のある人たちが平等な治療を受けることを保証する初めてのもので，保険会社に精神疾患治療にも他の疾患と同様に保険で費用の支払いがなされるように求めたものです．この法令は重要で画期的な出来事になりましたが，我々すべてが期待できるサービスを知った時に初めて，その真価が発揮されることになるでしょう．研究者たちは，新しい効果的な治療を探し続ける必要があります．精神疾患をもつ人たちや保険費用を支払っている人は，医師にそうした治療を受けられるかを確かめ，そして，保険会社がきちんとその費用を支払ってくれるか確かめる必要があります．我々は，この法令の順守を確実にし，施行していくよう求めていく必要があります．

精神疾患の「平等」について話をするとき，保険適用について考えるだけでなく，我々の社会がどのようにこのよくみられる病気に取り組んでいくべきかを考えることになります．がんがステージⅣという末期になるまで，もしくは糖尿病で視野や足に障害が出るまで治療をしないでおくことが受け入れられな

いことであれば，精神疾患が命にかかわるまで治療が行われないことも，きっと間違ったことなのでしょう。他のすべての疾患と同じように，精神疾患でも早期の介入が適切です。ヘルスケアの専門家が，血圧やコレステロール値を把握するのと同じように注意深く，こころの健康（メンタルヘルス）についても把握していくことを我々は期待すべきでしょう。

通常の健康診断すべてにも，「脳や精神についての検査」が含まれるべきでしょう。本書のようなガイドブックは，医療関係者とメンタルヘルスについて重大な話し合いをする際に使われる言葉を我々に教えてくれます。

1963年の暗殺される前の月に，私の伯父のジョン・F・ケネディは，国のメンタルヘルスへの配慮が欠けているとして次のように述べました。「多くの人が精神疾患を言葉にもしたくない，解決の絶望的な問題として考えてきたので，長過ぎる間，その状況はそのまま見過ごされてきたのです。」

今日の米国人たちは，メンタルヘルスの問題にさらに力を入れて取り組む用意ができていると信じています。本書が示しているように，精神疾患によって引き起こされる問題には，対処する解決法があります。私たちは効果的にこの解決法を使って，もっともそれを必要としている人たちに届けられているでしょうか？　まだそこまで至っていないように思いますが，このガイドブックがその道を指し示してくれています。

こうした考え方を変えようとする取り組みが前進しつつありますが，さらにメンタルヘルスに関する意識を高めるキャンペーンを推進する必要があります。このガイドブックは，変革を起こすために増えつつあるリストに加える貴重な本になります。回復（リカバリー）と健康のための自己管理の方略，家族教育，メンタルヘルス応急処置法などのアプローチとともに，我々を力づけることになり，究極的には，精神疾患に対する社会の理解を変えることになるでしょう。私たちすべての人がその一端を担うことができます。精神疾患のある人たちを過小評価することをやめ，たくさんの思いやりと愛情をあらわす時がきました。法令を通すだけで偏見をなくすことはできませんが，身体疾患のある人と同じように精神疾患のある人を治療する必要性を認める新しい文化を作ることを手助けできます。覚えておいてください。あなたが助けるのがたった一人だとしても，世界を救ったことになるのです。

本書は，精神疾患をもつ人たちや，その周りで支える人たちに，長い間奪われてきた知識と理解による力を与えることになります。

パトリック・J・ケネディ
米国下院議員
ロードアイランド州，第1選挙区，1995-2011年

原書の序

　世界で4億5,000万人，米国では6,100万人の成人，700万人の子どもたちが，一生涯のある時点を精神疾患をもちながら生活することになる。リスクが高い人たちもいるが，誰でも精神疾患を発症する可能性はある。ほとんど誰もが精神疾患をもつ友人，同僚，身近な人を知っている。本書「精神疾患・メンタルヘルスガイドブック─DSM-5から生活指針まで」は，我々すべてのために書かれたものである。

　精神疾患を克服する鍵は，症状を認識し，支援を求めるべき時期を知り，正しい治療を受けることである。これは精神疾患に苦しんでいる人自身にとっては難しいことかもしれない。本書は，こうした人たちや身近な人たちに役立つように工夫されている。精神疾患に予想されることがわかり，主な治療法を知ることができる。

　メンタルヘルスケアの専門家によって，個々人のニーズや症状に合わせて提供されるのが良い治療である。本書はこうした支援に替わり得るものではなく，特定の精神疾患の詳細な治療が書かれているわけでもない。しかし，こうした障害に対する治療（精神療法と薬物療法の両方）の概要は示されている。

　本書は，DSM-5として知られる，最新版の「DSM-5精神疾患の診断・統計マニュアル」に基づいている。精神疾患の診断をするメンタルヘルスケアの専門家のための共通言語を作ることが，DSM-5の目的である。1952年にDSM-Ⅰが出版され，それ以来，メンタルヘルスケアの専門家や他のヘルスケアにかかわる専門家にとって精神疾患の定義や診断に用いる第一の道具になった。

　本書は，DSM-5を一般社会の人たちのために書き下ろしたものである。しかし，自己診断に用いるためではない。DSM-5に含まれるほとんどの障害について記載されている。本書は，精神疾患の診断を受ける前や受けた後，メンタルヘルスケアの専門家と話し合う際に役立つことになる。症状，リスク因

子，関連障害が書かれている本書の内容は，DSM-5と似ている。DSM-5と同じように本書では，精神疾患を症状に基づいて定義し，特定の必要なことや配慮すべきことを検討する。

本書は，家族へのアドバイス，症例，追加資料なども含んでいる（本書の症例は実際の人たちのものだが，名前，年齢，その他の個人情報は特定されないように変更されている。もし現実にいる人物に一致するところがあったとしても偶然であり，筆者たちの意図はない）。

他の身体疾患と同じく，早期の診断と治療によって，より良い予後が得られる可能性が高まる。本書では，本人と支援者たちが必要な支援を受けられることを手助けすることになる。

本書は，DSM-5の作成にかかわった，世界で名高い精神科医や心理師のチームによって作られた。我々は，世界中の人々のこころの健康（メンタルヘルス）の増進のために献身してくれたことに対して，DSM-5と本書にかかわったすべての人たちに感謝の意を表する。

謝辞

この先駆的なプロジェクトは，編集顧問の方々と以下に挙げる同僚たちの貴重な貢献がなければなしえなかった。最初のドラフトを作成してくれたGlenda Fauntleroy，本書の全体を査読してくれたDSM-5タスクフォース委員会副委員長のDarrel A. Regier, M.D., 付録B〔訳注：日本語版では割愛した〕を執筆してくれたRobert H. Chew, Pharm.D., 18章「パーソナリティ障害」を査読してくれたJohn M. Oldham, M.D., M.S., チェックを担当したAPAの上席ライターのEmily A. Kuhl, Ph.D. に感謝したい。そしてAPAについても，出版社のRebecca D. Rinehartには本書を企画し，編集委員会を組織した先見の明ある行動に，上席編集者のAnn M. Engには読者に沿った形にこの本を編集してくれたことに御礼を述べたい。カバーをデザインしてくれたRick Pratherと，本文や図表をデザインしてくれたTammy J. Cordovaのおかげで良い本に仕上がった。

序章

　約4人に1人は，人生のある時点で精神疾患に罹患する。これは子どもにおいても同程度である。これは精神疾患がとてもよくみられる—そして治療可能な—健康問題であることを示しており，個人やその家族の生活の質 quality of life に大きな影響を及ぼす。過去において，精神疾患というと謎と恐怖に包まれていた。今日では，精神疾患の理解や治療可能性が大きく進んでいる。未だに，早期症状が気づかれずに精神疾患が進行してしまい，本来は治療による恩恵を得られる人たちが，それを受けられずにいる点は不幸なことである。多くの場合，自身にそうした問題があることを認めたがらなかったり，精神疾患の徴候や症状に気がつかなかったりするのかもしれない。健常と異常との違い—特に精神的健康と精神疾患との違い—は，明らかでないことが多い。このため，最も治療が有効である早期に，何らかの援助を求める指針を示すことが大切になる。

　米国精神医学会 American Psychiatric Association（APA）は本書「精神疾患・メンタルヘルスガイドブック—DSM-5 から生活指針まで」を制作し，精神疾患にかかわる人たちが精神疾患についてより良く理解し，その対処法を学ぶ際に手助けとなることを目指した。APA は，約 35,000 名の精神科医を代表する公的な組織であり，高水準のメンタルヘルスケアを提供するための支援をしている。APA はまた，世界中に DSM-5 として知られる「DSM-5 精神疾患の診断・統計マニュアル」も出版しており，精神疾患を診断する際の共通言語として，精神科医やメンタルヘルスケアの専門家たちに用いられている。本書は，DSM-5 に記載されている精神疾患への実践的ガイドブックである。ここでは，メンタルヘルスケア支援を必要とする人やその家族のために，精神疾患とその診断と治療について基本的な用語で説明している。

　DSM-5 は，診断に必要となる症状を特定し，診断をまとめ，分類システムにしている。こうした体系化する必要が生じたのは，第二次世界大戦中にさか

のぼる。そのころ，精神科医同士が精神疾患を記載する際に，共通するコミュニケーションの方法が必要であることが明らかになった。1952年に出版されたDSM-Iは，様々な場面で精神疾患を定義する基礎となった。現在のDSM-5は，それから数十年以上の研究と，数百名の精神疾患にかかわる医師や専門家たちの専門知識を反映している。精神科医，心理師，その他のメンタルヘルスケア専門家，他の身体科医師，看護師，弁護士，ソーシャルワーカーは，DSM-5を臨床的なガイドブックもしくは教科書として使っている。また，学校，病院，裁判所，保険会社でも精神疾患を定義するために用いられている。

　精神疾患とは，精神機能の障害を反映して，個人の思考・感情・行動に大きな混乱が起きることである。精神疾患は，社会・職場・家庭の活動において苦悩や機能障害をもたらす。例えば，身近な人の死など，ストレス因や喪失体験に対する予想される反応は精神疾患ではない。同じように，時に落ち込んだり，不安になったり，恐怖を感じたり，怒ったりすること自体は普通のことである。DSMでは，いくつかの特定の症状によって精神疾患を定義しており，それによって正しい診断に至る。こうした症状について，診断を確定しうる他の因子とともに，本書の各章で説明される。これらを知っておくことで，メンタルヘルスケアの専門家に対して，自分や家族が思考や感情を説明する際に役立つことになる。精神疾患を診断するために，リストになっているすべての症状がそろっている必要はない。苦悩の程度や日常生活への影響も考慮する重要な点である。

　DSM-5と同様に，本書でも，症状が最初に現れやすい時期に基づいて，似ている診断は1つのグループとしてまとめられている。そのため，小児期に出現する疾患は第1章にあり，成人期になって出現するものは後半に記載されている。利用しやすくするために，各章では主なDSM-5診断について説明してある。

　こうした症状リストに基づいて自ら診断をしたくなる人もいるだろうが，メンタルヘルスケアの専門家に相談して，正確な診断と治療を受けることが適切である。同じ症状が，いくつかの異なった診断にも起こりうるためである。例えば，不安の症状は，うつ病でも，統合失調症でも，心的外傷後ストレス障害

であっても起こりうる。精神疾患の中には，心臓病や糖尿病などの身体的な病気と関係していることもある。メンタルヘルスケアの専門家は，可能性のある要因をいくつも考慮しながら，次第に最もありうる診断に絞っていく。それが最初に起きた時期やそれによって起きた問題を含めて，症状を明確に伝えることで，最も正確な診断に至ることになり，適切な治療を受けることにつながる。血液検査などの検査データも，症状とその進み具合についての情報を集めるために用いられる。

精神疾患はすべての年齢層の人たちがかかる可能性がある。とても幼い子どもたちの場合，言葉ではどこが具合が悪いのかうまく伝えることができないかもしれない。同じように，認知症の高齢者も混乱していて，何が自分に起きているのか理解できないかもしれない。メンタルヘルスケアの専門家は，こうした行動面や症状面から，場合によっては生物学的な要因も評価して，正確な診断と最も適切な治療に至ることができる。

第20章「治療の要点」では，メンタルヘルスに関する治療法を概説し，どのように行われるかが記載してある。そこには，メンタルヘルスケアの専門家の種類，最初の面談で期待できること，精神療法や薬物療法の種類，精神的健康を維持するための一般的な方法についても書かれている。付録として，精神疾患のために処方されうる薬物のリストをつけた〔訳注：日本語版では本邦で適用のある薬物に置き換えたリストを参考に掲載した〕。

精神疾患に罹患している人たちのもつそれぞれ個別の症状とニーズに合わせる形で治療が行われている。ある疾患をもっていると，他の疾患のリスクが高まることもある（例えば，不安症は時に抑うつ障害に発展しうる）。ある疾患が改善すると，症状が改善することで他の併存疾患の治療も進むことがある。治療法も1種類だけでなく組み合わせて行われることも多い。ある疾患に特異的治療法の選択についても各章で触れてあり，期待できることや他の選択肢も検討する時期についての情報も記述されている。

人は一人ひとり独特であり，特に精神疾患のような複雑なものの場合は，診断に至るアプローチは一つだけではない。人によっては，その文化や経験に基づいて，精神疾患を様々な方法で表現しうる。各章には症例があり，精神疾患がその個人，家族や友人にどのような影響があるかをわかりやすく示してある

（氏名，年齢などの個人情報は実在の個人が特定できないように変更してある）。

　本書で知ることができる内容は，精神疾患をもつ人自身だけでなく，同じようにその支援者にも重要なものである。患者自身よりも，その介護をしている人—配偶者，兄弟同胞，両親にかかわらず—のほうが，精神疾患の影響について本質を見抜いていることもありうる。精神疾患によっては精神機能に大きな影響を与え，判断を曇らせ，アルコールや薬物使用の場合と同様の有害な行動に至る場合もある。患者自身は十分に自身に役立つように明晰な判断はできないことがあり，その場合は他者が手助けに乗り出す必要がある。

　精神疾患に共通した警告サインとしては，睡眠の変化，体重の変化，気分・注意の変化，「いつもと違う」という感覚である。こうした前兆となるサインに注意を配り，支援を求める時期や治療に期待できることを知ることは極めて大切なことである。本書の各章ではそれぞれの疾患のリスク要因についても紹介する。

　精神疾患とともに生きることは，罹患しているのが自身であれ愛する人であれ，とても大変なことであるが，支援を受けることはできる。心身の健康を保つ方法を学び，生活の質や将来への展望を好転させる方法を学ぶこともできる。精神疾患に対処する方法の1つは，まず支援してくれる人を探すことにある。手助けをしてくれる医師やメンタルヘルスケアの専門家，サポートグループ，その他の団体が，精神疾患に対処する知識を提供してくれる。

　健康的な生活習慣が，メンタルヘルスの維持・促進に役立つことがある。これには，十分な運動や睡眠，健康的な食事，友人や家族と信頼できる関係を保つこと，も含まれる。生活のストレス要因にうまく対処していく方法を学んでいくことも意味のあることであり，これらは小さな一歩であっても，健康や幸福を増進する目的に近づくことができる。良好なメンタルヘルスを維持するヒントも，本書では適宜触れている。

　本書は，精神疾患とその症状を知り，支援を求めるべき時期や治療に期待できることを知ることを通じて，精神疾患に対処する手助けになるように計画されている。自身の症状を認識できない人の目となり耳となる介護者にとっても，手助けになりうると考えられる。こうした精神疾患は非常に苦痛を伴うも

のになることもあるが，他の身体的な病気と同じように，多くはうまく治すことができるものである。治療によって，症状は治り，苦悩は解消することができる。精神疾患を克服することは，一定の労力を伴う骨の折れることではあるが，そこには常に希望—そして，支援—がある。

目次

第1章 神経発達症群/神経発達障害群 …………………………………… 1
自閉スペクトラム症/自閉症スペクトラム障害　2
　【症例】おもちゃの車にしか興味を示さない12歳の少年　7
注意欠如・多動症/注意欠如・多動性障害　10
　【症例】学習への集中力が続かず，大学の成績が悪化している19歳男性　13
知的能力障害（知的発達症/知的発達障害）　16
小児期に発症する他の障害　20
　■コミュニケーション症群/コミュニケーション障害群　■限局性学習症/限局性学習障害　■運動症群/運動障害群　■チック症群/チック障害群

第2章 統合失調症スペクトラム障害および他の精神病性障害群 ……… 29
統合失調症　31
　【症例】急に成績が悪化し，大学は犯罪組織の一味だと言いはじめた20歳男性　34
統合失調感情障害　39
妄想性障害　40
他の精神病性障害　42
　■短期精神病性障害　■統合失調症様障害　■緊張病

第3章 双極性障害および関連障害群 …………………………………… 46
双極Ⅰ型障害　46
　【症例】自分のことを神だと早口でまくしたてた30代男性　50
双極Ⅱ型障害　53
　【症例】抑うつと活力に満ちた期間を繰り返す43歳女性　55
気分循環性障害　57

第 4 章　抑うつ障害群 ……………………………………………………… 61

　うつ病/大うつ病性障害　62
　　　【症例】刑務所に入るような大失敗をする前に自殺したいと言う 51 歳女性　64
　持続性抑うつ障害（気分変調症）　68
　　　【症例】高校時代からたびたび気分の落ち込みを経験している 35 歳女性　70
　月経前不快気分障害　71
　重篤気分調節症　74

第 5 章　不安症群/不安障害群 …………………………………………… 77

　治療　78
　パニック症/パニック障害　80
　　　【症例】心臓発作を訴えて繰り返し救急外来を受診する 23 歳女性　83
　広場恐怖症　84
　全般不安症/全般性不安障害　86
　限局性恐怖症　87
　社交不安症/社交不安障害　89
　分離不安症/分離不安障害　91
　　　【症例】両親を心配するあまり離れようとしない 12 歳少年　93

第 6 章　強迫症および関連症群/強迫性障害および関連障害群 ………… 96

　強迫症/強迫性障害　97
　　　【症例】HIV 感染を恐れ，一日 30 回以上手を洗う 22 歳男性　100
　醜形恐怖症/身体醜形障害　102
　ためこみ症　104
　　　【症例】家が紙束や衣服であふれている 47 歳女性　107
　他の強迫症関連症群　109
　　　■抜毛症　■皮膚むしり症

第 7 章　心的外傷およびストレス因関連障害群 ………………………… 112

　心的外傷後ストレス障害　113

【症例】軍人を退役後，極端な怒りの感情や不眠を訴えるようになった36歳男性　119

急性ストレス障害　124
　【症例】映画館で突然銃撃を受けた二人の男女　127
適応障害　129
他の心的外傷およびストレス因関連障害　130
　■反応性アタッチメント障害/反応性愛着障害　■脱抑制型対人交流障害

第8章　解離症群/解離性障害群 …………………………………… 134
解離性同一症/解離性同一性障害　135
解離性健忘　136
離人感・現実感消失症/離人感・現実感消失障害　138

第9章　身体症状症および関連症群 ………………………………… 141
治療　142
身体症状症　143
変換症/転換性障害（機能性神経症状症）　144
他の身体症状症および関連症群　146
　■病気不安症　■作為症/虚偽性障害

第10章　食行動障害および摂食障害群 …………………………… 150
治療　150
神経性やせ症/神経性無食欲症　152
　【症例】食事を減らし続けている16歳少女　155
神経性過食症/神経性大食症　156
過食性障害　158
他の摂食障害　159
　■異食症　■反芻症/反芻性障害　■回避・制限性食物摂取症/回避・制限性食物摂取障害

xxi

第11章　排泄症群 ……………………………………………………………… 163

遺尿症　164

遺糞症　166

第12章　睡眠-覚醒障害群 …………………………………………………… 169

不眠障害　171

　【症例】午前3時に目が覚めてしまい，日中の疲労に悩む30歳男性　173

ナルコレプシー　174

呼吸関連睡眠障害群　177

　【症例】夜間，大きないびきをかき，日中は眠気を訴える57歳男性　178

睡眠時随伴症群　182

他の睡眠-覚醒障害群　187

　■過眠障害　■概日リズム睡眠-覚醒障害群　■レストレスレッグス症候群（むずむず脚症候群）

第13章　性機能不全群 ………………………………………………………… 191

物質・医薬品誘発性性機能不全　192

　【症例】抗うつ薬服用後，性機能不全が生じた55歳男性　193

勃起障害　195

早漏　197

女性オルガズム障害　198

他の性機能不全群　200

　■射精遅延　■性器-骨盤痛・挿入障害　■女性の性的関心・興奮障害　■男性の性欲低下障害

第14章　性別違和 ……………………………………………………………… 205

リスク因子　208

　【症例】妻と離婚し，女性として生きることを望む52歳男性　208

治療　210

第15章　秩序破壊的・衝動制御・素行症群 ……………………… 212

　治療　213

　反抗挑発症/反抗挑戦性障害　213

　間欠爆発症/間欠性爆発性障害　215

　　【症例】怒りのコントロールができず，妻から離婚を求められた32歳男性　217

　素行症/素行障害　218

　　【症例】盗みや暴力への後悔を一切もたない12歳少年　220

　他の秩序破壊的・衝動制御・素行症群　221

　　■放火症　■窃盗症

第16章　物質関連障害および嗜癖性障害群 ……………………… 224

　治療　227

　物質使用障害　228

　　【症例】毎日大量に飲酒し，家族に連れてこられた45歳男性　232

　　【症例】膝痛のため痛み止めを乱用した46歳男性　232

　物質中毒と離脱　233

　物質・医薬品誘発性精神疾患群　236

　ギャンブル障害　237

　リスク因子　239

第17章　神経認知障害群 …………………………………………… 241

　せん妄　244

　アルツハイマー病　245

　　【症例】退職後，家に引きこもりほとんど寝て過ごすようになった71歳男性　248

　外傷性脳損傷　250

　　【症例】4年前の交通事故以降，性格が変わってしまった19歳女性　252

　パーキンソン病　254

　前頭側頭型神経認知障害　256

　レビー小体病　257

xxiii

血管性神経認知障害　260
他の神経認知障害と記憶障害　261
　■HIV 感染による神経認知障害　■プリオン病による神経認知障害　■ハンチントン病による神経認知障害

第 18 章　パーソナリティ障害群 ……………………………………………… 264
境界性パーソナリティ障害　266
　【症例】退職を繰り返し，自殺念慮をもつ 33 歳女性　269
反社会性パーソナリティ障害　270
　【症例】偽造書類で入社した会社で多数の問題を起こした 32 歳男性　272
統合失調型パーソナリティ障害　273
他のパーソナリティ障害　275
　■猜疑性パーソナリティ障害/妄想性パーソナリティ障害　■シゾイドパーソナリティ障害/スキゾイドパーソナリティ障害　■演技性パーソナリティ障害　■自己愛性パーソナリティ障害　■回避性パーソナリティ障害　■依存性パーソナリティ障害　■強迫性パーソナリティ障害

第 19 章　パラフィリア障害群 ………………………………………………… 283
治療　284
窃視障害　284
露出障害　285
窃触障害　286
性的マゾヒズム障害　286
性的サディズム障害　287
小児性愛障害　287
フェティシズム障害　288
　【症例】女性用下着に強い性的興奮を覚える 65 歳男性　289
異性装障害　290

第 20 章　治療の要点 …… 292
　　誰が助けてくれるか　292
　　次に起こること　294
　　治療法　297
　　体調がよくなり健康であり続けること　311

付録　精神科でよく使用される薬物一覧 …… 315
訳者あとがき …… 323
索引 …… 325

Editorial Advisory Group

Donald W. Black, M.D.
Professor, Director of Residency Training, and Vice Chair for Education in the Department of Psychiatry at the University of Iowa Roy J. and Lucille A. Carver College of Medicine in Iowa City, Iowa

Jeffrey Borenstein, M.D.
President and Chief Executive Officer at the Brain & Behavior Research Foundation; Associate Clinical Professor of Psychiatry at Columbia University College of Psysicians and Surgeons in New York, New York; Editor-in-Chief, *Psychiatric News*

Ellen Frank, Ph.D.
Distinguished Professor of Psychiatry and Professor of Psychology at the University of Pittsburgh, Pennsylvania; DSM-5 Text Coordinator, Mood Disorders

Robert E. Hales, M.D.
Joe P. Tupin Endowed Chair and Distinguished Professor of Clinical Psychiatry at the UC Davis School of Medicine; Medical Director of Mental Health Services for the County of Sacramento, California; Editor-in-Chief, Books, American Psychiatric Publishing

David J. Kupfer, M.D.
Thomas Detre Professor of Psychiatry and Professor of Clinical and Translational Science at the University of Pittsburgh School of Medicine, Pennsylvania; DSM-5 Task Force Chair

Susan K. Schultz, M.D.
Professor and Vice-Chair for Clinical Translation in the Department of Psychiatry at the University of Iowa Roy J. and Lucille A. Carver College of Medicine in Iowa City, Iowa; DSM-5 Text Editor

第1章
神経発達症群/
神経発達障害群
Neurodevelopmental Disorders

　この章で紹介する小児期に発症する障害は，神経発達症として知られている。これは，脳の成長や発達に影響があることを意味する。子どもが学校に入学する前に発症することが多く，個人的，社会的な機能，学校や職場での機能に障害が生じる。子どもの頃にのみ症状がみられ，自然に治癒したり，治療で良くなったりするものもある。他方，もっと長く続いたり，10代の青年や成人まで気がつかれず診断されないこともある。これらはすべて，軽症だとしても症状は子どもの頃に始まっている。

　これらの障害には，自閉スペクトラム症，注意欠如・多動症，知的能力障害，コミュニケーション症群（例えば，語音の障害），限局性学習症（例えば，読字，算数，書字表出の障害），運動症群（例えば，チック症群など）などが含まれる。例えば，自閉スペクトラム症と知的能力障害の併存のように，1つ以上の障害をもつこともある。

　これらは両親と子ども本人に大きな苦悩と不安をもたらし，子どもの症状が家族全体に影響を与えることもある。（小児期の通常の苦労ではなく）障害がある場合には，医師やメンタルヘルスケアの専門家の援助を得て，診断を受けることになる。治療を受ければ，新しい技能や症状に対処する方法を学ぶことができ，支援を受けることができ，場合によっては症状を和らげる治療薬を得られることになる。そして希望をもつこともできるようになり，障害をもつ子どもたちの多くは，充実した生きがいのある生活を送ることができる。逆にこうした障害が診断されずに治療されないと，子どもが成長するにつれ，さらに重度な問題が生じるリスクが高まる。

　DSM-5で神経発達症群は編成し直され，さらに明確に定義された。自閉ス

ペクトラム症は新しい単一の診断であり，自閉症，アスペルガー障害，小児期崩壊性障害，レット障害，他に特定されない広汎性発達障害，などと分かれていた障害をまとめたものである。

　他には，米国の公的機関や特殊教育などで用いられている言葉遣いに従った変更があった。精神発達遅滞という言葉は用いず，知的能力障害に置き換えられた。知的能力障害の方が，小児期の知的能力に問題をもつ子どもたちを記述するにはより良い方法である。この能力には，論理的思考，問題解決，学業などを含んでいる。ここでの障害には，ただの筆記試験の成績（公式の知能テストやIQテストの点数）だけでなく，思考や行動も含んでいる。

自閉スペクトラム症/自閉症スペクトラム障害
Autism Spectrum Disorder

　自閉スペクトラム症は，特徴的な2つの主症状がある。ひとつが他者とかかわりをもつ子どもの能力の障害であり，もうひとつが，ある一定の限局した興味や繰り返される行動である。この障害の名称は，年齢や個人によって大きく変わりうる症状の幅広い範囲，もしくはスペクトラムを反映している。

　この障害をもつ多くの人たちは，日常の決まりごとが変わることに対処できないこともある。視線を合わせたり，他者に反応したり，ごっこ遊びを他者と一緒にしたりすることができないこともある。自閉スペクトラム症の徴候は，小児期早期に始まり，生涯を通じて持続することが多い。日常生活にも多大な支援が必要な場合もあれば，ほとんど助けが必要ない人たちもいる。この障害をもつ子どもや成人に対する治療で症状が良くなることがある。

　米国や諸外国では一般人口のうち約1％の子どもと成人が自閉スペクトラム症をもっていると報告されている。この罹患率は上昇しつつあるようだが，これが一般的な認識が広まったためなのか，研究ごとに異なったガイドライン基準を用いているためなのかはまだ明らかではない。

　症状は生後2年までにはみられ，生後12か月までに現れることもある。症状が軽いと生後24か月後になって初めて指摘されることもある。両親に微笑み返さない，片言でしゃべり返さない赤ん坊は，自閉スペクトラム症の症状を

示している場合がある。最初の症状は，幼児期の言葉の遅れや，社会的かかわりへの関心の低さであることもある。生後2歳までの間に，話したり，社会的かかわりをもったりすることが突然できなくなる子どももいる。こうしたことができなくなることは，他の疾患では稀なことで，自閉スペクトラム症の徴候（もしくは「危険信号」）であるかもしれない。

この障害をもつ子どもたちの中には，日常の決まりごとが変わる出来事があるまで症状が出てこないこともある。幼稚園や保育園に行き始めたり，何らかの社会的かかわりをもつ必要がある新しい場面に出くわしたりする場合である。時には彼らにとって課題となる社会的なかかわりを避ける方法を学ぶことで，症状が表向きにはならないこともある。しかし成長するにつれて，社会的なかかわりは日常生活の大きな部分を占めるようになるので，彼らの症状は徐々に明らかになってくる。

自閉スペクトラム症は，幼児期や学童期早期に最もはっきりとしてくる。小児期の後半には社会的かかわりへの興味が出てくることもあり，成人になると社会生活上の合図（会話に加わる方法やタイミング，会話のうえで言わずにおいたほうが良いことなど）に生じている支障に対処する方法を学ぶこともある。他者とのかかわり方を通じて考えることに大きな努力を要している。自閉スペクトラム症の人たちは，他の人たちが社会的なかかわりを自然で簡単なことだと思っていることを知って，必死に努力をしているかもしれない。一生涯を通じて，対処法を学び続け，新しい技能を得ていく必要がある。自閉スペクトラム症の人たちは，時間をかけて学び続けることはできるし，新しい社会的技能を学ぶ目的意識をもつことができる。

知的能力障害，言語症，注意欠如・多動症，発達性協調運動症，不安症群，抑うつ障害群などが併存することもある。他にも，てんかん，睡眠の問題，便秘などが起きることもある。ある狭い範囲の食べ物しか口にしない回避・制限性食物摂取症もいくらかみられる。

✓ 自閉スペクトラム症の診断

自閉スペクトラム症には，能力と特性の点で大変幅広い違いがあり，同じよ

うな症状を示すものは二人といない。

次に挙げる症状が子どもの発達段階の早期に存在していることが診断に必要である。

- 複数の状況で社会的コミュニケーションおよび対人相互反応における持続的で頻回な問題がある。
  - 相互の言葉，表現，会話のやり取りが限定されている。例えば，感情，考え，興味を共有することの少なさ，社会的かかわりへの反応を開始したり応じたりすることができないこと。
  - 社会的かかわりで非言語的コミュニケーションを用いることに問題がある。例えば，視線を合わせること，指さしや手振りのような身振り，笑顔やしかめ面のような顔の表情ができないこと。例えば，誰かが指さした方向を見ることができないことがある。
  - 人間関係を発展させ，維持し，それを理解することに問題がある。例えば，状況に合った行動に調整することの難しさがあり，友人を作ったり，ごっこ遊びを一緒にしたりすることが困難であり，また仲間に対する興味が欠如している。
- 行動，興味，または活動の限定された反復的な様式で，以下のうち少なくとも2つにより明らかになる。
  - 反復的な身体の運動，物の使用，または会話。例えば，両手を羽ばたかせたり，同じ音や言葉を繰り返したり，何度も繰り返しコインを回したり，おもちゃを一列に並べたりする。
  - 同一の決まりごとや行動へのこだわり。例えば，小さな変化に対する極度の苦痛，別の課題に移行することへの困難さ，儀式のような挨拶の習慣，毎日同じ食べ物を食べることへの要求などがある。
  - 過度に限局され固執した興味がある。例えば，掃除機や扇風機など一般的ではない対象への強い愛着がある。
  - 光，音，臭い，手触り，味などの感覚刺激に対する過敏さ，または鈍感さ。例えば，痛みや体温に無関心のようだったり，特定の音や感触はすごく毛嫌いしたり，光または動きを見ることに熱中したりする。

表1-1　自閉スペクトラム症の重症度水準

重症度水準	社会的コミュニケーション	限局された反復的な行動
レベル3 非常に十分な支援を要する	言語的および非言語的コミュニケーション技能の重篤な欠陥が，社会的かかわりに重篤な問題を引き起こしている。意味をなす会話の言葉がわずかしかなくて対人的相互反応をほとんど起こさない。	あらゆる分野において機能することを妨げる執着，儀式的な行動様式，反復的な行動。儀式や決まりごとを変えることへの強い苦痛。
レベル2 十分な支援を要する	言語的および非言語的なコミュニケーションの明らかな欠陥で，単文しか話さず，著しく奇妙な非言語的コミュニケーションをとる。	事情を知らない人にも明らかなほど高頻度に認められる限局された反復的行動。行動が変えられたり止められたりすると明らかな苦痛や不満を示す。
レベル1 支援を要する	適切な支援がないと，社会的コミュニケーションの欠陥が明らかな問題を引き起こす。完全な文章で話しコミュニケーションに参加することができるが，他者との会話のやりとりがうまくいかない。	日常生活の機能を大きく妨げる反復的な行動。課題を切り替えることの困難さ。自立を妨げることになる，組織化や計画の立案をすることでの問題。

　こうした症状は社会的，学業的，職業的な機能において問題を引き起こしうる。軽度のものから重度なものまで幅広く，時間や状況とともに変化しうる（**表1-1**）。

　自閉スペクトラム症を早期に診断し治療することは，症状を和らげて，子どもとその家族の生活の質を改善するために重要である。アメリカ連邦法で，すべての発達障害の疑いのある子どもは，無料で評価を受けることができる。米国疾病予防管理センター Centers for Disease Control and Prevention（CDC）は，すべての子どもが生後18か月か24か月になったら小児科医による訪問診察を受けて，自閉スペクトラム症かどうかスクリーニングされることを推奨している。

自閉スペクトラム症のための医学的なテストは存在していない。医師は診断をするために，その子どもと会話をして，会話の様子や行動を観察して，同年代の子どもと比較し，両親や世話をしている人たちに尋ねて，スクリーニングの質問紙を使って行う。ある行動の様式が，どの程度あって，どれほど強いものかを評価している。

　ある場合には，かかりつけ医が対象の子どもと家族を，症状評価のために専門家に紹介することもある。その専門家とは発達小児科医（小児発達の専門訓練を受けた医師），小児神経科（脳神経に取り組む医師），児童心理師や児童精神科医（人のこころについて知っている医師）になる。

◆ リスク因子

　自閉スペクトラム症の原因は知られていない。リスク因子としては次のようなものがある。

- **環境**：高齢の両親に生まれた子どもたち，低体重で生まれた子どもたち，母親が妊娠中に（けいれんや双極性障害の治療で用いられる）バルプロ酸を内服していた子どもたちに好発している。
- **遺伝**：家族に自閉スペクトラム症の人がいると発症リスクは高くなる。一般では約100人に1人だが，兄弟にいると約5人に1人が自閉スペクトラム症になる。遺伝子は大きな役割を果たしているが，それが唯一の要因ではない。自閉スペクトラム症の子どもたちの約15％は遺伝的な素因をもっている。

　ワクチンが自閉スペクトラム症を引き起こすと信じる人たちがおり，大きな議論になっている。麻疹-流行性耳下腺炎-風疹 measles-mumps-rubella（MMR）を予防するワクチンに，チメロサールという保存料が含まれていることが主な論点である。この障害とワクチンの関連を人々が信じているひとつの理由には，ちょうどMMRワクチンを受ける年齢までは，自閉スペクトラム症の徴候も出てこないことがあるようだ。ワクチンを受けた後すぐに診断されると，ワクチンがその障害を引き起こしたようにみえるのかもしれない。

　自閉スペクトラム症とワクチンの関連がないという研究はたくさんある。2001年チメロサールは，インフルエンザワクチン以外のすべてのワクチンか

ら取り除かれるか，かなり少ない使用量になった。チメロサールを使わないインフルエンザワクチンも利用できる。子どもをもつ両親たちには，重篤な疾患を防ぐ予防接種を受けることが強く勧められている。

> **症例　おもちゃの車にしか興味を示さない12歳の少年**
>
> 　アダムは12歳の少年で，精神科で評価を受けるために母親に連れてこられた。かんしゃくもちで，学校で問題になっていた。母親は，アダムにとって学校は常にストレスの多いところで，中学校に入ってからさらに悪くなったと述べた。
>
> 　6年生の時の担任からは，彼は授業には参加していたが，友達を作ることは難しかったと報告があった。彼は親切にしてくれる級友たちを不審に思っているようだった。むしろ，級友たちはアダムが学校にもってくるおもちゃの車やトラックに興味があるふりをして，実際には笑っているのだと信じていた。教師たちも，彼がよく泣いていて，クラスでほとんど話をしないことに気がついていた。
>
> 　1対1で話をする時，アダムは学校や級友，家族について尋ねられるとボソボソと答えた。しかしおもちゃの車が好きなのかと問われるとアダムの顔色はパッと明るくなった。リュックサックから車やトラック，飛行機を取り出した。目を合わせることはしなかったが，B-52やジャガーといった正確な名前を使って乗り物の話を長々とした。
>
> 　アダムは生後11か月で初語を話し，3歳までに短い文を使い始めた。彼の興味はいつもトラック，車，列車に集中していた。母親が言うには，いつも「とても内気」で，親友がいたことはなかった。「彼は文字通り受け取ってしまう」ので，子どもの冗談やからかいに苦労していた。アダムの母親は，いつもこうした態度を「少し奇妙だ」と思ってみてきた。母親はこうした態度が，自分の興味のあることにばかり集中する弁護士である父親に似ていると付け加えた。どちらも「ユーモアのセンスがなくて」「決まりごとにこだわる人たち」であるという。
>
> 　診察の間，アダムは恥ずかしがって，平均と比べて目を合わせることも少なかった。医師は，彼を知的能力障害のない自閉スペクトラム症であると診断した。アダムは級友とかかわりをもったり，会話を続けることが困難であり，これはどちらも社会的コミュニケーションの欠陥の症状である。アダムの関心は

> 限局されており，興味があるのは車と列車ぐらいだった。こうした自閉スペクトラム症の症状は恐らく父親の態度に似ていたので，彼の母親はアダムを「少し奇妙だ」と思っただけで，これまで評価や診断を受けようとしてこなかったのだろう。

◆ 治療

多くの場合，自閉スペクトラム症は一生涯続く障害となる。治癒はないが，診断されて早期に治療された子どもはより良い状態になることができる。唯一の治療法があるわけではなく，それぞれの子どもに合わせた様々なアプローチで行動やコミュニケーションを改善していく。集中的な技能向上や教育のセッションがある。これによって，その子どもと家族に構造化，目的化，組織化していく方法を提供する。

応用行動分析の方法もよく用いられる。この方法では望ましい行動を支援し，学習を阻害する行動を減らすことを目的に報酬が与えられる。これらの手法で，人の話を聞いたり，見たり，読んだり，人付き合いをしたりするための技能が向上することになる。話し方や言葉の治療や，（日常生活の課題に役立てるために）作業療法，社会技能訓練を受けることもある。家族は治療場面でも重要な役割を担う。

自閉スペクトラム症の中核症状（社会的コミュニケーションの問題や反復的な行動）を治す薬は存在しない。不安症，抑うつ障害，注意欠如・多動症（ADHD）などの他の精神疾患を併存することがある。こうした併存した障害のほうが，精神療法や薬物治療で改善することもある。こうした併存症の症状が改善したり緩和したりすることで，自閉スペクトラム症の治療にも役立つことがある。

自閉スペクトラム症に何らかの効果がある方法を探している人たちによって，多くの特別な食事療法が議論されている。こうした食事療法は，何らかの問題やアレルギーを引き起こす食べ物や物質を避けようとしているものが多い。例えば，過剰な糖質，グルテン，カゼイン，食品添加物，着色剤などである。これまでに，何らかの1つの成分がこの障害を引き起こすことは知られて

いない。根拠のない治療法は，ある子どもには役立つかもしれないが，他の子には役立たないかもしれない。抗酸化物質やフラボノイド類（ルテオリン）などの栄養補助食品は自閉スペクトラム症の症状に改善効果があると信じる多くの親たちに人気がある。こうした補助食品に効果があるという科学的な証拠もほとんどない。逆に，サポートグループは，こうした使用に対して警鐘を鳴らしている。高用量のフラボノイド類は体内のホルモンレベルに影響を与えて，幼い子どもには害になりうるとの研究もある。家族の判断で栄養補助食品を加えたり，子どもの食事を変更したりする前に医師に相談することが治療のためになるし，まず子どもが健康的な成長のために適切なビタミンや栄養を摂取しているかを確かめることのほうが大切である。

家族へのアドバイス

　自閉スペクトラム症の子どもがいることは家族全体に影響する。ストレスが多くもなるし，障害とうまくつきあっていくのに多くの時間がかかる。家族全員の身体的・精神的な健康に注意を払うことが大切になる。次のようなステップも役に立つ。

- **できるだけ学ぶこと**：自閉症協会〔訳注：日本自閉症協会〕や自閉症支援団体〔訳注：全国の発達障害者支援センターなど〕のような組織から，診断について信頼のおける情報を得ようとすること。
- **構造化して決まりごとを作ること**：自閉スペクトラム症の多くの人は，一日が一貫していて予測可能なものであるとうまく機能することができる。食事の時間，学業，遊びといった日常の活動をスケジュール通りに過ごすようにする。
- **他の親たちとつながること**：経験を共有する親たちで話をすることで，子どもたちの困難さに対処しやすくなる。米国では自閉症協会や自閉症支援団体は，親や家族のためのオンラインのサポートグループを作って，全国で提供されている支援を探すことを手伝っている。
- **子どもの権利を知ること**：米国では個別障害者教育法 Individuals with Disabilities Education Act（IDEA）が，障害のある子どもは特別支援を受

けられることを求めている。その支援サービスには，早期治療，生後3歳までの支援，3〜21歳までの政府による資金援助で受けられる「無料で適切な」特別教育が含まれる。

注意欠如・多動症/注意欠如・多動性障害
Attention-Deficit/Hyperactivity Disorder

注意欠如・多動症（ADHD）は子どもによくみられる精神疾患のひとつである。子どもの頃に発症するが，大人になっても影響がある。主な特徴は，不注意（集中を持続できないこと），多動（場にそぐわない過剰な動き）と衝動性（考えずに起こす早まった行動）である。これによって，学校，社会，職場での課題や機能は障害され，発達にも問題を引き起こす。

子どもで約5％，成人で約2.5％の人がADHDをもっている。女児よりも男児に2倍ほど多い。親は幼児期に症状に気がついているが，4歳までADHDと診断されないことが多い。注意の問題が明らかになる小学校の間に診断されることが多い。10代の青年になると，落ち着かない，そわそわする，イライラするといった形で多動が表現される。成人になると，不注意，段取りの悪さ，落ち着かない気持ち，衝動性などが生活のすべての場面で問題を引き起こすことになる。

ADHDには，反抗挑発症，重篤気分調節症，限局性学習症の併存もよくみられる。

注意欠如・多動症の診断

12歳より前に少なくとも6か月の間，症状が持続することが診断には必要である。子どもでは，少なくとも6つの症状の存在を要する。17歳以上の成人では，少なくとも5つの症状の存在を要する。症状は不服従，反抗，挑戦的態度，敵意，課題や指示が理解できないことなどだけによるものでは**ない**。症状によって明らかに，社会的，学業的，職業的な機能が障害され低下している。

ADHDでは，以下に挙げるような生活機能や発達を阻害する不注意，多動，衝動性の持続的で頻回な行動様式がある．

不注意：以下のうち6つ（17歳以上では5つ）の症状を**よく認める**．
- 学業や仕事の活動中に，綿密に注意することができない，あるいは不注意から起こる間違いをする．
- 課題または遊びの活動中に，注意を持続することが困難である．例えば，講義，会話，長時間の読書に集中し続けることが難しい．
- 話しかけられた時に，聞いていないようにみえる（心ここにあらずのよう）．
- 指示に従えず，学業，用事，仕事上の義務をやり遂げることができない（課題を始めるが，すぐに集中できなくなる）．
- 課題や活動を順序立てることが困難である（例えば，時間の管理が苦手，作業が乱雑でまとまりがない，締め切りを守れない）．
- 学業や宿題など精神的努力の持続を要する課題に従事することを避ける，もしくは嫌う．青年後期や成人では報告書の作成，書類に漏れなく記入することを避ける．
- 課題や日常生活に必要なもの（学校教材，本，鍵，財布，携帯電話，眼鏡など）をしばしば失くしてしまう．
- すぐに気が散ってしまう．
- 日々の活動（用事を足すこと，お使いをすることなど）を忘れてしまう．青年後期や成人では，電話を折り返しかけること，お金の支払い，会合の約束を守ることなどを忘れる．

多動性と衝動性：以下のうち6つ（17歳以上では5つ）の症状を**よく認める**．
- 手足をそわそわ動かしたり，トントン叩いたりする，または椅子の上でもじもじする．
- 教室や職場で席に着いていることができない．
- 不適切な状況で走り回ったり高いところへ登ったりする．
- 静かに遊んだり気晴らしをしたりすることができない．
- モーターで動かされているように，いつも動き回っている．

- しゃべりすぎる。
- 質問が終わる前に出し抜いて答え始めてしまう（例えば，他の人たちの言葉の続きを言ってしまう。会話で自分の番を待つことができない）。
- 列に並ぶ時など，自分の順番を待つことが困難である。
- 他人を妨害し，邪魔する（例えば，会話，ゲーム，活動に割り込む，許可なく他人の物を使いだす）。青年後期や成人では，他人がしていることを横取りするかもしれない。

　こうした症状は，学校，家庭，職場，家族や友人といる場面など2つ以上の状況でみられる必要がある。これらは，統合失調症，不安症，物質中毒など他の精神疾患によるものではない。症状と，社会的，学業的，職業的な機能障害の程度によって，軽度，中等度，重度に分けられる。

　ADHDは過去6か月に起きた症状の種類によって亜型診断される。混合型は，不注意と多動・衝動性の両方で必要な数の症状を満たしている場合に診断される。不注意優勢型は，不注意症状は必要な数を満たすが，多動・衝動性の症状では必要な数を満たさない場合に診断される。多動・衝動優勢型は，多動・衝動性の症状は必要な数を満たすが，不注意の症状では必要な数を満たさない場合に診断される。

◆ リスク因子

以下のようないくつかの因子が発症リスクを高めることが知られている。

- **環境**：3ポンド（1,360 g）以下の出生体重では2〜3倍発症リスクが高まる。妊娠中にアルコールを飲んだ母親から生まれた子どもの発症リスクも高まる。感染の既往や鉛などの毒物に曝露した既往があることも関連しているようである。
- **遺伝と生理機能**：第一度親族（両親や同胞）にADHDの人がいる場合が多いようである。

学習への集中力が続かず，大学の成績が悪化している19歳男性

　ジョシュは19歳の大学生で，学業成績のことで学生保健センターを訪れた。6か月前に大学に入ってから，テストでの成績は悪く，勉強のスケジュールを立てられないでいた。学業成績が悪くて大学を退学になることを心配して，夜も眠れず，集中も難しくなって希望を失いかけていた。1学年が終わって1週間後，実家に戻って，家族に大学を中退したほうがいいかもしれないと言いだした。母親は，彼と兄が若いころにADHDの治療を受けたクリニックへ連れて行った。彼女は彼のADHDが問題を引き起こしているのではないかと思い，すでにADHDの症状はなくなっているのかどうかを確かめたいと思っていた。

　ジョシュは9歳の時にそのクリニックを受診し，ADHDと診断された。その時のカルテによれば，ジョシュは，椅子に座っていられず，物を失くしたり，指示に従えなかったり，宿題をしてこなかったり，話を聞いていなかったりと，学校で問題があったようだ。

　心理師が，彼に読字の問題があることも確認していた。学習能力障害の基準は満たさなかったので，特殊教育サービスは受けなかった。ジョシュのかかりつけ医は薬物療法を提案したが，母親は断っていた。その代わりに，母親は息子の集中力と読字能力を向上させるために家庭教師を雇った。

　大学に入学以来，ジョシュは読書をしたり，講義を聞いたりしている間，集中力が続かないと言っていた。学校でのストレスのために，彼は寝つくことが難しくなり，活力が低下して，友人たちのようには楽しめなくなっていた。

　ジョシュの兄もADHDであった。ジョシュが7歳の時に亡くなった父は失読症（読字障害）であった。父は地域の短期大学を1学期で退学していた。

　ジョシュはさらなるテストを受けるために心理師の元に紹介され，医師がADHDと診断した。報告書によれば，ジョシュはつづり方や文の書き方だけでなく，読字の流暢性や理解（読んですぐに正確な意味がわかること）にもある種の問題があったようである。

　9歳時の最初の診察の際には，ADHDの必要な基準である9つの症状のうち6つを満たしていた。専門クリニックで不注意と多動・衝動性のいずれにおいても，少なくとも6つの症状があったため，混合型のADHDと診断された。DSM-5において17歳以上の人たちでは5つだけの症状を満たせばよい

13

> ので，19歳になったジョシュはADHDの診断を満たしており，さらに（本章の後半に紹介する）限局性学習症の基準も満たした。こうした診断がなされたので，大学では学業サポートをしてくれる支援サービスを利用できることになった。

◆ 治療

　行動療法と薬物療法でADHD症状を改善させることができる。両方の方法を組み合わせると最もよく効果がある。

- 行動療法は，ADHD症状に対処することに焦点をあてて，行動をコントロールする方法を学ぶことを支援する。ここでは，両親や教師に子どもの望ましい行動に肯定的評価をすることと，望まない行動には否定的な結果を与える方法を教える。
- 薬物療法は，子どもの注意の持続時間，課題遂行，衝動的行動の抑制を向上させる。精神刺激薬はある脳内物質の活動を高めるもので，安全に数十年間用いられてきたが，医師の処方通りに内服する必要がある。メチルフェニデートやアンフェタミンといった薬である。アトモキセチンやguanfacine（本邦未承認）などの非精神刺激薬は，精神刺激薬の代わりに処方される。70～80％のADHDの子どもが薬物療法に反応する。残りの人たちは，いくらか緩和するだけで，薬物の種類や量を変更する必要がある。

　ADHDをもつ子どもたちが正しい診断を受けて，症状に対する適切な治療を受けることが大切である。治療を受けていない子どもたちは，学業不振，規律違反，対人的問題，家族問題，アルコールや違法薬物の使用，抑うつ，後に職業的機能の低下など，深刻な問題に発展するリスクが高まる。ADHDをもつ成人には，精神療法，認知行動療法，薬物療法に加えて，電子的な備忘録などの手助けとなる手段の使い方を学ぶことなども効果がある。

家族へのアドバイス

　ADHDの子どもの親であることは難しいがやりがいがあるものである。通常の治療とともに，以下のようなコツが役に立つかもしれない。

- **決まりごとを続けること**：形式があることで，子どものまとまりがなくなったり，気が散ってしまったりすることを防げる。宿題，食事，遊びの時間，入眠時間，起床時間などについて一貫した時間を決めることが役立つ。
- **組織化しておくこと**：学校のカバン，洋服，おもちゃを毎日同じ場所に置いておくことで，子どもは失くし物をしにくくなる。
- **指示が本当にわかっているか確認すること**：短くて明確な指示を与えて，時間制限を定めることも役立つ。ADHDの子どもたちは他の人が何を自分たちに期待しているのかを明確に知る必要がある。
- **気を散らすものを避けること**：子どもが宿題をする時や集中する必要がある時には，テレビ，ラジオ，コンピュータなどの電源を消すとよい。
- **選択肢を制限すること**：（洋服，食事，おもちゃなどは，）2つのものから選ばせるようにすると，子どもは圧倒されたり，過剰に刺激されたりしない。
- **計画的に規律を守らせること**：良い行いには褒美を与えて，悪い行いには，タイムアウト（反省させるために，自分の部屋に閉じこもらせたり，椅子に座らせたりして数分間黙らせておくこと）や，何らかの特典がなくなることなどの方法で対処するとよい。
- **子どもの教師とコミュニケーションを保つこと**：日々の子どもの行動や学業に気をつけておくことは，成長を把握していくために大切である。
- **支援を探すこと**：米国では，オンラインの話し合いの場，利用できる支援，地域のサポートグループの情報を提供しているCHADDという支援団体がある〔訳注：活動内容に差はあるが，日本にも同様の団体が存在する〕。
- **子どもが何かの才能をみつける手助けをすること**：すべての子どもたちが，自分に自信をもつために何らかの成功体験をする必要がある。あなたの子どもが得意なことをみつけてあげること，それを追求することを助けてあげることで，社会的技能や自尊心を高めることができる。
- **子どもの権利を知ること**：米国では個別障害者教育法（IDEA）によってADHDの子どもたちに対する支援が保証されている。

知的能力障害（知的発達症/知的発達障害）
Intellectual Disabilities(Intellectual Developmental Disorder)

　知的能力障害（これまでは「精神発達遅滞 mental retardation」と呼ばれていた）の子どもたちは，知的能力と日常生活に必要な技能を学び行うことの両方で問題がある。米国人口の約1％の人が知的能力障害をもつ。2歳までに運動能力（歩行など）や言葉（会話）の遅れがあると，重度の知的能力障害とされ，約1,000名に6名程度の頻度である。中等度の知的能力障害では，学校に入学して学習障害が明らかになるまでは認識されないこともある。機能する領域ごとの知的能力障害の重症度については**表1-2**を参照。

　知的能力障害の人たちは，コミュニケーションでも苦労することがあり，自身のことを明確に表現することが難しいことがある。他の人は彼らが何のことを言っているのかわからずに誤解してしまい，知的能力障害の人たちはわかってもらおうとして，突っかかっていくこともある。大声で怒鳴ったり，一生懸命になりすぎて話し合いにならなくなったりすることもある。言おうとしていることがわからない人に対して力ずくになることもある。一方で，知的能力障害の人たちは，同年代の人に遅れをとっていることを，気まずく，恥ずかしい思いをしてもいる。その結果として，感情をあらわにしたり，不安になったり，他の人から離れて一人になろうとしたりする。抑うつ的であったり，苦労のために食事や睡眠に問題があったりする。他人に簡単に惑わされることもある。虐待や詐欺の被害者になったり，知らないうちに犯罪にかかわったりするリスクにさらされてしまう。

　小児期早期から，この障害は一生涯続くが，その重症度は時間が経つとともに変化することもある。早期に持続的な治療や支援が行われることで，子どもから大人になっても日常生活の機能が向上することもある。こうした支援サービスを受けることで知的機能が改善し，知的能力障害の診断を満たさなくなる場合もある。このため，医師が乳幼児を評価する際には，ある期間に支援サービスを受けるまで知的能力障害の診断を保留にしておくことも多い。年長の子どもや成人では，支援サービスを受けることで日常生活技能に役立ち，機能が大きく改善することにつながる。

　知的能力障害は，他の精神疾患，神経発達障害や身体疾患を併存する。例え

ば，脳性麻痺やてんかんは，一般人口の約3〜4倍多く併存する。最もよくみられる併存症は，ADHD，抑うつ障害，双極性障害，不安症，自閉スペクトラム症，秩序破壊的・衝動制御・素行症群である。

知的能力障害の診断

知的能力障害は発達期に発症し，概念的，社会的，および実用的な領域で機能障害が起こる。診断には，次に挙げるすべてが存在する必要がある。
- 論理的思考，問題解決，計画，学校での学習，経験からの学習など（例えば，記憶，語彙，数学的概念などでの問題）の，知的機能の欠陥。
- 個人の自立や社会的責任において年齢相応の水準を満たすことができなくなるという適応機能の欠陥。学校，職場，家庭，および地域社会といった場面において機能するのに，1つ以上の状況で継続的な支援が必要になる。
- 上記の知的および適応の両方の問題が，発達期（18歳より以前）に発症している。

知的能力障害は，標準化された知能検査によって一部を測定できる。IQという言葉で呼ばれるそうしたテストの平均点は100である。65〜75点で知的能力障害の得点範囲に入ってくる。テストの点数は，適応機能とのバランスで評価される必要がある。適応機能には，自分の身の回りのケアや同年齢の他の子どもたちと比べてどの程度生活に必要なことをできるかという視点が含まれる。これには，概念的機能（学校での学習など），社会的機能，実用的機能（日常生活技能など）という3つの領域がある。これらの領域で問題が存在することが診断には必要になる。知的能力障害は，軽度，中等度，重度，最重度といった様々な重症度で起こる。**表1-2**ではそれぞれのレベルにおける技能の例が示されている。

子どもたちは，（小児科医や児童精神科医などの）医師による面接，標準化された知能検査，行動と適応機能の評価に基づいて診断される。神経学，特殊教育，聴覚，言語，視覚などの専門家も診断確定にかかわることがある。

表 1-2 それぞれの機能領域における知的能力障害の重症度

軽度	
概念的領域	就学前の子どもにおいて，明らかな問題はないかもしれない。 学齢期の子どもおよび成人においては，読字，書字，算数，時間または金銭などの学習が難しい。年齢相応に期待される水準を満たすために1つ以上の領域で支援を要する。 成人では，計画，優先順位の設定，短期記憶，学習技能（読字や金銭管理など）の日常生活での使用が障害される。
社会的領域	年齢相応に期待される水準に比べて，他人との会話，言葉遣い，社会的な手がかりを受け取ることにおいて未熟である。 仲間に合わせた方法で情動や行動を制御することに困難があるかもしれない。この困難は社会的状況において仲間に気づかれる。
実用的領域	身の回りの世話と衛生状態は年齢相応に機能するかもしれない。成人において，食料品の買い物，移動手段，家事および子育て，健康管理，法的な決断，銀行取引や金銭管理において支援を要する。 成人では，雇用されて職場で必要な技能を学ぶことができる。

中等度	
概念的領域	就学前の子どもでは，言語の発達の遅れがあるかもしれない。 学齢期の子どもでは，読字，書字，算数，時間や金銭の理解が同年代の発達に比べて遅れる。 成人では，読字や算数などの学習技能は初等教育の水準に留まる，仕事や私生活における学習技能の応用に支援が必要である。
社会的領域	家族や友人との良い関係をもち，成人期に恋愛関係をもつこともある。 人生の決断をするのを支援者が手伝わなければならない。マナーや挨拶のような社会規範を学んで使うことに支援が必要である。
実用的領域	成人までに，身の回りのことや家事は，指導と注意喚起があればできるようになるかもしれない。 成人では，同僚や支援者からの継続的な支援があれば仕事ができるかもしれない。職務，時間管理，移動手段，健康管理，金銭管理をうまくやりこなすには支援が必要である。

重度	
概念的領域	書かれた言葉，数，量，時間および金銭などの概念をほとんど理解できない。支援者は，生涯を通じて問題解決にあたって広範囲に及ぶ支援を提供する。
社会的領域	会話は単語あるいは句であるかもしれない。単純な会話や身振りなら理解できる。家族や親しい人との関係は楽しみや支援の源である。

実用的領域	食事，身支度，入浴，排泄など日常生活上のすべての行動に援助を必要とする。安全や健康を保つために常に監督が必要である。成人期において，家庭での課題，余暇および仕事の参加には，継続的な支援および助けを必要とする。技能の習得には，長期の指導と継続的な支援を要する。
最重度[*]	
概念的領域	大きさ，形，色に基づいた照合や分類などの技能は習得されるかもしれない。
社会的領域	単純な指示や身振りを理解するかもしれない。自分の欲求や感情の大部分を非言語的コミュニケーションを通して表現する。よく知る家族，世話をする人，親しい人との関係を楽しみ，身振りおよび感情による対人的かかわりを開始し反応する。
実用的領域	日常的な身体の世話，健康，安全のすべての面で他者からの支援が必要であるが，これらの活動の一部にかかわることが可能なことがあるかもしれない。重度の身体障害がなければ，食事をテーブルに運ぶといった家庭での日常業務のいくつかを手伝うこともある。 音楽鑑賞，映画鑑賞，散歩，水遊びなどの娯楽活動に参加することもあるが，すべてで他者の支援を要する。

[*]運動や（聴覚や視覚などの）知覚の障害があれば，いずれかの領域の活動に参加することが妨げられるかもしれない。

◆ リスク因子

出産前後の正常な脳の発達に影響のあるあらゆるものが，知的能力障害の原因となり，そのリスクを高める。

- **遺伝**：ダウン症などの先天性染色体異常。
- **環境**：アルコール，薬物，毒物，ある種の感染症や疾患に母親が曝露・感染した場合。
- **出産時合併症**：胎児の低酸素血症や早産の場合。
- **疾患や外傷**：脳外傷，感染，発作性疾患，重度なネグレクトや虐待，鉛などの毒物への曝露。

◆ 治療

治療のゴールは，子どもが家族と一緒に居られ，充実した生活に加わることを支援することである。知的能力障害と診断された後は，両親は専門家チームと一緒に治療計画を作っていくことになる。これには，子どもが必要とする，

言語療法，作業療法，身体療法，家族相談などの支援サービスが含まれる。子どもの障害が軽度であると，治療は，外部の支援や特殊教育に加えて，家庭で両親が行うことが多い。子どもの障害がもっと重度であると，専門家はグループホームや専門施設でさらに特殊な治療を受けることを勧めることになる。グループホームや支援付き住居では，知的能力障害の成人が最も高い水準で自立をすることを支援する。

知的能力障害をもつ子どもは，米国では個別障害者教育法（IDEA）によって，特殊教育サービスを受ける資格を有している。こうしたサービスでは，生まれてから3歳までの早期治療や支援と，3〜21歳の間，政府による無料で適切な特殊教育が行われる。

疾患そのもののことや，法律に基づく子どもの権利についてできるだけ学ぶことも，この障害のある子どもをもつ親のためになる。同じ境遇の他の親たちと話すことで，いろいろなアイデアや支援を得られるだけでなく，希望をもって，家庭で子どもの技能を高めたり，子どもと一緒に楽しみながら学んだりと，対処方法を高めていくことができる。

小児期に発症する他の障害

コミュニケーション症群，限局性学習症，運動症群といった障害は，苦悩を引き起こし，成長を阻害しており，子どもの身の回りの世話，家庭，社会的状況，学校で問題を生み出している場合に診断される。これらは，違法薬物や治療薬，脳疾患，他の精神疾患によるものではない。ただし，他の身体疾患や精神疾患が併発することはある。治療や援助がない場合には，子どもにさらに大きな問題を引き起こしうる。障害によっては治療で完全に回復することもありうる。治療で症状を緩和でき，子どもの現在と将来の助けとなる，より良い対処法につながることもある。

◆ コミュニケーション症群/コミュニケーション障害群
Communication Disorders

これらは，子どもの発達期早期に症状が始まる，言語，会話，コミュニケー

ション（いかなる言語的または非言語的行動）における障害である。これには，言語症，語音症，吃音，社会的（語用論的）コミュニケーション症が含まれる。

言語症/言語障害 Language Disorder
　言語症の子どもは言語の習得および使用に持続的な困難さを伴う。他人の使う言葉の意味することがわからなかったり（受容性言語），自身を表現する言葉や身振りを使うことが難しかったり（表出性言語）する。こうした言語能力は，同年齢において正常なものよりかなり低い。初語や初句が出る時期は多くの場合で遅れる。新しい言葉や表現を思い起こすこと自体が大変なので，指示に従うことが困難になる。言語症の家族歴があることも多い。この障害は一生涯続くことになるが，言語療法で改善することができる。精神療法も，この障害によって引き起こされた情動や行動の症状を改善することができる。主な症状は次のようなものである。
・少ない語彙（例えば，新しい言葉の習得の困難さ，または同じ言葉や語句を繰り返し使うこと）。
・限定された構文（文章を形成する時に，単語と語の末尾を間違えて用いる）。
・誰かと会話をしたり，1つの話題を説明したりする際の語法における障害。

語音症/語音障害 Speech Sound Disorder
　語音症の子どもは，語音を十分に学んでこなかったか，もしくは顎，舌，唇を使って正確な語音を出すことができない。これによってわかりにくい会話になったり，言語的コミュニケーションによる意思伝達を妨げたりする。子どもの会話が同年齢の平均的水準より低い場合に診断される。例えば，4歳までの多くの子どもの会話は理解でき，7，8歳の多くの子どもは，はっきりと話をする。l，r，s，z，thとchの発音〔訳注：日本語では，サ行音，ラ行音，ザズゼゾ，ッの発音〕は，子どもが習得するのが一番遅い。語音症や言語症の家族歴をもつ子どもも多い。多くの子どもは言語療法による治療に良く反応し，時間とともに改善していく。主な症状は以下のようなものである。
・会話がわかりにくくなる，または言語的コミュニケーションによる意思疎通

を妨げるような，語音の産出に頻回な困難さがある。
・その障害は効果的に自分を表現することを制限し，社会参加，学業成績，職業的能力を妨げる。

小児期発症流暢症/小児期発症流暢障害（吃音） Childhood-Onset Fluency Disorder (Stuttering)

　吃音のある人たちには，会話の流暢性と時間的構成が困難なことが多い。この障害はすぐにはなくならないが，小児期に自然に治ってしまうこともある。子どもの頃に起きる吃音は多くの場合，6歳までに発症する。ゆっくり発症してくることもあれば，突然発症することもある。いったん発症すると，頻回に起きるようになる。学校での報告や就職面接の時などのような，ストレスや不安によって症状は悪化することもある。第一度親族（両親や同胞）の中に吃音の人がいる場合，一般に比べて3倍は発症リスクが高くなる。治療では言語療法や認知行動療法が行われ，話すことへの考えに取り組むことになる。親が辛抱強く支援をして，時間をかけて話すことを子どもに気づかせていくことで大きな効果が出る。以下のような症状のうち1つが存在すると診断される。
・音声と音節の繰り返し（「W-W-W Where did you go?」）。
・子音と母音の音声の延長（「SSSave me a seat」）。
・単語が途切れること（1つの単語の中での休止）。
・聞き取れる状態，または無言状態での休止。
・問題となる単語を避けて他の単語を使う（「um um」）。
・過剰な身体的な緊張とともに発せられる言葉。
・単音節の単語の反復（「I-I-I-I see him」）。

社会的（語用論的）コミュニケーション症/社会的（語用論的）コミュニケーション障害 Social (Pragmatic) Communication Disorder

　DSM-5での新しい診断である社会的（語用論的）コミュニケーション症は，言語的および非言語的コミュニケーションの社会的使用における持続的な困難さである。4歳か5歳までに出現する。軽症の場合は，対人的コミュニケーションがさらに複雑になる10代前半まで気づかれないかもしれない。家

族や特殊教育の教員，メンタルヘルスケアの専門家たちによる言語療法，語音療法，行動療法などで，症状がとても良くなる子どもたちもいる。一方で，成人になっても引き続き対人関係に苦労することもある。

　社会的コミュニケーションが困難になるので，自閉スペクトラム症にも似ているが，この障害に限局された関心や反復的な行動は存在しない。社会的コミュニケーションの困難さによって，アスペルガー障害や他に特定されない広汎性発達障害とこれまで診断されていた人たちの中に，この新しい診断のほうがうまくあてはまる人がいるかもしれない。自閉スペクトラム症，他のコミュニケーション症，限局性学習症の家族歴があると，この障害の発症リスクが高まる。診断するには以下に挙げる点をすべて満たす必要がある。

・ばったり出会った人と挨拶や雑談をするような，社会的な目的でコミュニケーションをすることの欠陥。
・(遊び場か教室かといった) 状況や (子どもか大人かといった) 聞き手の要求に合わせてコミュニケーションを変える能力の障害。
・話し手と聞き手を順番に交代することや，相互関係を調整するための言語的および非言語的な合図の使い方を理解することなど，会話や話術のルールに従うことの困難さ。
・ユーモア，隠喩，状況によって異なる意味をもつ語などを理解することの困難さ。

◆ 限局性学習症/限局性学習障害 Specific Learning Disorder

　限局性学習症の子どもは，1つ以上の主な学業的技能を習得するために特別な支援を受けたとしても，しばしばその習得に困難さがある。読字，書字，算数においてその年齢の水準を大きく下回る。この障害によって，学校や職場の機能は低下し，活躍することを妨げられる。診断されず治療されずにいると，子どもは学業に対して腹を立てて嫌気がさし，自尊心が低下したり，抑うつ的になったりすることにつながる。この学習困難は，知的能力障害，視覚や聴覚の障害，低い収入，家庭生活の逆境体験，学校への長期欠席，教育の機会がないこと，脳や精神の疾患，言語知識の欠如などによるものではない。

　標準化された検査や，心理師，特殊教育の専門家，読字や言語の専門家など

の専門家チームによる診察によって診断される。学習症のリスク因子としては，早産，出生時低体重，ニコチンへの胎内曝露（母親の喫煙など）がある。第一度親族（両親や同胞）に学習症の人がいると，発症リスクは4～8倍に高まる。特に男児に多く，女児の少なくとも2倍は発症率が高い。必要な技能の習得への困難さに応じて，軽度，中等度，重度に分けられる。治療としては，概念を把握したり子どもの強みを生かしたりする新しい方略や手段を学ぶことにある。

限局性学習症は少なくとも6か月間継続的に，以下に挙げる症状のうち1つ以上存在する場合に診断される。

- たいへんな努力を要しても，不的確で速度が遅い読字（例えば，間違って音読する，しばしば言葉を当てずっぽうに言う，言葉の発音に困難さをもつ）。
- 読んでいるものの意味を理解することの困難さ。
- 字の綴りに困難さがある（不要な文字が加わったり，入れ忘れたりする）。
- 書字表出の困難さ（例えば，考えのまとめかたが下手，文法または句読点の間違いをたくさんする）。
- 数字の理解に乏しい（指を折って数える，算数の途中で混乱してしまう）。
- 数学的推論の困難さ（数学的事実や数学的概念を適用することが困難である）。

◆ 運動症群/運動障害群 Motor Disorders

運動症群は発達期早期に発症し，動きに問題が起こる。発達性協調運動症，常同運動症，チック症群が含まれる。

発達性協調運動症/発達性協調運動障害 Developmental Coordination Disorder

発達性協調運動症をもつ子どもたちは，座る，ハイハイをする，歩く，階段を上る，シャツのボタンをかける，チャックを開け閉めする，自転車に乗る，といった行動が同年齢の子どもたちよりも遅い。こうしたことができるようになったとしても，動きは，同年代の子どもと比べると，ぎこちないものであったり，遅かったり，正確でなかったりする。大きな子どもや成人では，自分の身の回りのこと，ボールを使ったゲーム，文書を書いたりタイプしたりするこ

と，運転すること，などで動きが遅かったり，よく間違えたりする。

　5歳になるまで診断されることは少ない。男児は女児に比べて2倍罹患率が高い。5～11歳までの子どもの5～6％がこの障害をもっている。出生時低体重，早産，妊娠中の母親のアルコール飲酒なども発症リスクを高める。罹患している子どもの50～70％は，10代の青年になっても症状は継続する。この障害によって，自尊心が低下したり，体調が悪くなったり，身体活動が減ってしまったり，行動障害が伴ったりすることもある。障害は一生涯続くものであるが，治療は身体教育（運動），知覚運動トレーニング（脳や体の協調性を高める），作業療法（日常生活や自己管理をする技能を身につける）などでできる。この障害の主な症状は以下のようなものがある。

- 協調運動技能の習得や遂行が，年齢相応の水準よりも大きく遅れている。本人は物を落としたり，物にぶつかったりして不器用に見え，はさみを使ったり文字を書いたりするのも遅くて間違えてしまう。
- 運動技能の欠如は，家庭や学校での日常生活の活動を大きく妨げており，できる仕事の量も少なくなってしまい，余暇や遊びも妨げている。例えば，服を着替えたり，食事をしたり，教室で，はさみ，ペン，定規を使ったりすることでも大きな困難が伴う。
- こうした運動技能の欠如は，知的能力障害，視覚障害，運動に影響を与える脳疾患（脳性麻痺など）によるものではない。

常同運動症/常同運動障害 Stereotypic Movement Disorder

　常同運動症は生まれて3歳までに発症する。手を震わせたり，手を振ったりといった運動を繰り返す。自分にかみついたり，頭を打ちつけたりして，自傷になることもある。3歳までの症状は，他の神経発達症の徴候であるかもしれない。正常な発達をする子どもは次第にこうした反復運動はなくなっていく，もしくは，注意されたり，止めるように言われたり，他のことに注意をそらすと止められるようになる。長時間独りで放置されることや，子どもの家庭における他のストレスが，こうした反復運動のリスクを高める。知的能力障害をもつ子どもでは，4～16％がこうした症状をもち，長期にわたって継続する。

　治療は，子どもの年齢に合わせて，その原因と症状に重点的に取り組む。ま

ず本人に危害が及ばないように，子どもの周囲の環境を安全にする。行動療法や精神療法も役に立つことが多い。抗うつ薬やナルトレキソンなどの治療薬で症状が和らぐこともある。

　軽度，中等度，重度に分けることができる。軽度であれば，子ども本人が反復運動を止めることができる。中等度であると，子どもを守り，反復行動を変える何らかの手段が必要になる。重度の場合，子ども自身に危害が及ばないように絶えず観察し，安全対策を講じる必要がある。主な症状は以下のようなものである。

・何度も繰り返す反復性の運動（例：手を震わせる，手を振る，体をゆする，頭を打ちつける，自分にかみつく，目をつく，顔を平手打ちする，自分の体をたたく）。
・この反復性の運動によって，社会的，学業的，または他の活動が障害され，自傷を起こすこともある。

チック症群/チック障害群 Tic Disorders

　チックとは子どもが繰り返す，急速で突発的な運動または発声である。これはわざとやっているわけではない。多くの場合，コントロールはできないが，起こる前にある程度の時間は止めることができることもある。心配や興奮，疲労によってチックは悪化する。冷静でリラックスしていたり，学校や職場で何かをしていたりすると起こさない，または起こったとしても少なくなる。

　チック症は女児に比べて2～4倍男児に多く起こる。4～6歳ごろに始まることが多く，10～12歳ぐらいが最も多い。10代の間に症状は次第に収まっていき，成人まで続いたり，悪化したりする人は少ない。治療としては，行動療法や両親教育，必要であれば薬物療法を行う。

　チックの頻度が多かろうが少なかろうが，少なくとも1年間存在した場合に診断される。すべての種類のチック症は18歳以前に発症する（トゥレット症が存在した場合，他のチック症は診断されない）。

トゥレット症/トゥレット障害 Tourette's Disorder

　多彩な運動チック（例えば，まばたき，首を振る，肩をすくめる），および

1つ以上の音声チック（例えば，のどの奥からうめくような声を出す，咳払いをする，同じ言葉を繰り返す，不快な言葉を無意識に出す）の両方が同時に存在する。

持続性（慢性）運動または音声チック症/持続性（慢性）運動または音声チック障害 Persistent (Chronic) Motor or Vocal Tic Disorder

1つまたは多彩な運動チック，または音声チックが存在したことがあるが，両者が同時にみられることはない。

暫定的チック症/暫定的チック障害 Provisional Tic Disorder

運動チックおよび音声チックが始まってから1年未満である。

 キーポイント

- 神経発達症群は脳の成長や発達に影響し，小児期に発症する。一度診断されると治療することができる。様々な支援サービスが利用できる。治療と支援によって，障害をもつ多くの子どもたちが，充実した生きがいのある生活を送ることができる。治療されないことで，成長とともにさらに深刻な問題や困難が生じるリスクが高まる。
- 米国ではこうした障害の多く（自閉スペクトラム症，注意欠如・多動症，知的能力障害，限局性学習症）で，子どもは特別サービスを受けられることを保証されている。個別障害者教育法（IDEA）という連邦法により，障害のある子どもたちは特別サービスを利用できる。ここには，生まれてから3歳までの早期治療や支援，3～21歳の「無料で適切な」特殊教育がある。
- 治療目標はできる限り完全な形で子どもが生活に参加することを支援することに重点をおくべきである。治療によって，子どもの強みを探して生かすだけでなく，年齢相応の水準から遅れをとっている技能を向上させていく。多くの場合は，家族と一緒に過ごしながら，こうした目標に到達することができる。
- 治療がなされれば，小児期の間だけで治ってしまう障害もある。他のものは一生涯続いていく。一生涯を通じて対処法を学んだり，新しい技能を身につ

けたりする必要があり，それは持続的な前進につながる。
・子どもの障害に対する治療計画には，親や家族が子どもの障害に適応していく技能を学んでいくことも含まれるべきである。家族全体の身体的・精神的健康が重要になる。疾患についてできるだけ多くのことを学び，同じような境遇の他の親たちと連携することも役に立つ。

第2章
統合失調症スペクトラム障害および他の精神病性障害群
Schizophrenia Spectrum and Other Psychotic Disorders

　統合失調症スペクトラム障害および他の精神病性障害群は，考え方や，見たり聞いたりしたものの理解の仕方が混乱する疾患である．こうした障害には精神病症状（psychosis）があり，この症状によってその人が現実にあることを知ること，明確に考えること，他の人と会話をして関係をもつこと，感情を普通に感じることを困難にし，できなくなってしまう．こうした症状が起きると，人に話を伝えたり，相手が言おうとしていることを理解したりすることが難しくなることがある．治療をすることで，こうした障害のある多くの人の症状が良くなり，自身で仕事をして生活していくこともできる．

　最もよくみられる精神病性障害は統合失調症である．この章ではそれ以外にも，統合失調感情障害，妄想性障害，短期精神病性障害，統合失調症様障害，緊張病を紹介する．

　これらの障害の症状は一人ひとり異なっているが，5つの重要な特徴のうち1つ以上が必要である．

- 妄想は，間違っているという証拠があったとしても，他者が何を言っても変わることのない誤った信念のことである．明らかにこじつけであったり，現実の生活で起こりえなかったり，その文化で信じられていることに基づかなかったりする妄想は，奇異である（bizarre）と表現される．妄想には以下のようないくつかの種類がある．
  - なかでも最もよくみられるものが被害妄想である．他の人やグループ（例えば政府）によって，危害を加えられたり，嫌がらせをされたりしていると信じている．他の誰かが何かを盗んだり，馬鹿にしたりしていると信じている．友人や家族から「他人を疑りすぎる（paranoid）」と表現される

こともある。
- 関係妄想もよくみられる。他人の身振りや言葉が自分に向けられていると誤って信じる。テレビに映っている人たちが自分に向けて特別なメッセージを送っていると信じることが典型的な関係妄想である。
- 誇大妄想は，自分が特別な能力，富，名声をもっているという信念である。
- 被愛妄想は，他の人が自分を愛しているという誤った信念である。
- 虚無妄想は，大きな危機が起きると信じたり，自分は消える運命にある，死につつある，すでに死んでいると信じたりする。
- 身体妄想は，健康や体の機能に関する誤った考えをもっており，例えば，自分の臓器が腐りつつあるといった信念をもつ。

・幻覚は，そこには存在しないものを，見たり，嗅いだり，触ったり，聞いたりすることである。本人には現実のように思えるようである。最もよくあるのが何らかの声を聴くことであり，1つ以上の声が本人に話しかけてきたり，声が本人のことについて話し合ったりする。聞こえてきた幻聴に対して実際に答えていると，独り言を言っているように見えることもある。こうした声は，「自殺しろ」と嫌なことを言ってきたり，「ジョンは歯を磨いている。今ジョンは通りに出た。」といったように本人の行動を逐一コメントしてきたりすることもある。

・まとまりのない思考（発語）と表現されるのは，脱線して滅裂な考えや発語のことである。明晰には考えられなくなり，話している内容は「筋が通って」いない。まとまりのない発語では，意識は明晰であり会話しているようにみえるが，実際にはその言葉や文のつながりを聞き手は理解できない。

・まとまりのない行動とは，緊張している，落ち着かない，慌ただしい，もしくは明確な目的のない繰り返す動きを指している。もしくは人によっては，緊張病の状態（茫然としており，話しかけられても，数時間動きもしないし話もしない状態）になることもある。統合失調症において「ひどくまとまりのない」という言葉は，日常の身の回りのことをしたり，自然な振る舞いができなかったりする重症の状態を指している。

・陰性症状とは，統合失調症で出現する幻覚や妄想という症状とは反対に，通

常あるものがなくなることを指している。例えば、活力がなくなり、多くを語らなくなり、かつては楽しんでいたことに興味がなくなり、やりたいことを達成する気持ちもなくなり、社会的なかかわりや感情を表現することもしなくなる。あたかも外界に全く興味がなくなり、そのこと自体も苦にならないかのようである。こうした陰性症状は、うつ症状とは異なっており、やりたいことが叶わないこと（もしくはやりたいことすらないこと）を苦にしない。

統合失調症スペクトラム障害および他の精神病性障害群は、10代後半から20代前半に始まることが多い。40代やそれ以降に初めて発症する人もいるし、老年期あるいは小児期の発症もあるが、稀である。主要な症状が現れた際に、できるだけ早く支援を受けることが鍵となる。

統合失調症スペクトラム障害および他の精神病性障害群を診断する際に、メンタルヘルスケアの専門家は、文化、宗教、民族といった背景や社会経済的地位といった要素も考慮する。こうしたことが幻覚や妄想であるかどうかという判断に大きな影響を与えうるからである。例えば、魔術を信じていることは妄想的だが、魔術の存在を認めている文化もあり、この場合、魔術に対する信念だけでは精神病性障害の徴候とはならないだろう。「神の声を聞くこと」も宗教によっては当然のことであり、その宗教団体に所属している場合、このことだけで精神病性障害とはならない。

こうした障害に対する完全な治療法はまだないが、症状を改善させる治療はあるため、多くの人は充実して生きがいのある暮らしを送ることができる。

 統合失調症 Schizophrenia

統合失調症は、通常の思考、会話、行動を妨げる脳の障害である。一度発症すると生涯を通じて持続することが多く、日々の生活に問題を引き起こす。生涯罹患率は約0.3～0.7%であり、その罹患率は国によって異なる。男女比に大きな差はない。

統合失調症は急性発症する場合と緩徐に発症する場合がある。多くは長い期

間をかけてゆっくりと発症する。10代後半や成人早期に症状が始まるまで，全く問題ない小児期を送ることもある。男性のほうが女性より，症状が出現する年齢がいくらか早い。男性の場合は，20代半ばまでには初発の精神病エピソード（つまり，妄想や幻覚）があるが，女性の場合は20代後半が最初のことが多い。

　10代より前に症状が始まることは稀である。子どもたちの訴えは，幻覚や妄想というより，白昼夢や空想であることもある。小児期の統合失調症の症状（例えば，まとまりのない発語や行動）は，小児期に発症する他の障害と同じようなものもある（第1章「神経発達症群/神経発達障害群」，1頁を参照）。そのため，小児期に統合失調症と診断する前に，こうした他の障害を注意深く除外する必要がある。

　統合失調症では，アルコールや他の薬物の乱用のリスクも高まる。半数以上で規則的にタバコを吸っている。アルコール，大麻や他の薬物を用いて，統合失調症の症状を自ら緩和しようとしていることもあるが，実際には症状を悪化させて治しにくくしてしまう。強迫症やパニック症の罹患率も高い。

　自殺は，統合失調症でもう1つの大きなリスクである。自殺するように言ってくる幻聴がある場合もあり，薬物使用やうつ症状も自殺のリスクを高めることがある。統合失調症患者の約5〜6％は自殺で亡くなり，約20％は少なくとも一度は自殺企図をしている。治療を受け，緊密なサポートや指導を受けることで，自殺のリスクを減らすことができる。このため，できるだけ早く，熟練したメンタルヘルスケアの専門家に相談して治療を受けることが極めて重要になる。

　統合失調症は，生涯を通じて薬物療法による治療が必要なことが多い。その治療によってほとんどの症状は和らいでいく。精神病症状は，高齢になると軽減することが知られている。約20％では予後は良好であり，時間とともに症状は軽くなって，完全に回復する人も少ないながらいる。多くの人では，生涯にわたるサポートが必要で，日常生活で身の回りの支援を要することもある。

統合失調症の診断

1か月の間に次のような症状が2つ以上ある場合，統合失調症を疑う。
・妄想
・幻覚
・まとまりのない発語
・ひどくまとまりのない，もしくは緊張病性の行動
・陰性症状

　上記のうち，最初の3つの症状のうち1つが存在する必要がある。症状が出てからほとんどの期間，主な領域（例えば，職場，人間関係，自己管理）で日常生活の機能が低下する。こうした問題行動が一過性のものではなく，少なくとも6か月は継続する。メンタルヘルスケアの専門家は，統合失調感情障害，抑うつ障害，双極性障害などの他の障害を除外する必要がある。症状が違法薬物や治療薬や身体疾患によって起きた場合は，統合失調症との診断はなされない。小児期に自閉スペクトラム症やコミュニケーション症といった診断をされている場合は，幻覚・妄想などの症状が1か月以上継続していると，統合失調症とも診断される。

◆ リスク因子

　これらの要因は統合失調症の発症に何らかの役割を担っているようである。
・**遺伝**：遺伝子は統合失調症の発症リスクに影響が強い。しかし，家族に同じ障害をもたない人で発症している場合も多い。
・**妊娠・出産時の合併症**：出産時の問題がリスクを高めるようである。妊娠中の母親の健康問題〔ストレス，感染，栄養不良（質の悪い食生活），糖尿病，他の身体疾患〕も関連している。統合失調症の女性の多くが，同じように発症する子どもをもつわけではない。

急に成績が悪化し，大学は犯罪組織の一味だと言いはじめた20歳男性

20歳男性のマイルズは，数か月前から休学していた大学の警備員に伴われて救急外来に連れてこられた。教授によれば，マイルズが教室に入ってきて，授業料を奪ったと言いがかりをつけて，その場から離れようとしなかったという。

マイルズは10代の時は大変優秀な成績をおさめていたが，ここ1年で行動が次第に奇異になってきていた。友人に会うこともなくなり，外見や社会的な事柄をもはや一切気にかけていないようだった。毎日同じ服装をするようになり，めったに風呂に入ることもなくなった。何人かの家族と住んでいたが，その誰ともほとんど話さなくなっていた。家族と話すときには，通っている大学は犯罪組織の一味だという手がかりをみつけたと言っていた。ほとんど単位も取れずに，大学も休んでいた。妹は，マイルズが独り言をモゴモゴと言っているのをしばしば見かけ，実在しない人たちに話しかけているようだったと述べた。急に部屋から出てきて，何の音もたてていないのに家族に静かにするよう頼むこともあった。

マイルズは組織犯罪について話し始め，それがあまりに多くなってきたので，父と妹が救急外来に連れてきた。診察時，身だしなみが整っていない若い男性で，ぼんやりして，何か別のことに気をとられているようだった。マイルズはアルコールや違法薬物を使ったことがないと思うと家族も述べており，薬物のスクリーニング検査でも陰性であった。病院スタッフからの食事には一切手をつけず，食事の中に薬を隠そうとしていると言った。

父と妹が言うには，マイルズの曾祖母はなんらかの重症の病気で州立病院に30年間入院しており，おそらく精神科病院だっただろうとのことだった。マイルズの母親は，マイルズが小さいころに家族から去っており，それから全く連絡がないという。その母親もおそらくメンタルヘルスの問題で治療を受けていたはずだという。

マイルズは精神科病棟で治療することに同意した。こうした話はよくあるケースであり，彼のような優秀で高機能な若者が，急に日々のことができなくなってしまう。家族や友人は，その人を失ってしまったかのように感じてしまうこともあるが，実際には治療が可能で，予後が良好なこともある。マイルズの場合，被害妄想，幻聴，陰性症状が1年以上続いており，統合失調症の診断

基準を満たす。治療する医師にとっては，違法薬物使用や頭部外傷，身体疾患のような他の要因を早期に除外することが鍵になる。こうした他の要因の場合の治療は統合失調症とは異なっており，早期に除外しないと命にかかわることもある。

◆ 治療

　統合失調症を完治する方法はまだ見出されていないが，治療によって症状を和らげることができる。薬物療法と精神療法によって，生産的で生きがいのある生活に導く手助けができる。治療や家族のサポートがあっても，日常生活で持続する問題がある人もいる。統合失調症をもつ多くの人にとって，回復（リカバリー）とは薬物治療によってその疾患とうまく付き合っていくことである。回復（リカバリー）とは，症状がいくつか残っていたとしても，大きな機能障害には至っていないことを意味している。

　治療法として，妄想や幻覚を和らげたり，なくしたりするために最初は薬物療法で始めることが多い。うまく症状がコントロールされてくると，他の種類の治療法やサービスが役に立つようになる（後半の「鍵となるサポートの選択肢」，38頁も参照）。一般的な心身の健康に気を配ること（例えば，健康的な食事，禁煙，適度な運動）も，この疾患の治癒の一端を担う。

　家族や身近な人たちも，本人の統合失調症が良くなって，その状態を継続するのを助ける役割を担うことができる。本人と一緒に，疾患についてできるだけたくさん学んでいけることが望ましい。メンタルヘルスケアの専門家の支援を受けながら，家族も対処方法や問題解決の技能を学んでいくことができる。そうすることで必要な場合に，治療を何とか続けようとする本人を家族が支えることができる。

　メンタルヘルスケアの専門家は，治療が始まった後の警告サイン（例えば，必要な服薬を止めてしまうこと，食べたり眠ったりしなくなること，その他，症状が良くなっていかないこと）や，統合失調症をもつ家族との付き合い方や理解の仕方を，家族に教えて支援することができる。

治療を始める前に

　統合失調症の治療を始める前に，医師は医学的な検査をして，統合失調症と似た症状をきたす物質使用や他の身体疾患を除外する必要がある。統合失調症をもつ人の多くは，薬物使用の問題もあるので，完全に診断が明らかになるまでしばらく時間がかかる。統合失調症であれば，違法薬物の影響がない場合や，1か月以上の長期間使っていない場合でも，症状が明らかに継続しているはずである。また最初は統合失調症の症状のようにみえても，躁病エピソード（過剰なエネルギー，危険行為，睡眠減少の時期）やうつ病（絶望感や悲哀感，活気がない）によるものだと後でわかることもある。こういった問題は双極性障害のうつ状態と抑うつ障害の間でも起きうる（第3章「双極性障害および関連障害群」，46頁と第4章「抑うつ障害群」，61頁を参照）。

　メンタルヘルスケアの専門家は，アルコールと違法薬物の使用について尋ねる必要がある。依存の徴候があれば，統合失調症の治療に加えて，物質乱用の治療が必要になる。アルコールや薬物の問題は，統合失調症の症状を悪化しうるだけでなく，統合失調症治療のために処方された薬物にも悪影響を引き起こしうる。そのため，アルコールと薬物問題への治療を，統合失調症の治療と一緒に行うことが役に立つ。

　時には，物質使用による症状なのか，統合失調症による症状なのか判定が難しいことがある。一般的には，物質使用による幻覚や妄想のような症状は，短期間だけである。アルコールや薬物を数週間から1か月程度やめているのであれば，それ以降にも残る症状は統合失調症によるものと考える。

薬物療法

　抗精神病薬が統合失調症治療に用いられる。こうした治療薬は，症状を安定させるために，決められた時間に毎日飲むことが多い。これは血圧やコレステロール値を安定させるために毎日内服する場合と同じである。毎日内服することで，妄想や幻覚が少なくなり，再燃することを防いでくれる。内服を急に止めてしまうと，再燃したり，さらに悪化したりすることが多い。

　2種類の抗精神病薬が症状の改善に役立つ。1つ目が，第1世代抗精神病薬，もしくは定型の抗精神病薬（これらは1950年代半ばから使用されてきた）と

> **BOX　薬物療法のヒント**
>
> 統合失調症に用いる薬物の副作用はそれぞれ異なる。ある薬物で問題があったら，医師に他の選択肢について尋ねてみるとよい。ここではいくつかのヒントを挙げておく。
> - 医師の指示の通りに服薬すること。
> - 副作用（薬物によって体重増加や倦怠感が副作用の場合もある）としての可能性を考えておくこと。副作用への対処の仕方を尋ねておくこと。
> - 毎日きちんと治療薬を服用するために，役立つ習慣を決めておくこと。
> - 急に内服を止めたり，医師と相談することなしに量を減らしたりすることはしないこと。急に内服を止めたり減らしたりすると，健康に害のある不愉快な症状を引き起こし，さらに症状が悪化することもある。
> - 時間がたったとしても，治療薬がうまく効いているのかいないのかに注意を払うこと。しばらくすると，体は治療薬に慣れてきて，症状が良くなったり悪くなったりするので，医師は量を調整したり，薬を切り替えたりすることがある。
> - 治療薬は症状を改善するのに常に役立っていることを知ること。これは，症状が改善してきた場合にも，もしくは副作用が不快である場合にもあてはまる。
> - かかりつけの医師との連絡を保つようにすること。治療薬がゆっくり時間をかけて健康面（例えば，コレステロール，血圧，血糖）の変化を引き起こすこともあるためである。定期的に医師にかかっている限りは，こうした問題にも安全に対処することができる。

呼ばれる。ハロペリドール，フルフェナジン，ペルフェナジンなどが代表的である。2つ目が，第2世代抗精神病薬，もしくは非定型抗精神病薬（これらは1990年代に使用できるようになった）と呼ばれる。リスペリドン，オランザピン，クエチアピンなどが代表的である。

　時として，統合失調症をもつ人は自分が病気であると理解できないことがある。自分の信じていることや幻覚が現実と感じて，治療薬が必要と理解しないこともある。これは治療薬をきちんと内服してほしいと思っている家族や介護者には辛いことである。家族が治療薬の必要性を思い出させたり，内服することを説得したりすることが役立つ場合もある。時には，抗精神病薬の注射を月

に1〜2回することが本人にとって治療の負担を和らげることもある。薬物療法の様々な方法やその作用を学ぶことも役に立つ（**BOX**，37頁を参照）。

鍵となるサポートの選択肢

　統合失調症の症状が安定してきたら，低下してしまった技能や，これまでもっていなかった技術を向上させることに支援サービスが役立つ。支援サービスでトレーニングを受けることで，日常のストレス因への対処法，社会的技能の獲得，再発の早期警告サインを学ぶこと，悪化する前に症状に対処する方法を学ぶことなどができる。

　統合失調症は成人早期に生じることが多いので，生活する技能を獲得したり，学校や訓練を無事に卒業したり，仕事を続けたりするために，サポートや指導を必要とする場合が多い。例えば，支援型の雇用プログラムは，実際場面で仕事の準備や職探し，その職を続けるのに役立つ。

　リハビリテーションプログラムや地域支援プログラムには，カウンセリング，雇用相談，職業訓練，金銭管理の技能訓練，公共交通機関を使う場合の支援，コミュニケーションスキルの訓練などもある。職業訓練と思考技能の向上を目指した精神療法が組み合わされているリハビリテーションプログラムはうまく効果が出る。こうしたプログラムは，仕事を維持する，重要な詳細を覚える，機能を向上するために役立つ。

　統合失調症をもつ人々の多くは，家族から感情的もしくは物質的なサポートを得ている。そのため，家族はこうした疾患にうまく対処していく方法について，説明を受けて支援される必要がある。こうした支援によって，本人の再燃を防ぐことになるだけでなく，家族全体の精神的健康の増進につながる。

　認知行動療法 cognitive-behavior therapy（CBT）は，考え方と行動に焦点をあてた精神療法の一種である。CBTは思考や感覚の現実を確かめたり，幻聴を聞かないようにしたり，症状全体をうまく対処したりする方法を学ぶことに役立つ。薬物療法とCBTを併用することで，症状の重症度を和らげたり，再燃のリスクを減らしたりできる。

　居住している地域社会で支援を受けることもできる。症状が重症であれば，病院での治療が必要になる。一人暮らしで，家族と住むことができない場合，

居住サポート（例えば，中間施設，グループホーム，見守り付きの共同アパートなど）も利用できる。

　介護者自身も支援を受けながら，サポートの仕方を理解することが大切である。メンタルヘルスケアの専門家と話をすることだけでも有益であるし，介護者にとっても安心につながる。

 ## 統合失調感情障害 Schizoaffective Disorder

　統合失調感情障害は，統合失調症と気分障害（抑うつ障害か双極性障害）の症状の組み合わせである。統合失調感情障害は，統合失調症よりも少なく，生涯罹患率は約0.3％であり，男性よりも女性に多い。統合失調症に似た症状がある人が多い。日常生活での機能が低下し，障害がなければできたはずのこともできなくなる。つまり，大学を卒業できなかったり，仕事でうまくこなせなくなったりして，先のマイルズのケースに似た人生の経過になる場合が多い。統合失調感情障害も妄想や幻覚といった症状で始まることが多く，落ち込んだ気分（抑うつ）と，高揚した気分（躁病エピソード）の時がある。

　統合失調感情障害の約5％は自殺をする。抑うつ症状があるとリスクがより高まる。こうした危険性は，疾患に対する介護と適切な治療によってうまく対処することができる。

　統合失調感情障害のある人の多くは，他の精神障害の診断（特に物質使用障害や不安症）も受けている。

 ## 統合失調感情障害の診断

　統合失調感情障害は以下のような場合に診断されうる。

・抑うつエピソードや躁病エピソードが，統合失調症の症状（妄想，幻覚，まとまりのない発語，ひどくまとまりのない，または緊張病性の行動，陰性症状）のうち1つと同時に存在する。

・抑うつエピソードや躁病エピソードがない時期に，妄想や幻覚が2週間以上存在する。

全体の罹患期間のほとんど（半分以上）で気分症状が存在している必要がある。これらの症状は違法薬物や治療薬，その他の身体疾患と関連があってはならない。

◆ リスク要因

統合失調感情障害の原因はわかっていないが，遺伝子は何らかの役割を担っているようである。第一度親族（両親や同胞）に統合失調症，双極性障害，統合失調感情障害のある人がいる場合には，発症リスクが高まる。

◆ 治療

統合失調感情障害の治療は，統合失調症の治療にかなり似ている。抗精神病薬に加えて，抑うつ気分を改善させる抗うつ薬も用いられる。躁病症状もある場合には，気分安定薬を用いて，極端な爽快気分を防ぐ必要があることも多い。リチウムやバルプロ酸が代表的である。薬物療法に加えて，統合失調症に対して用いるものと同様の精神療法やリハビリテーションの支援も，本人や家族が障害にうまく対処することに役に立つ。

妄想性障害 Delusional Disorder

妄想性障害は，実際にはない何かに対する誤った信念（妄想）があり，統合失調症の症状に似ている。しかし，幻覚，まとまりのない思考・発語・行動，陰性症状といった他の統合失調症の症状がない点で異なっている。統合失調症と同様に奇異であったり奇異でなかったりする妄想をもっている。奇異ではない妄想とは，現実生活でも起こりうるが，実際にはほとんどあり得ない出来事に対する誤った信念である。例えば，後をつけられたり，毒を入れられたり，欺かれたり，陰謀を企てたり，見知らぬ人や有名人と恋人になっていたり，といったことを信じている。奇異な妄想とは，現実には起こる可能性がない出来事に対する誤った信念である。例えば，見知らぬ人が傷跡1つ残さずに自分の臓器を取り出して，他の誰かの臓器と取り換えてしまった，といったことで

ある。

　妄想性障害があっても，世間ではほとんど通常に機能しているようにみえる。妄想について語りだしたり，それに対処し始めるまでは，一見しただけでは他人には何らかの病気があったり，異常であったりするようにはみえない。

　妄想性障害は，他の精神病性障害よりも多くない。成人の生涯罹患率は約0.2％である。誤った信念を除けば，重症な症状がないので，仕事をもっており，支援も求めないことが多い。若い人にも起きるが，多くは中年から高齢になってから起きる場合が多いようである。男女比に差はなく罹患する。メンタルヘルスケアの専門家は，本人の信仰や文化について尋ねてから，その信じている内容が妄想なのかどうかを評価する必要がある。

 妄想性障害の診断

　妄想性障害は以下のような場合に診断されうる。
・1つ以上の妄想が1か月以上続いている。
・幻覚，まとまりのない発語や行動，陰性症状が存在しない。

　妄想があり，その誤った信念に関連する他者と問題を起こすかもしれないが，日常生活は通常にこなし，奇異で風変わりな行動はしないことが多い。抑うつや躁の症状を伴うことも少なく，そうした気分エピソードがあったとしても短期間で，問題の中心は妄想である。違法薬物，治療薬，他の身体疾患，他の精神疾患（例えば，強迫症）によって引き起こされることはあり得ない。

◆ リスク要因

　妄想性障害の原因は知られていないが，高齢になるとリスクが高くなる。年齢を重ねることで生じる脳の変化と関連しているかもしれない。

◆ 治療

　妄想性障害の人に治療を受けさせること自体が難しいこともある。妄想性障害があると，問題があること自体を否定し，治療を勧める他者やその動機を疑

うこともある。治療に同意した場合は，1対1の精神療法が，誤った信念に気づき考え方を変えることや，ストレスの多い気持ちに対処することに役立つこともある。一般的には，陰性症状などの症状はないので，日々の生活は支障なくこなしていることが多い。薬物療法をしても，それほど役立たず，そうした信念は強固に継続して，なかなか消失しないことが多い。

他の精神病性障害

ここでは，統合失調症よりは頻度の低い短期精神病性障害，統合失調症様障害，緊張病について簡潔に触れる。これらの違いは症状プロフィールにある。緊張病は医学的な緊急事態であり，他の身体疾患や精神疾患によって起きることもある。

◆ 短期精神病性障害 Brief Psychotic Disorder

短期精神病性障害のある人は，急性に短期間だけ精神病症状をきたし，1日から1か月間続く。その後は，すぐに回復し症状は完全に消失する。症状は一見すると統合失調症に似ており，かなり混乱して動揺し，気分変動が急激で激しい。自己管理，家庭，学校，職場における生活機能にかなりの問題をきたす。妄想や幻覚によって，自殺や不適応を起こすリスクがある。

それほどよくみられる障害ではないが，男性よりも女性で2倍多く起こる。抗精神病薬が用いられるが，症状エピソードが終了する短期間で薬物療法も中止できる。妊娠中や出産後4週の間に起こることもある。ストレスフルな生活の出来事への反応であることもあれば，全くきっかけがないこともある。こうした短期間の症状エピソードが出現する前に，陰性症状や日常生活の機能低下といった何らかの警告サインは認めない。症状エピソードが終わると，数日で何事もなかったかのように日常生活に復帰できる。以下の症状のうち最初の3つの1つは1日以上1か月未満の間存在する。
・妄想
・幻覚
・まとまりのない発語

・ひどくまとまりのない，または緊張病性の行動

　この障害は，違法薬物，治療薬，他の身体疾患，抑うつ障害，双極性障害，他の精神病性障害にはよらない。

◆ 統合失調症様障害 Schizophreniform Disorder

　統合失調症様障害の鍵となる症状は統合失調症と同様であるが，1か月以上で6か月未満と，継続する期間が短い。症状が6か月以上続いた時点で，統合失調症へ診断を変更する。この障害では日常生活機能が失われて，学校や職場での問題が起き始める。陰性症状もあり，日常の活動に参加しなくなり，身の回りの自己管理ができなくなるが，対人関係は通常のようにするかもしれない。多くの場合は，統合失調症の診断がなされるだろうが，まだ6か月を過ぎていない場合に用いられる診断名である。以下に挙げる症状のうち2つ以上存在する。特に，妄想，幻覚，まとまりのない発語のうち1つは存在する必要がある。

・妄想
・幻覚
・まとまりのない発語
・ひどくまとまりのない，もしくは緊張病性の行動
・陰性症状

　何らかの違法薬物や治療薬，他の身体疾患，抑うつ障害，双極性障害，他の精神病性障害にはよらない。

◆ 緊張病 Catatonia

　緊張病は身体疾患（例えば，頭部外傷や脳の病気）や精神疾患（例えば，神経発達症群，精神病性障害群，双極性障害群，抑うつ障害群）で起こりうる症状である。年齢を問わず起こり，急性に発症して数日から数週間続く。かなり深刻で緊急を要することが多いので，病院に入院して医師による治療を要する。主な症状は，他人への反応性が低下する，動かなくなる，極端で奇妙な動

きをする，といったことがある。動かないと思ったら，急に極端な動きをするなど切り替わることもある。重症な場合は，本人や他人に危害が及ばないように安全対策と観察が必要になる。緊張病では，以下の症状のうち3つ以上が存在する。

・昏迷（すなわち，動かない，周囲に反応しない）
・姿勢保持
・蠟屈症（他の人にとらされた姿勢をそのまま維持する）
・無言症（言語反応がない，またはごくわずかしかない）
・拒絶症（指示に対して反応がない）
・カタレプシー（姿勢を重力に抗したまま長時間保持する）
・わざとらしさ（普通の所作を奇妙に演じる）
・常同症（反復的で異常な頻度の，目的指向のない行動）
・興奮（落ち着きのない動作）
・しかめ面（痛み，嫌悪感，不機嫌を顔で示す）
・反響言語（他人の言葉を真似して繰り返す）
・反響動作（他人の動作を真似する）

　緊張病では周囲に反応できないので，飲食をしなくなる。治療法は疾患によって様々であるが，治療法が決まるまで健康状態を維持するために病院で水分と栄養の補給が必要になることもある。電気けいれん療法 electroconvulsive therapy（ECT）が著効することもあり，治療の直後には「目を覚まし」始めて他者に反応するようになり，周囲で起きていることに気がつくようになることもある（ECTについては，第20章「治療の要点」，292頁を参照）。

 キーポイント ••

・精神病性障害をもつ人は，現実の感覚を失ってしまい，何が現実であるかを知ることや明晰に考えることが難しくなる。治療によりこれらは改善し，多くの人は職を得て，自立して生活できるようになる。回復（リカバリー）とは，何らかの症状はありつつも，生活の大部分では機能低下をきたさず，障害を残さずに過ごせることである。

- 統合失調症スペクトラム障害および他の精神病性障害群の症状によって，疾患があること自体を理解できないことも多い．妄想や幻覚を現実と感じており，治療が必要だと思わないことがある．
- 家族や周囲の人たちは，統合失調症や他の精神病性障害の症状を改善し安定させる際に重要な役割を担う．本人と一緒に，疾患についてできるだけたくさんのことを学べることが望ましい．メンタルヘルスケアの専門家の助けを借りながら，家族や周囲の人たちは対処方法や問題解決の技能を学ぶことができる．場合によっては，必要な治療を受けることを本人に納得させることもできる．
- 担当医師は治療薬やその副作用についての心配や疑問にできるだけ答えられることが望ましい．治療薬を急に中止したり減量したりすると，健康を害するような不快な症状を引き起こしたり，症状がさらに悪化したりすることもある．アルコールや違法薬物によっても症状が悪化し，治療薬の本来の効果が出なくなってしまうこともある．
- メンタルヘルスケアの専門家たちは，こうした精神病性障害をもつ人たちがその辛い気持ちとうまく付き合っていくことを手助けできる．思考や感覚の現実を確かめたり，幻聴を「聞かないように」したり，症状にうまく対処したりする方法を教えてくれるだろう．精神療法も再発のリスクを減らすことに役に立つことがある．

第3章
双極性障害および関連障害群
Bipolar and Related Disorders

　双極性障害は，気分，活力，生活機能に顕著な変化を引き起こす脳の障害である。感情が極端で強烈になり，はっきりいつもと違うとわかる期間を気分エピソードと呼ぶ。これは日常生活にある気分の浮き沈みとは明らかに異なる期間である。

　双極性障害の症状は対人関係を傷つけ，職場や学校で問題になったり，自殺につながったりもする。制御がきかず，その激しい感情と行動に支配されていると感じる。通常の感情の期間もあるが，治療されないままだと，気分エピソードは再発し続ける。

　米国人のうち 1,000 万人以上が双極性障害にかかっている。双極性障害の類型には，双極Ⅰ型障害，双極Ⅱ型障害，気分循環性障害の3つがある。これらは多くの症状は重なっているが，その症状の重症度と強度の面で異なっており，いくらか異なった治療法が必要になる。

　一度発症すると生涯続くものであるが，治療によって症状を和らげることができ，希望はもてる。多くの場合，薬物療法，精神療法，健康的な生活習慣の組み合わせで症状の改善を期待できる。適切な治療が行われれば，充実し生産的な生活を送ることができる。

 ## 双極Ⅰ型障害 Bipolar I Disorder

　双極Ⅰ型障害は，劇的で激しい気分の変動を引き起こす。世界の頂点に立ったかのような高揚感から，急にイライラして怒り出したかと思えば，悲哀感や絶望感にまで至り，その期間の間には正常な気分の期間がある。気分の高い時

期を躁病エピソードと呼び，低い時期を抑うつエピソードと呼ぶ。躁病エピソードに似ているが，数日しか続かず，躁病エピソードほどは激しくはないという軽躁病エピソードも起こる。

双極性障害は古くは「躁うつ病」といわれた。多くの人たちにとって，ある時に気分が良く，他の時に低調であることは普通のことである。しかし，双極性障害の人たちにとって，激しい気分の変動は，日々の生活に多大な支障をきたし，職場や学校でも問題になる。

1回の躁病エピソードのあった90％以上の人には，エピソードが繰り返される。抑うつエピソードの直後に躁病エピソードが起きることがあるし，その逆もありうる。同じ1年間に，いずれかのエピソードが4回以上ある場合，急速交代型と呼ばれる。

毎年，米国人口の約0.6％が双極Ⅰ型障害にかかっている。初発の躁病もしくは抑うつエピソードの平均年齢は18歳であるが，小児期や60代以降の高齢期にも始まりうる。罹患率に男女差はない。女性の場合は，男性よりも急速交代型や抑うつ症状が多いようである。

双極Ⅰ型障害に，パニック症，社交不安症，ADHD，物質使用障害など他の精神疾患が併発することも多い。実際には，双極Ⅰ型障害の半数以上の人がアルコールや薬物の使用障害も併発している。

一般人口と比較すると，双極Ⅰ型障害では約15倍も自殺リスクが高い。自殺によるすべての死亡のうち，双極Ⅰ型障害が約25％を占める。適切な治療を受けることが，感情だけでなく，その生命についても制御をしやすくする。

☑ 双極Ⅰ型障害の診断

双極Ⅰ型障害は，躁病エピソードが存在すると診断される。躁病エピソードは，軽躁病エピソードや抑うつエピソードの前か後に起こる。こうした症状は，統合失調感情障害，統合失調症，統合失調症様障害，妄想性障害などの精神病性障害によって生じるものではない。

躁病エピソード

　ほとんど毎日，一日の大半において多幸感や高揚感があり，怒りやすい。加えて，いつもよりもかなり活動的で活力がある。こうした普段とは明確に異なる期間が1週間持続する（入院治療を受けている場合は，より少ない期間でもよい）。以下の症状のうち少なくとも3つ存在し，普段の行動とは明らかに異なった変化を象徴している。

- 自尊心の肥大，または誇大（例えば，自分は他人より優れている，特別な治療を受けるに値する，自分にしかない特別な才能がある，などと信じている）。
- 睡眠欲求の減少（例えば，3時間眠っただけで十分な休息がとれて活力に満ちていると感じる）。
- 普段より多弁である（例えば，大声で早口に，他者のことを考慮せず止めどなくしゃべり続ける）。
- 観念奔逸（関連のないいくつもの考えがせめぎあっているといった主観的体験）。
- 注意散漫（例えば，服装や雑音など些細な外的刺激で注意が他に転じて，他の人と話したり，指示に従ったりできなくなる）。
- 目標指向性の活動の増加（例えば，一日にたくさんのことをする計画を立てたり，詳しく知らないトピックについて，深夜や早朝に，同じような新しい企画を次々と始めようとしたりする）。
- 困った結果につながる可能性が高い行動が増える（例えば，無謀な運転，酒盛り，普段の振る舞いと異なったことをする，性的無分別）。

　こうした症状は，生活や仕事に支障をきたすほどに重症である。自身や他人を傷つけることを防ぐために入院加療が必要なこともある。こうした変化は，友人や家族には明らかであり，例えば，その人がわざと普段通りには振る舞わないようにしているのか，と本人に尋ねることもあるくらいである。こうした症状は，違法薬物の乱用，治療薬，他の身体疾患によるものでもない。

軽躁病エピソード

　このエピソードは躁病エピソードと似ているが，症状の少なくとも連続した4日間が必要である（躁病エピソードでは1週間を要する）。躁病と軽躁病との重要な違いは，以下のような点である。躁病エピソードでは気分の変動が他人にも明らかである一方，軽躁病エピソードではそれほど重度ではなく，スピード違反をしたり，喧嘩をしたり，無謀なことを言ったり，してしまったりして重要な対人関係を失ったりはしない。軽躁病エピソードだけでは入院治療を必要としないことが多い。こうした症状は違法薬物乱用や治療薬によるものではない。

抑うつエピソード

　少なくとも2週間の間，以下の症状のうち5つの症状をもち，通常の社会的または職業的機能から低下しており，以下の最初の2つの症状のうち1つを含んでいる。

- ほとんど一日中，ほとんど毎日続く抑うつ気分（悲しみ，空虚感，絶望感）。
- すべて，またはほとんどすべての活動における興味または喜びの著しい減退。
- 食欲の急激な変化，体重増加または減少。
- 不眠または過眠。
- 精神運動焦燥（例えば，落ち着きなく歩いたり，手を合わせて絶えず動かしたりする）もしくは精神運動制止（例えば，他人から観察可能な発語や動きの低下）。
- 疲労感，気力の減退。
- 無価値感，または罪責感。
- 集中力の減退，決断困難。
- 死についての反復思考，自殺念慮，自殺の計画，自殺企図。

　これらの抑うつ症状で，本人に著しい苦悩をもたらしているか，または，社会的または職業的機能を低下させている。こうした症状は，違法薬物乱用，治療薬，他の身体疾患によるものではない。

◆ リスク因子

双極Ⅰ型障害の家族歴は，強力なリスク因子である。一般人口と比較して，双極Ⅰ型もしくはⅡ型障害の第一度親族（両親や同胞）がいる成人は発症リスクが10倍高い。

症例　自分のことを神だと早口でまくしたてた30代男性

　30代男性のアンソニーは，ある都市の救急外来に警官に伴われてやって来た。彼は早口でまくしたて，自分のことは「新たな神だ」と言った。他の名前で呼んでも拒絶した。

　診察室にとどまることを拒否し，看護師や医師のための特別室に入ろうと歩いていった。診察室に連れ戻されると，気分を害して，大きな声をあげながら職員に早口にしゃべり続けた。

　最後に寝たのはいつかを尋ねられても，「もはや寝る必要はない。神のご加護によって，そうなったのだ」と言った。医師たちは血液検査をして，違法薬物の検査をした。足には水ぶくれをいくつか認めた。電子カルテをみると，2年前にも同じような態度を示しており，その時の違法薬物検査では陰性であった。

　アンソニーの妹がすぐに到着し，1週間前から様子がおかしかったと言った。これまではなかったのに，休日のパーティで宗教について親戚の人たちと一晩中熱く語っていた。彼らの父は双極性障害をもっており，子どもの頃から父とは会ったことがなかった。妹は，アンソニーは違法薬物を使わないし，中学校の数学教師で，ちょうど1つの学期を終えたところだと職員に話した。

　それから24時間経って，アンソニーは次第に穏やかになったが，まだ早口で大声でしゃべっていた。彼の考えは，様々なアイデアに次々に飛んだ。血液検査と薬物検査の結果は，違法薬物もアルコールを使っていないことを示していた。

　アンソニーは双極Ⅰ型障害と診断され，現在の重度の躁病エピソードだった。彼が救急外来に着いた時には躁病の典型的な症状であった。それは怒りっぽく，話の内容は誇大的で，睡眠欲求が減少しており，考えがあちらこちらに飛び，落ち着かない様子であった。足の水ぶくれは，それまで休むことなく歩き続けたことによるものだった。躁病エピソードのDSM-5の基準を完全に満たしていた。

◆ 治療

　双極Ⅰ型障害は治療することが可能である。ほとんどすべての場合で，治療は再発を予防するため生涯続ける必要がある。症状は改善し，時間が経つにつれ変化しうるが，メンタルヘルスケアの専門家に継続的に診察を受けて，治療がその人自身，その人生，その必要性とうまく合ったものかを確かめながら続けることになる。

治療薬

　双極性障害の症状をコントロールするために，気分安定薬と呼ばれる治療薬が処方される。最も古くからよく知られている気分安定薬のリチウムは，未だに広く用いられる。抗てんかん薬（本来はてんかんのけいれん発作の治療に処方される）も気分安定薬として用いられており，バルプロ酸，ラモトリギン，カルバマゼピンがある。双極性障害では，高血圧を改善するのに毎日内服するのと同じように，治療薬は毎日服用する。

　双極性障害をもつ人たちが処方薬を中止すると，躁病あるいは抑うつエピソードが再発する可能性が高くなる。治療薬がうまく効くと，症状が一切なくなるので，治癒したと考えて治療薬はもう必要ではないと考える人たちもいる。これまでに重度のエピソードがあった場合でさえ，治療薬の服薬を止めてしまうことがある。一時的には，職場や学校でうまくいくかもしれないが，ある時点でまた再発してしまう。

　治療薬を変更したり止めたりする前に，医師や専門家に相談することが必要である。治療薬について何か心配があれば，その疾患や自身の症状や治療薬についてさらに学ぶ機会であるととらえてみるとよい。治療薬や治療法について，詳しくは第20章「治療の要点」，292頁を参照。

精神療法

　すべての精神疾患と同様に，双極性障害は人生そのものを，特に家族との関係性を壊してしまうことがある。双極性障害の治療薬を内服している人たちには，精神療法も役に立つ。疾患そのものについて，さらに学ぶことができ，疾患が原因で起こった問題に対処し，傷ついた関係性を取り戻すことができる。

双極性障害に焦点を当てた精神療法がいくつかある。双極性障害をもつ人たちのニーズに即した，家族療法，対人関係・社会リズム療法，目標プログラム，認知行動療法などがある。これらの精神療法の間で共有する要素がいくつもある。疾患についての知識を伝えること，睡眠や日常生活について決まりごとを定めること，現在と将来に焦点を当てること，である。こうした精神療法は，双極性障害の抑うつ症状と症状の再発予防に役立つことがわかっている。

電気けいれん療法

重度の双極Ⅰ型障害の中には，薬物療法や精神療法が役立たないこともあり，そのような場合，電気けいれん療法（ECT）を用いることもある（重度なうつ病や，統合失調症や統合失調感情障害にも用いる）。

最近の技術では，ECTは安全に行え，重度なエピソードを和らげるために広く用いられている。ECTはうまく薬物療法の効果が出ない場合や，緊急の場合（例えば，自殺念慮が持続する場合，飲食を全くしようとしない場合）に選択される。ECTでは，麻酔をしている間に頭蓋に短時間通電する。痛みはなく，筋肉が急に動いたり，震えたりすることもない。10〜15分程度の手順である。多くの場合，週に2〜3回のECTを受け，合計で6〜12回行う。ECTを施行する頻度は，症状の重症度や改善の早さによって決められる。

ECTはエピソードを改善することには役立つだろうが，その後，日々の治療薬を内服することも必要である。薬物療法なしでは，多くの場合再発してしまう。双極Ⅰ型障害では，正常な気分に戻った後でも治療を持続することで，うまく症状をコントロールすることができる。薬物治療を一度も中断しなかったとしても，気分変動が起こることもあるが，内服していれば起こりにくい。医師とよく相談しながら，症状や心配について率直に話すことで，治療を最も効果的なものにすることができる。

家族療法とサポートグループ

双極性障害は，ストレスの多い家庭生活となりやすく，本人だけでなく，周囲の人にとって深刻な問題が生じることがある。家族療法，メンタルヘルス支援団体，サポートグループなど，メンタルヘルスケアのサービスは家族全体で

利用することができる。家族たちは，疾患やそれが及ぼす影響にどうやってうまく対処するかを学ぶことができる。家族は本人の治療に積極的な働きをしてくれる。結婚している双極Ⅰ型障害をもつ人たちにとっては結婚カウンセリングも，疾患によって傷ついた関係の修復に役立つかもしれない。

心身の健康を保つためのアドバイス

治療とともに，健康的な生活習慣で，症状を和らげることができる場合もある。

- 日常の決まりごとを続けること：週7日毎日の起床時間，食事時間，入眠時間を同じにすることは双極性障害をもつ人が健康を保つことに役立つことがわかっている。
- 健康的な選択をすること：バランスのとれた食事，適度な運動，十分な睡眠が，気分の安定に役立つ。
- 友人たちとつながりを保つこと：同じ問題に対処している人たちからサポートを得ることは，調子を良くするのに重要な要素になる。病院やメンタルヘルスの専門家が，地域のグループを紹介してくれる。
- 自分の警告サインを学ぶこと：躁病エピソードや抑うつエピソードが始まる合図となる症状を見つけ出して，その症状が現れた時に担当の専門家に伝えることも大切である。

双極Ⅱ型障害 Bipolar II Disorder

双極Ⅱ型障害では，少なくとも1回の抑うつエピソードと軽躁病エピソードを経験している（双極Ⅰ型障害の診断の定義を参照）。双極Ⅱ型障害には，躁病エピソードの期間がないことが，双極Ⅰ型障害との主な違いである。

軽躁病エピソードは，躁病エピソードほどは多くの問題を引き起こすことはない。例えば，それだけで入院治療を要することはない（もし必要があれば，それは軽躁病エピソードではなく，躁病エピソードであり，診断が変更され

る)。双極Ⅱ型障害の多くの人たちは，エピソード間では，完全に生活の機能が回復する。軽躁病エピソードでは，気分変動が不規則に起こり，社会的もしくは職業的な機能は低下し，他の人にも認識できる形で行動が変化する。しかし，それらは躁病エピソードで起きるようには大きく障害されない。メンタルヘルスケアの専門家は，親密な友人や家族から聴取することで，それが軽躁病エピソードであるのかどうかわかることがある。

双極Ⅱ型障害は，10代後半や20代前半に初発することが多いが，もっと高齢になってから発症することもある。この好発年齢は双極Ⅰ型障害と比べると少し遅れている。

双極Ⅱ型障害は，米国で毎年0.8％の人たちがかかっている。抑うつエピソードで始まることが多いため，軽躁病エピソードが現れるまで，双極Ⅱ型障害であるとはわからない。うつ病の人たちの12％では，後で軽躁病エピソードが現れて，双極Ⅱ型障害に診断が変更される。

双極Ⅱ型障害の人たちが最初に専門家にかかるのは，抑うつ症状（抑うつ気分，無価値感，または罪責感）によることが多い。抑うつエピソードは，軽躁病エピソードに比べると多くの問題を引き起こすためである。双極Ⅱ型障害では，双極Ⅰ型障害よりも長い抑うつエピソードになりがちである。

他の精神疾患も双極Ⅱ型障害に併存する。双極Ⅱ型障害の約75％で不安症を併発し，約37％で物質使用障害を併発する。過食性障害のような摂食障害の併発もよくみられる。双極Ⅱ型障害の約60％では，3つ以上の精神疾患の併存がある。

もう1つの懸念は，自殺のリスクである。双極Ⅱ型障害の人たちは衝動的な行為をしやすく，これが自殺のリスクを高めている。約3人に1人は，少なくとも一度は自殺企図をしている。双極Ⅱ型障害の何らかの症状に対して助けを得ることは，こうした自殺のリスクを減らす意味でも大切である。

✅ 双極Ⅱ型障害の診断

双極Ⅱ型障害では，少なくとも1回の軽躁病エピソードと抑うつエピソードが起こっている。軽躁病エピソードでは，躁病エピソードでしばしば起こるよ

うな大きな問題（例えば，逮捕，対人関係の破綻，解雇）は生じない。この診断カテゴリーでは躁病エピソードは起きていないはずである。双極Ⅱ型障害では以下の要件を満たす。

・少なくとも連続した4日間の軽躁病エピソード。
・少なくとも2週間の抑うつエピソード。

こうした症状は，違法薬物の乱用や，治療薬，他の身体疾患や精神疾患（例えば，統合失調感情障害，統合失調症，統合失調症様障害，妄想性障害）によるものではない。

◆ リスク因子

双極Ⅱ型障害をもつ血縁者がいる人は，発症リスクが高まる。10～20％の女性で，出産が軽躁病エピソードのきっかけとなっていることがある。産後期の早期にも起こりやすく，その後に抑うつエピソードが続くこともある。こうしたリスクに気をつけて，うつ症状の治療をすることで，双極Ⅱ型障害の症状を和らげることができる。

症例　抑うつと活力に満ちた期間を繰り返す 43 歳女性

43歳の既婚女性のチェルシーは，図書館司書をしていた。長い間，抑うつの既往があり，メンタルヘルスの外来クリニックを訪れた。新しい仕事をし始めて1か月してから抑うつ症状が出てきたと述べた。新しい上司や同僚には，きっと仕事の出来が悪くて遅いと思われていて，しかも付き合いにくいと考えられているのではないかと心配していた。家でも活力がなく，興味の対象もなかった。子どもたちと遊んだり，夫と話したりする代わりに，何時間もテレビを見て過ごし，たくさん食べて，長時間寝ていた。3週間で2.7 kgも体重が増えて，そのことがさらに気分を悪くした。その週には何度も涙を流し，これは「抑うつ症状が戻ってきた」徴候であると言った。死について考えてもいたが，これまで自殺企図を行ったことはなかった。

チェルシーは，これまでの抑うつであった期間の記憶は少し曖昧だと言った。そこで大学時代からの知り合いである夫を連れてきた。10代に抑うつ症状を初発しており，これまで少なくとも5回の異なった抑うつエピソードの期間があったことを2人とも認めた。そうしたエピソード時には，抑うつ気分，活力の低下，罪責感，性への興味の喪失，生きる価値がないという考えが現れた。チェルシーには，活力がありすぎたり，怒りやすかったり，頭の中でいろいろな考えが争っているかのような時期もあった。そうした「過剰に」エネルギーがある時期は，数時間だったり，数日だったり，数週間続いたりすることもあった。

　チェルシーの夫も，チェルシーが興奮して，幸せそうで，自信に満ち溢れているような時を，「まるで別人のようだった」と述べた。こういう時には，早口でしゃべり，活力に満ちあふれているようで，上機嫌で，日常の雑用もそつなくこなし，新しい企画を立て始め，ほとんどを完了させていた。睡眠はあまり必要ないかのようであり，夜中まで起きていることが多くなった。

　抑うつ気分と自殺念慮がある期間もあったため，10代半ばからメンタルヘルスの専門家に診察を受けてきた。精神療法もいくらか役に立った。チェルシーは2回目の抑うつエピソードまでは，精神療法がうまく効いていたと述べた。しかし，2回目の時にセッションに参加できなくなり中断となった。3種類の抗うつ薬を試してきたが，一過性に改善するものの，すぐに再発した。叔母と祖父が躁病エピソードで病院に入院したことがあったが，チェルシー自身は「あの人たちとは全然違う」と述べた。

　チェルシーは双極Ⅱ型障害，現在抑うつエピソードとして診断された。夫から軽躁病エピソードを聴取できたことが診断の決め手となった。

◆ 治療

　双極Ⅱ型障害は双極Ⅰ型障害と同じ治療法で効果がある（双極Ⅰ型障害の治療の項，51頁を参照）。双極Ⅰ型障害に用いられる治療薬は多くが気分安定化を目指しており，軽躁病エピソードの予防にも役立つ。気分安定薬や抗うつ薬も用いられ，現在の軽躁病エピソードもしくは抑うつエピソードで，何が最も重篤な症状であるかによって，治療薬が選択されることになる。

　どれくらい長い期間治療薬を内服し続けるかを医師と相談しておくことは大切である。再発を予防するためには長期間毎日内服することが安全である。た

だし，それぞれ人によって異なるので，医師との間で症状について相談をして，最も良い治療経過をみつけていく必要がある。医師に相談せずに内服を中断したり，量を変えたりすることで，問題を引き起こし，症状はさらに悪化してしまうこともある。

　双極Ⅱ型障害の人たちは重度の抑うつエピソードを経験しうる。そうした場合，入院治療が必要になり，薬物療法で効果がなければ，ECTも選択肢に入る。

　双極Ⅰ型障害にも用いられるような精神療法や健康的な生活習慣のうち，双極Ⅱ型障害にも効果があるものもある。生きがいのある充実した生活を送り，再発を予防して，現在ある症状にうまく対処できるようになることが目標となる。

気分循環性障害 Cyclothymic Disorder

　気分循環性障害は，双極性障害のいくらか軽い様式であり，軽躁病と抑うつとの間で気分の波を規則的に繰り返す。軽躁病エピソードと抑うつエピソードを，症状として完全には満たさない。他の人には気分の変わりやすい，気分屋の人としてみえる。入院加療が必要なほど重症ではないが，大きな苦悩をもたらし，社会的，職業的，もしくは他の重要な領域における機能の障害を引き起こす。持続する気分の変動を減らしたくて治療を求める。

　気分循環性障害は米国では約0.4～1%の人たちがかかっている。10代もしくは成人早期に初発することが多い。子どものうちに診断される場合，6歳か7歳で症状が出始めている。前兆や問題となる症状もなく発症するようである。

　発症のリスクで男女差はない。気分循環性障害のうち15～50%の人たちは，後に，双極Ⅰ型障害もしくは双極Ⅱ型障害に進展する。物質使用障害や睡眠障害も併存することが多い。子どもでは，ADHDを併存することもある。

✅ 気分循環性障害の診断

気分循環性障害は以下のような点があてはまる場合に診断される。

- 少なくとも2年間（子どもや10代の青年の場合，少なくとも1年間）にわたって，軽躁病エピソードと抑うつエピソードの基準を満たさない程度の軽躁症状と抑うつ症状が多数の期間存在する。
- 上記の2年間（子どもおよび青年の場合は1年間）のうち，少なくとも半分の期間は，軽躁と抑うつの症状が続き，その症状がなかった期間が一度に2か月を超えない。
- 躁病エピソードは起きたことがない。

これらの症状は大きな苦悩をもたらし，社会的，職業的，もしくは他の重要な領域における機能の障害を引き起こしている。これらは，違法薬物の乱用や，治療薬，他の身体疾患（甲状腺障害など）や他の精神疾患（統合失調感情障害，統合失調症，統合失調症様障害，妄想性障害など）によるものではない。

◆ リスク因子

第一度親族（両親や同胞）に双極Ⅰ型障害をもつ人がいる場合，一般人口よりも気分循環性障害の発症リスクは高まる。うつ病や双極Ⅱ型障害も，気分循環性障害の第一度親族によくみられる。

◆ 治療

気分循環性障害の治療法には，精神療法，薬物療法，生活習慣の変更などがあり，生活の質を高めることに役立つ。メンタルヘルスケアの専門家と協働して，治療経過の中で最適な治療法の組み合わせを探していくことになる。まず，どのような症状が最も大きな問題を引き起こしているか，それは軽躁なのか抑うつなのか，を考えることから治療の選択肢を選んでいくことが第一である。

気分循環性障害をもつ人々は，その生涯の中で，治療を止めたり，再び始め

たりすることになる。治療が必要になるほど症状が問題にならないこともある。症状がある時でも，生活が十分ではないにしろ機能している。軽躁症状のある時には，もっといろいろできて，結果に満足していると感じていることもある。仕事や対人関係で問題を引き起こさないように，過剰にやりすぎないように気をつける必要はある。抑うつ症状の時でも，もちこたえて治療薬を服用しようとしない人もいる。そうした場合，精神療法が役立つ選択肢となる。

双極Ⅰ型障害で用いられるような対面式の精神療法も役立つことがある。カップル療法や家族療法も気分の変動による問題に効果がある。最適な治療計画には，気分の変動に関連した日常のストレス対処に役立つ精神療法が含まれる。

双極Ⅰ型障害と同じ治療薬が，気分循環性障害にも効果のある場合が多い。その中でもリチウムが主な治療薬の1つである。効果が出てくるのに3〜4か月かかり，最も良い結果を得るには1年程度かかることもある。バルプロ酸，カルバマゼピン，ラモトリギンなどの気分変動に対する治療薬も用いられる。数年の薬物療法の後に，医師の指導の下でやめてみようとする人たちもいる。ただし，その後も医師は，治療薬なしに日常生活をうまくこなせているかを注意深く観察するべきである。

双極Ⅰ型障害で用いられる健康的な生活習慣のヒントは，気分循環性障害の症状の改善にも役立つようである。こうした生活習慣とは，日常生活の決まりごとを続けること，決まった時間に睡眠をとること，適度な運動を日々続けること，注意深く太陽光にあたること，健康的な食事をとること，違法薬物やアルコールの使用を避けること，などである。

キーポイント

・双極性障害をもつ人たちは，強烈な感情をもっている（例えば，とても幸せそうで活動的である状態から，とても落ち込んで活力がなくなる状態に急に切り替わる）。これらは日常生活で起こる通常の気分の浮き沈みとは異なる。
・極端な気分や行動によって支配されている，もしくはコントロールがきかないと感じていることもある。対人関係を傷つけ，職場や学校で問題が生じ，自殺に至ることさえある。

・双極性障害の類型には3つあり，双極Ⅰ型障害，双極Ⅱ型障害，気分循環性障害である。多くの同じような症状を共有しているが，その重症度や症状の強さの点で異なるため，いくらか異なった治療法が必要となる。
・一度発症すると生涯続くものであるが，治療可能な障害である。薬物療法，精神療法，そして健康的な生活習慣の組み合わせで効果が出る。正しい治療が行われれば，充実した生産的な生活を送ることができる。
・症状は改善し，時間とともに変化することもあるので，メンタルヘルスケアの専門家との相談は続けて，治療法がその人個人の生活とニーズにうまく合っているかを確認していくことになる。

第4章
抑うつ障害群
Depressive Disorders

　毎日の生活で,「憂うつ」もしくは「落ち込む」といった言葉が,不幸な,悲しいある一定の期間を表現するためによく用いられる。例えば,スポーツで自分のチームが試合に負けたことでがっかりして,「自分は落ち込んでいる」と言う人もいるかもしれない。一方で,本当の抑うつは大きな医学的な問題であり,人の安全と健康に深刻な影響を及ぼす。抑うつ障害群は,悲しみ,空虚感,易刺激性(いらだちやすい,もしくは機嫌が悪い)を引き起こす点が共通する特徴である。抑うつのある人は睡眠や思考の障害,日常の機能低下が起こりうる。このグループの疾患の中でも,それぞれで症状の継続する期間,発症した時期,発症した要因などの点で異なっている。

　抑うつ障害群には,うつ病,持続性抑うつ障害,月経前不快気分障害,重篤気分調節症が含まれる。抑うつ障害群は,時に治療薬,アルコールや違法薬物,甲状腺疾患などの身体疾患でも起こりうる。

　うつ病は通常の悲しみや苦悩とは異なる。愛する人の死や,解雇,人間関係の断絶は辛いかもしれないが,多くの人のうつ病のきっかけにはならない。うつ病は,何週間も,何か月も,時には何年間にもわたって,絶望感,無価値感,罪責感を抱かせることもある。幸いなことに,多くの場合,うつ病は治療で軽減される。うつ病の約80～90%の人では,治療で症状は軽減する。治療の選択肢には,薬物療法と精神療法と,その両方がある。多くの人にとって,どちらか一方だけよりは,両方を組み合わせたほうが効果がある。最も効果的なものを探すまでに,いくつか異なった治療薬を試す必要がある場合もある。

うつ病/大うつ病性障害 Major Depressive Disorder

　うつ病は重大な疾患であり，少なくとも2週間の間，ほとんど一日中，ほぼ毎日のように悲しみや空虚感を感じている。数日続くだけのただの「憂うつ」とは異なっている。多くの人は時々憂うつに感じることはあるが，うつ病をもつ人たちは，これまで楽しんでいたものにも関心がなくなる。睡眠に変化が起こり，考えたり集中したりすることが困難になり，自分は価値がないと感じる。うつ病の人は「（ごみの山にいるかのような）憂うつな気分」だと表現することもあり，このような気分が長い間続いて，振り払うことはできないでいる。

　毎年，米国では約7％の人たちがうつ病にかかっている。18～29歳の若い成人では，60歳以上の高齢者よりも3倍もかかりやすい。

　男性よりも女性のほうがうつ病にかかりやすい。10代初めに発症する場合，男性よりも1.5～3倍ほど女性のほうがかかりやすいが，症状やその治り方は男女で違いはない。

　うつ病の症状がある人は何らかの支援を得るべきである。精神的な苦痛や絶望感は，自殺の考えや企図にさえ至ることがある。緊張したりパニックになったりすることもある。高齢であればあるほど，不安や心配を感じやすくなる。うつ病の時には，身体症状も気にかかりやすくなる。

　うつ病は他の疾患と併発することもあり，物質使用障害（「嗜癖」とも呼ばれる），パニック症，強迫症，神経性やせ症，神経性過食症などがある。

 うつ病の診断

　うつ病は，少なくとも2週間にわたって，ほとんど毎日のように以下の症状のうち，5つ以上ある場合に診断される。
・抑うつ気分，または悲しみ。
・これまで楽しめていた活動における興味または喜びの減退。
・突然に起こる体重増加，体重減少，または食欲の変化。
・不眠（眠ることが困難），または過眠（寝すぎること）。

- 落ち着かずに不安にかられている（うろうろと歩き回ったり，手をもんだりする），もしくは会話も動きも遅くなる。
- 疲労感や気力の減退。
- 無価値感，または不適切な罪責感。
- 集中困難や決断困難。
- 死や自殺についての反復思考，自殺の計画，または自殺企図。

　上記の最初の2つの症状のうち1つは存在する必要があり，こうした変化によって大きな苦悩をきたして，社会的，職業的，または他の重要な領域における機能の障害を引き起こしている場合に診断される。子どもや10代の青年では，悲しみというよりは，むしろ怒りやすい場合もある。こうした症状は，違法薬物，治療薬，精神病性障害，他の身体疾患によるものではない。躁病や軽躁病エピソード（詳細は第3章「双極性障害および関連障害群」，46頁を参照）は一度も起こしたことがない。症状の数や機能低下の水準に基づいて，軽度，中等度，重度に分けられる。主な喪失体験は同じような落ち込みを引き起こすが，通常の悲嘆はうつ病とは異なる（**BOX**，64頁を参照）。

◆ リスク因子

　うつ病は誰でもかかりうるが，いくつかの因子が役割を果たしている。
- **気質**：自尊心が低い人，ストレス対処に問題がある人，悲観的な態度の人は，うつ病の発症リスクが高くなる。
- **環境**：暴力，ネグレクト，虐待，低所得などのストレスの多い子ども時代や生活上の出来事を経験すると，うつ病が生じやすくなる。
- **遺伝**：近親者（両親，同胞，子どもなど）にうつ病をもつ人がいると，2～4倍は発症リスクが高まる。
- **生化学**：脳内化学物質がどのようにうつ病を引き起こすかはよくわかっていないが，セロトニンとノルアドレナリンという2つは何らかの役割を担っているようである。

BOX　うつ病 vs 悲嘆

　愛する人の死を悲しむとき，次から次へと空虚感や喪失感を感じるが，数週間や数か月が過ぎたころに少しずつ和らいでくる。「悲嘆」とも呼ばれるこうした感情の波は，失くした大切な人に向けられている。良い考えや幸せな記憶を思い出していることもある。

　反対に，うつ病の人は持続する悲しみや絶望の感情をもっており，もしあったとしても楽しい考えというものは少ない。悲嘆では通常，自尊心の低下や罪責感を引き起こさないが，うつ病ではよく引き起こされる。こうした感情は悲嘆とともにあることもあるが，それは生前に十分に会いに行くことができなかったとか，自分がどれだけ愛していたかを告げることができなかったとか，亡くなった人に対してできなかったことについてのことが多い。こうした場合の罪責感はとることができなかったある行動についてであるが，うつ病で起こるのは，自尊心の全体的な低下である。うつ病で起こるような，無価値感や絶望感によって自分の死を考えたり，自殺をしたいと思ったりすることは，悲嘆によっては起こらない。悲嘆している人が少なくとも2週間にわたって，（悲嘆症状ではなく）うつ病の症状を少なくとも4つか5つもっているようならば，医師の診察を受けることを考えたほうがよい。

　抑うつエピソードは，双極性障害の人にも起こりうる。双極性障害では，躁病エピソードも起こる。躁病エピソードの症状には，幸福感，いらいら，活動性が著しく高くなること，何かをするのに睡眠を必要としなくなること，通常よりもたくさん早口で話すこと，などがある（詳細は第3章「双極性障害および関連障害群」，46頁を参照）。

症例　刑務所に入るような大失敗をする前に自殺したいと言う51歳女性

　51歳，女性のトリッシュは夫に連れられて救急外来を受診した。「自分を殺してしまいたい」と自ら述べた。約4か月前に生きることへの興味を失っていた。その間，毎日一日中憂うつな気分で，月を追うごとに症状は悪くなってき

ていた。ダイエットをしているわけでもないが、食べたくないため14ポンド（6kg）も体重が減ってしまった。ほとんど毎晩寝つくのが難しく、週に数日は午前3時に目覚めていた（通常は6時半に起きていた）。活力は低下し、集中力も低下して、ドッグフード工場での事務仕事もうまくできなくなった。いつか自分が間違いを犯し、何千匹もの犬を殺してしまうに違いないと確信し、すぐに逮捕されてしまうだろうから、刑務所に行くくらいなら自殺したいと思っていたのだ。

　トリッシュには少なくとも2週間にわたってうつ病の9症状すべてがあった。抑うつ気分、興味または喜びの減退、体重減少、不眠、焦燥感、活力の低下、過剰な罪責感、集中困難、自殺の考え、である。彼女の担当医師は、彼女をうつ病であると診断した。

◆ 治療

　うつ病は、精神疾患の中で最も治療しやすいものの1つである。多くの場合、治療に良く反応し、ほとんどすべての人の症状が和らぐ。

　トリッシュの場合、うつ病としては重度であり、何千匹もの犬を殺してしまうという誤った信念（妄想）をもっていた。妄想や自殺の考えがあるような場合、緊急の治療が必要になる。治療だけでなく、安全のためにも入院が必要となる場合もある。

　何らかの治療法を医師から勧められる前に、もっている問題や症状を詳しく診察される。その問題や症状についていろいろ尋ねられたり、かかりつけ医で身体的な検査をされたりもする。精神療法や薬物療法は、中等度から重度のうつ病治療に効果がある。軽度のうつ病は精神療法のみで治療されることが多い。これから述べる治療法についてもっと知るためには、第20章「治療の要点」（292頁）も参考になる。

　精神療法は、メンタルヘルスケアの専門家との対面式の場合と、他の患者も含めた集団の場合がある。いくつかの精神療法がうつ病治療に効果があり、以下に紹介する。

・対人関係療法は、人間関係や対人技能を向上させることを目的とする。
・支持的精神療法は、問題解決や助言などをすることで、可能な限り高い機能

水準を保ち，回復させることを目的とする。
・認知行動療法は，健康的でない思考や行動のパターンを見出して変容させる。
・家族療法やカップル療法は，家族内あるいはカップル間で起きている問題に対処することに役立つ。
・集団療法は，同じような疾患をもつ人々と一緒に取り組む。

薬物療法もうつ病の症状の軽減に役立つ。抗うつ薬は，脳内の化学物質を調整するために用いられる。うつ病ではそれらの脳内化学物質の「バランスが崩れている」と信じられている。もっとも多く使われる抗うつ薬は以下のようなものがある。
・選択的セロトニン再取り込み阻害薬（SSRI）
・セロトニン・ノルアドレナリン再取り込み阻害薬（SNRI）
・ドパミン・ノルアドレナリン再取り込み阻害薬
・三環系抗うつ薬
・モノアミン酸化酵素阻害薬（MAOI）

　こうした抗うつ薬は，それぞれ少しずつ違う方法で働いている。最も効果的であると考えられるものを選ぶ際，症状，健康状態（体重増加など），副作用，費用などの様々な因子を医師は考えることになる。
　抗うつ薬は，吐き気，体重増加，倦怠感，性欲減退などの副作用が起こることがある。副作用が大きな問題になる場合，医師は治療薬の量や種類を変更することもある。抗うつ薬の中には，急に中止するとうつ病が悪化することがあるので，徐々に減量しなければならないものもある。副作用は，体が治療薬に慣れていくと，消失したり緩和されたりする。医師は，最も効果的な薬をみつけるまでにいくつか違った薬を処方することがあるが，それぞれの利点とリスクについて説明してくれるだろう。
　多くの場合は，治療を開始して2～4週間で気分が改善し始める。2～3か月の間は，完全に良くなった感じはないかもしれない。高齢の場合はもっとかかるかもしれない。数週間たって少しも改善がみられなければ，医師は治療薬の

量を変えたり，他の抗うつ薬を追加したり置換したりするだろう。大切なことは，処方された通りに内服を継続することであり，少し症状が良くなり始めたとしても内服を継続することで再発を防ぐことができる。医師は通常，症状がいったん改善してからも，6か月以上は内服を継続するよう勧めている。

一度でもうつ病を経験することで，再発のリスクを大きく高めることになるが，治療によってこのリスクを軽減できる。精神療法は再発する可能性を低めたり，再発したとしても重度になる可能性を低めたりする。2回以上の抑うつエピソードがある人には，2回目以降は薬物治療を続けることが，再発のリスクを低減するため，長期的な維持療法を行うことが勧められる。

具合を良くすることを目的とした治療の初期段階と異なり，維持療法の目的は，良い調子を保つことにある。これは薬物療法，精神療法，そしてその組み合わせによって行うことができる。維持療法としてこれらのどのアプローチを用いていても，メンタルヘルスケアの専門家に診察を受ける機会は少なくなるので，家族や友人を含めて再発の徴候に注意をし続けることになる。

♥ 心身の健康を保つためのアドバイス

家族や友人によるサポートがうつ病を防ぎ，克服する助けになる。彼らはうつ病をもつ人が治療を続け，治療の中で学んでいく対処法や問題解決技能を実践していくように働きかけることができる。健康的な生活習慣もうつ病の苦痛を和らげるのにいくらか役に立つ。

- **適度な運動**：うつ病の人たちが運動をしようとやる気を出すことはとても難しいことだが，定期的な運動がうつ病に効果的な場合がある。ウォーキング，ジョギング，ダンス，ヨガなどの運動は，すべての年齢層の人で身体的能力を向上して，痛みに対抗し，ストレスを和らげ，自尊心を向上さて，睡眠を改善することが多い。
- **健康的な食事**：バランスのとれた食事をすることが治療中に健康的でいることに重要になる。脂質が少なく，たんぱく質，野菜，果物の多い食事は，よい栄養となり，副作用のいくつかを消失させることもある。アルコールを飲むことはうつ病を悪化させる。アルコールを飲むことで，うつ病に伴う不安

を最初は和らげることにはなるが，後から不安は悪化することになる。さらには，うつ病を治療することに必要な，深い睡眠も得られなくなってしまう。

- サポートグループに参加する：うつ病をもつ他の人たちと一緒にいることで，「自分はひとりぼっちだ」という気持ちを減らす方向へ向かうことができる。サポートグループのメンバーたちはお互いを助け合うことができ，お互いの同じような経験を共有して，対処の仕方についてアドバイスを得ることができる。病院や医師に聞くと，地域のそうした集まりを紹介してくれるだろう。また，ウェブサイトでの集まりでも情報を得ることができる。
- 社交的な生活を営む：一人でいることは気楽であるかもしれないが，孤独感はうつ病を悪化させる。家族や友達と親密な関係を築くことで安らぎを得ることができ，社会活動にかかわることで喜びや楽しみを得ることができる。
- インターネット上の支援も得る：面と向かって集まるサポートグループに参加することがすべての人に合っているわけではない。オンライン上のフォーラムで他の人たちと出会うことを好む人やその家族を支援する団体もある。うつ病への対処技能を教えてくれるコミュニティや講義をオンライン上で提供する団体もある。

持続性抑うつ障害（気分変調症）
Persistent Depressive Disorder (Dysthymia)

かつて「気分変調性障害 dysthymic disorder」と呼ばれた持続性抑うつ障害は，長期間抑うつ気分が続く慢性で持続性の抑うつを指している。症状は少なくとも2年間は続くことが必要で，もっと長くなることもある。小児期早期や10代の青年期，成人早期に初発することもある。症状が日常生活の一部になると，人生とはこういうものなのだと思って，家族やメンタルヘルスの専門家にその感情を伝えなくなることもある。

米国では1年間に約1.5％の成人が持続性抑うつ障害にかかっている。21歳以下で症状が現れた場合，パーソナリティ障害や物質使用障害を併発するリス

クも高くなる。これらも抑うつ症状とともに治療されうる。

持続性抑うつ障害の診断

持続性抑うつ障害は，うつ病の症状が2年間ほとんど持続して存在していた場合に診断される。以下のような症状がある。
・少なくとも2年間，ほとんどの日に抑うつ気分がある。
・抑うつの間，以下の症状が2つ以上存在する。
　・食欲の減退または増加
　・不眠または過眠
　・活力の減退
　・自尊心の低下
　・集中力の低下または決断困難
　・絶望感
・一度に2か月を超える期間，上記の症状がなかった期間がない。

こうした症状は大きな苦悩をもたらし，社会的，職業的，または他の重要な領域における機能の障害を引き起こす。子どもや10代の青年では，抑うつ気分ではなく怒りやすくなることもあり，症状は少なくとも1年間は続いた場合に診断する。こうした症状は，違法薬物，治療薬，精神病性障害，他の身体疾患によって引き起こされていない。躁病や軽躁病エピソード，気分循環性障害（詳細は第3章「双極性障害および関連障害群」，46頁を参照）は一度も起きたことがない。症状の数や機能障害の水準に基づいて，軽度，中等度，重度と分けられる。

◆ リスク因子

持続性抑うつ障害の発症に何らかの役割を担っている因子は以下のようなものがある。
・**気質**：社会生活や職業生活において悲観的な態度や，何らかの問題のある人

（例えば，友人が少ない，仕事ができない，失業している，他人と仲良く付き合うことができない）は，長期間抑うつが続くリスクが高い。
・**環境**：ストレスの多い小児期の出来事（例えば，親を失うこと，親から離れて暮らすこと）は発症リスクを高める。
・**遺伝**：うつ病の近親者（親，同胞，子どもなど）がいる場合は発症リスクが高くなる。

> **症例　高校時代からたびたび気分の落ち込みを経験している35歳女性**
>
> 　35歳，女性のヘザーは，毎年行われている勤務評定の間に，少し注意されただけで涙ぐんでしまった。その直後，雇用者に精神科の治療を受けるよう言われた。彼女は「ここ何年にもわたって気分が落ち込んでいるんです」と精神科医に語った。彼女は仕事について「かなり多すぎたんです」と否定的に述べた。ヘザーは化学の博士号を得ずに大学院を離れて，実験技術者として働き始めた。「袋小路に入った」ようで，仕事に対して不満はあったが，もっと満足のいく仕事を探す才能もないのではないかと不安に思っていた。結果として，人生で「大したことをしてこなかった」と罪悪感をもっていた。時々寝つくのが難しいこともあった。恋愛関係は「長続きしない」ことが多かったが，性欲には問題ないと思っていた。症状は良くなったり悪くなったりはしたが，ここ3年間は大きな変化はなかったと語った。ヘザーは成長するにつれて，父親と強い結びつきを感じており，高校時代に初めて抑うつ症状が出現した頃は，父が白血病で入院治療を繰り返していた。そのときは精神療法を受けて回復した。
>
> 　ヘザーは持続性抑うつ障害と診断された。彼女の症状は2年以上続いており，社会生活と職業生活の両方に悪影響を及ぼしていた。数か月の治療の後，子どもの頃にある家族の友人から性的虐待を受けたと告白した。女性の友達がとても少なく，男性とは暴力を受けるような関係を築くパターンを繰り返していたことも明らかになった。

◆ 治療

うつ病と同様に，持続性抑うつ障害に対する主な2つの治療法は，薬物療法と精神療法である。

薬物療法を開始して2～4週間で気分が良くなり始める人が多いが，薬物療法の最大の効果を感じるには2～3か月以上かかることもあり，高齢者ではもっと長くなる。数週間たっても改善に乏しい場合は，医師は薬物の量を変更したり，追加したり，別の抗うつ薬に変更したりする。症状が改善し始めたとしても内服し続ける必要がある。

精神療法も具合を良くする重要な方法である。認知行動分析システム精神療法 cognitive behavioral analysis system of psychotherapy（CBASP）と呼ばれる方法も，持続性抑うつ障害に大いに役立つと知られている。CBASPでは，認知療法や行動療法，対人関係療法などの手法が組み合わせて行われる。他の精神療法も効果がある（第20章「治療の要点」，292頁を参照）。

持続性抑うつ障害の本質は，何年間も持続することにある。多くの人が完全に回復する一方で，治療をしてもいくらか症状が残ってしまう人もいる。対処する最善の方法は，メンタルヘルスの専門家が作ってくれた治療計画を続けていくことである。また，うつ病をもつ人と同じように，心身の健康促進に役立つ生活スタイルを実践することも効果がある。

 月経前不快気分障害 Premenstrual Dysphoric Disorder

月経前不快気分障害（PMDD）は，20年以上にわたる科学的研究により，最近障害として認められた。PMDDのある女性は，月経（出血）が始まる1週間前に，抑うつ，いらだち，緊張の症状がひどくなる。月経が始まると，こうした症状は数日で少なくなり，月経が終了した1週間後には消失してしまう。気分，不安，睡眠の問題が主な症状である。同時に身体症状（乳房の圧痛や腫脹など）がある場合もある。

PMDDは月経のある期間であれば，何歳でも起こりうる。1.3～1.8％の女性がこの障害をもっており，閉経に近づくと症状がより悪くなることもある。閉経となり月経周期がなくなると症状も出現しなくなる。

「月経前症候群 premenstrual syndrome（PMS）」をもっている女性もいる。これは月経前に起こる様々な精神的・身体的症状を幅広く表現したものであり、日常生活が障害されるほど重症ではない。反対に、PMDDを診断するには、職場、学校、社会生活における機能や人間関係に問題をきたすほど重度な症状がいくつも必要になる。

☑ 月経前不快気分障害の診断

PMDDと診断される女性は以下の症状のうち5つが存在している（少なくとも1つは最初の4つの中に存在する必要がある）。

・急激な気分の変動
・いらだたしさ、怒り、または対人関係の摩擦の増加
・抑うつ気分、または絶望感
・不安、または緊張
・通常の活動における興味の減退
・集中困難
・倦怠感
・食欲の変化、もしくはある特定の食べ物への渇望
・不眠または過眠
・圧倒された感覚、または制御不能感
・身体的症状、例えば、乳房の圧痛、関節痛や筋肉痛、体重増加、むくみ

こうした症状が先行する1年間のほとんどの月経周期で起こっていることが診断に必要である。月経開始（出血が始まる日の）前の最終週に症状を認め、月経開始後数日以内に改善し始める。月経終了後の週には症状は消失しているはずである。これらの症状は大きな苦痛をもたらし、職場、学校、通常の活動、人間関係を妨げる。これらはうつ病のような他の精神疾患の増悪によるものではない。診断をするためには、2回以上の月経周期にわたり、抑うつ気分、不安、緊張、いらだたしさ、気力の減退、睡眠の変化などについて毎日の自己評価によって確認される。

◆ リスク因子
以下のような因子によってPMDDの発症リスクが高くなる。
- **環境**：ストレス，心的外傷体験，季節による変化，女性独特な役割に対する文化的信念。
- **遺伝**：月経前症状のある女性の30〜80％は，近親者に同様の症状をもつ人がいる。

◆ 治療
気分症状を和らげるために抗うつ薬が用いられることもある。この障害によって引き起こされるストレスや不安への対処の仕方を学ぶことのできる精神療法によって症状が和らぐことが多い。経口避妊薬や他のホルモン療法も効果がある場合もある。PMDDのあるほとんどの女性は，何らかの治療を受ければ，症状が消失する，もしくは軽減することになる。

心身の健康を保つためのアドバイス
治療の間，生活スタイルを変えることも症状の軽減に役立つ。
- **健康的な食事をとること**：カフェイン，塩，砂糖の摂取を減らすように食生活を変えることが症状を和らげる。
- **市販薬を試してみること**：アスピリンやイブプロフェンのような鎮痛薬も，乳房の圧痛，背部痛，けいれん痛を和らげることに役立つかもしれない。利尿薬はむくみに役立つ。
- **適度な運動をすること**：運動がPMDDの重症な症状を緩和できるかは未だ不明であり，症状が最悪の時に運動をすることも難しいかもしれないが，通常の有酸素運動（例えば，散歩や自転車に乗ること）で，倦怠感を和らげ，気分を引き上げて，睡眠を改善することができる。
- **日記をつけること**：症状の種類やその程度，持続期間などを書いておくことは，専門家が診断したり，最良の治療法を選んだりする際に役立つ。

重篤気分調節症 Disruptive Mood Dysregulation Disorder

　激しいいらだちや怒り，繰り返すかんしゃく発作がある子どもが診断される。多くの子どもたちにこうした重症な症状があるために，DSM-5に新たに追加された診断である。これらの症状は他のいかなる疾患のパターンにも適合しなかったため，子どもたちにとって不適切な治療に導かれていた。

　重篤気分調節症の子どもたちには，ふつうのかんしゃくとは異なる独特なかんしゃく発作がある。こうした発作は，きっかけとなる状況を考慮しても，その強さや持続時間の点で著しくかけ離れている。これまでの1年間，平均して週に3回以上はかんしゃく発作を起こす。身近な人たちがそうした行動を観察することができる。かんしゃく発作を起こしていない時でも，この疾患をもつ子どもたちは，ほとんど毎日いらだっていたり怒っていたりする。

　10歳に至る前に症状は発症している必要がある。初めての診断は，6歳未満や18歳以上の患者に対してくだされるべきではない。重篤気分調節症をもつ子どもたちや10代の青年は2～5％である。女性や思春期よりは，男性や学童期に多くみられる。

 重篤気分調節症の診断

　子どもが以下の症状を少なくとも12か月以上持続している場合に重篤気分調節症と診断される。

- 激しく繰り返すかんしゃく発作（例えば，激しい暴言や，人や物に対する物理的攻撃）
- 発達の水準にそぐわないかんしゃく発作
- 毎週3回以上起こるかんしゃく発作
- ほとんど毎日持続するいらだちや怒り
- 家庭，学校，友人関係などの場面のうち，2つ以上で起こるかんしゃく発作と怒り気分

　かんしゃく発作や怒り気分のあった1年間で，症状のない期間が連続して3

か月以上続かない。こうした症状は，違法薬物，治療薬，その他の身体疾患によるものではない。この重篤気分調節症の症状の中には，うつ病や双極性障害，反抗挑発症などの他の精神疾患の症状と似ているものもあることを，親たちは知っておくべきである。注意欠如・多動症や不安症などのような合併症がある場合もある。

◆ 治療

　子どもが重篤気分調節症の症状をもっていた場合，親はできるだけ早くメンタルヘルスの専門家に支援を求めるべきである。診断をして治療を開始することが，子どもの将来の正常な発達に重要になる。仲の良い家族関係も治療を支えるうえで役に立つ。

　重篤気分調節症は，順調に治療することができる。治療の種類は子どもとその家族に合わせて選択される。子どものみ，もしくはその家族を加えた精神療法が最初のステップになる。薬物療法もある症状に対処する場合に役立つこともあるが，子どもに対する薬物の使用への助言は専門家によって異なるかもしれない。親や他の家族の支援が，症状の改善に大切であり，問題行動に対処する方法を学ぶことにつながる。

家族へのアドバイス

　重篤気分調節症の子どもをもつことは，やりがいのある挑戦的なことでもある。子どもがその障害に対処できるようにする最善の方法は，メンタルヘルスの専門家による治療計画に従うことである。以下のようなことも役に立つ。

・**できるだけ多くを学ぶこと**：障害について得られる情報を専門家に尋ねてみるとよい。ある特定の治療選択肢のリスクと利点について心配があるのなら，決めてしまう前に尋ねてみるとよい。

・**他の親たちと話すこと**：他の親たちのいるサポートグループに参加してみると，孤独感が解消される。互いに経験を共有して助言を得ることができ，結果的に家庭内でのストレスや不満を和らげることになる。住んでいる地域で

サポートグループがなければ，オンライン上のグループを探してみるとよい。支援団体が，精神疾患のある子どもをもつ家族への支援を提供している。

 キーポイント

- うつ病は，すべての人が時に感じる「落ち込み」以上のものである。うつ病は何週間，何か月，何年も，絶望感，無価値感，罪悪感を引き起こす。大きな医学的問題であるが，精神疾患の中でも最も治療しやすいものである。
- できるだけ早く支援を受けることで，さらなる増悪や長期化を防ぐことができる。効果があるとされる治療法は，精神療法や薬物療法と，その両方である。
- 抑うつ障害の共通する症状は，かつては楽しめていたことへの喜びの喪失，過眠もしくは不眠，食欲増加もしくは低下，活力の低下もしくは倦怠感，集中力の減退，無価値感，悲哀感，罪責感などである。
- うつ病であっても，悲哀感や絶望感があるようにはみえないこともある。子どもや10代の青年，高齢者では，不安，怒り，いらだちが多くみられる場合もある。
- 社交的な活動を営み，友人や家族と密接なつながりをもち，健康的な食事をし，適度な運動をすることは，すべてうつ病を改善することに役立ちうる。抑うつ障害のある人がこうした健康的な生活習慣を続けることはとても難しいかもしれないが，少しずつでも行うと健康を取り戻すことに役立つ。アルコールを飲むことはうつ病を増悪させることがある。

第5章
不安症群/不安障害群
Anxiety Disorders

　誰もがストレスによって短期間，不安になったことがあるだろうし，パーティに行ったり，新しい問題に立ち向かったりする時，最初は緊張することがある。子どもであれば親から離れると，通常は怖さを感じるかもしれないが，それはしばらく時間がたつと収まってくることが多い。不安症群は，時にあるこうした不安，落ち着かなさ，恐れといった通常の感情とはかけ離れている。不安症群をもつ人たちは，年齢や場面にそぐわない激しい恐怖と不安があり，それによって生活機能が障害されている。

　本章では不安症群の中でもよくみられる，パニック症，広場恐怖症，全般不安症，限局性恐怖症，社交不安症，分離不安症を扱う。不安症群の中で，強い恐怖や不安を引き起こす対象や場面の種類によってそれぞれ分けられている。一過性のストレスや心配と違って，不安症群の症状は少なくとも6か月以上継続し，その不安によって，職業選択，昇進の見通し，日々の決まりごと，社交的な生活，住居地が制限されることもある。

　すべての不安症は著しい恐怖と不安を症状として共有している。現実的な脅威や危険が予想したほど深刻なものでなくとも，強く感じることもある。時には，全く危険がない場合もある。恐怖と不安の状態は部分的に重なり合うが，異なってもいる。

・恐怖は危険がある時に感じられる。恐怖は闘争・逃避反応〔訳注：ストレスがかかる場面に対処するための自律神経系の働き〕に関与する身体症状と関連している。この反応は生命もしくは安全に対する，実際の，もしくは知覚された脅威によって起こる。これにより脈拍が速まったり，呼吸が速くなったり，汗をかいたりする。

- こうした身体的な恐怖症状は，パニック発作も引き起こす。パニック発作は，激しい恐怖の高まりが突然に起こるもので，不安症だけでなく，他の精神疾患でも起こりうる。パニック発作は，突然起こる危険性について考えたり，逃げる必要があるように感じたりすることによって起こることもある。
- 不安は将来の危険を予想した時に感じられる。この不安症状は，筋緊張，おびえる感覚，将来の危険へ備える感覚がある点で，恐怖とは異なっている。不安症をもつ人たちは時に症状のきっかけとなったり増悪させたりする場面（例えば，公共の場で一人でいること）を避けようとする傾向がある。

DSM-5では不安関連の障害の章にいくつか大きな変更があった。1つは，分離不安症が小児期に発症する障害の章から不安症の章に移された。分離不安症の症状は多くは12歳までに始まるが，成人になってこの障害を発症する人がいる。DSM-5の不安関連の障害におけるもう1つの変更は，強迫症と心的外傷後ストレス障害の2つが移されて，独立した章として扱われるようになった。これらの障害でも不安は重要な症状であるが，不安症群とは区別できるはっきりとした特徴がある。その特徴は，例えば，強迫観念（繰り返し起こってくる動揺させる考えや心配），強迫行為（例えば手洗いのような，強迫観念を成し遂げるために繰り返される行為），心的外傷となる出来事もしくはストレスとなる出来事を体験しながら生きることなどである。

治療

ほとんどの不安症群は治療によく反応して効果が出る。不安症群の治療は精神療法と薬物療法を組み合わせたものになる。治療によって症状は大きく改善することができるし，健康的な対処技能を教わることができるが，必ずしも完全に治癒するとは限らない。不安症群のある人たちが健康的な生活習慣を保つことも症状の改善に役立つ。そのヒントは後述の「心身の健康を保つためのアドバイス」の項に書かれている。

◆ 認知行動療法 Cognitive-Behavior Therapy

　CBTとも呼ばれるこの精神療法の方法は，健康的ではない思考や行動のパターンを変えることで効果がある。メンタルヘルスケアの専門家と一緒に行動計画を立て，恐怖を減らしたり，考え方の癖を改善したりすることを目指す。CBTにはリラクゼーション法，呼吸訓練，不安や恐怖から気をそらして焦点を定め治す方法などが含まれている。多くの不安症状はCBTで改善することができる。専門家の指導のもとで怖くなるような場面に行ってみることで，そうした状況を避けるのを止める方法を学べることもある。（後述の「限局性恐怖症」，87頁の項目にあるような）蜘蛛や高所に対する恐怖をもっている時に，CBTにはその恐怖となる対象に近づく練習をしていく手法がある。この手法によって緊急の危険がない場合には，自分の恐怖反応を何とかやり過ごせるようになる。

◆ 薬物療法

　治療薬によって不安症状が和らぎ始めるには数週間かそれ以上かかることが多い。医師は注意深く経過を追って，必要があれば治療薬を調節する必要がある。

　うつ病の治療薬も不安症群に効果を示すことがある。これらは抗うつ薬と呼ばれるが，こうした薬は不安の治療としてよく用いられるので，「抗うつ薬」という言葉はいくらか誤解を招くものとなっている。抗うつ薬の中でもいくつか異なる種類のものが処方される。例えば，fluoxetine（本邦未承認）やパロキセチンのような選択的セロトニン再取り込み阻害薬（SSRI）や，ベンラファキシンのようなセロトニン・ノルアドレナリン再取り込み阻害薬（SNRI）などがある。

　不安症状に使われる他の種類の治療薬は，恐怖，パニック，不安，緊張，ストレスといった症状を和らげる「鎮静作用」がより強い。ベンゾジアゼピン系薬剤と呼ばれ，アルプラゾラム，ジアゼパム，ロラゼパムなどがある。こうした薬剤は，鎮静薬もしくは精神安定薬などとも呼ばれることがある。これらは習慣性があり癖になることがあるので，医師は短期間だけ使用するために処方するかもしれない。

心身の健康を保つためのアドバイス

　健康的な生活スタイルを選択するようにすることで，不安症によって引き起こされる苦悩はいくらか和らぐこともある。

- **基本的なリラクゼーション法を学ぶこと**：リラクゼーションは，恐怖症やパニック症の治療に役立つ。瞑想，視覚化，マッサージといった方法もストレスに対処するのに役立つ。こうした手法はCBTのプログラムに含まれていることもある。
- **適度な運動をすること**：有酸素運動（散歩，サイクリング，ダンスなど）は，不安やストレスを減らす最善の方法の1つである。体をよく動かしている人たちは，動かしていない人と比較して，不安や抑うつの症状が少ない。ヨガは人気のある心身の運動であり，リラクゼーションとストレス対処に役立つ。
- **カフェインを避けること**：コーヒー，紅茶，コーラ，いくつかの市販のかぜ薬はカフェインを含んでおり，これらは不安症状を悪化させる。
- **サポートグループに参加すること**：不安症群をもつ他の人たちと一緒にいられることはとても役に立つ。サポートグループの参加者たちは同じ経験を共有し，お互いに励ましあい，対処法の助言を得ることができる。

 ## パニック症/パニック障害 Panic Disorder

　パニック症の中核的な症状は，予期なく起こるパニック発作である。パニック発作は，激しい恐怖や不快感が突然起こり，胸部痛や息切れ感を起こすこともある。この発作は穏やかな時であろうと不安な時であろうと起こりうる。最初に起きた時は心臓発作のように思えるかもしれない。初めてのパニック発作はかなり不安になるので，救急外来に大急ぎで訪れる人も多いが，病院での検査結果は問題がない。パニック発作は時に睡眠中に起こって目覚めさせることもある。パニック発作は始まって数分以内にピークに到達する場合が多い。

　パニック発作は心臓発作のような命を脅かすようなものに似ているので，初めは身体症状の治療を受けることが多い。パニック発作を繰り返すようになる

と，いろいろな苦痛をもたらす。例えば，症状を他の人に知られると恥ずかしいという気持ち，精神機能（「頭がどうかしてしまう」こと）について心配すること，仕事を継続できるかどうか心配すること，公共の場を避けるために通常の生活の決まりごとを変更すること，などがある。

パニック発作を繰り返す頻度は様々である。数か月にわたって週に1回程度起こる場合もあれば，数週間毎日のように起こることもあり，数か月間一度もパニック発作がないこともある。

米国の成人のうち約600万人がパニック症をもっており，男性より女性で2倍よくみられる。パニック発作は10代後半や成人早期に始まることが多い。14歳以前や64歳以降では稀である。パニック発作はパニック症の主な症状であるが，パニック発作のある人が全員パニック症と診断されるわけではない。多くの人は一度の発作があるだけで，二度と起きない。

パニック症の人たちは，他の精神疾患をもつことも多く，例えば他の不安症，うつ病，双極性障害などである。

パニック症の診断

次のような場合にこの診断がなされる。

- 予期しないパニック発作が1回以上繰り返されている。パニック発作は激しい恐怖や不快感が突然に高まることである。発作の間，次の症状のうち少なくとも4つが存在する。
  - 動悸
  - 発汗
  - 身震いまたは震え
  - 息切れ感
  - 窒息感
  - 胸痛
  - 吐き気，または腹痛
  - めまい感，または頭が軽くなる感じ
  - 寒気，または体のほてり

- ・感覚麻痺
- ・現実感喪失，または離人感（自分自身から離脱している）
- ・抑制力を失ってしまう，または「頭がどうにかなってしまう」ことに対する恐怖
- ・死んでしまうのではないかという恐怖
- ・パニック発作の後，少なくとも1か月以上は以下の1つまたは両方が存在する。
  - ・さらなるパニック発作，またはその結果についての持続的な心配（例えば，抑制力を失って「頭がどうにかなって」しまうことへの心配）。
  - ・さらなるパニック発作を避けるために通常の行動を大きく変化させること（例えば，運動や不慣れな場所に行くことを避けること）。

パニック発作は，他の身体疾患，違法薬物，アルコール，治療薬，(強迫症，心的外傷後ストレス障害，他の不安症などの）他の精神疾患によるものではない。

◆ リスク因子

パニック症の原因は知られていない。次のような因子が発症リスクを高める。

- ・**気質**：心配することが多い人，悲観的な考え方をする人，不安症状が体に害があると信じている人は，パニック発作のリスクが高まる。
- ・**環境**：パニック症をもつ人たちには，子ども時代に身体的虐待や性的虐待の経験があることが多い。喫煙もパニック発作やパニック症の発症リスクを高める。身体的健康や幸福に関連するストレスのある出来事（例えば，病気や身近な人の死など）もパニック発作の発症リスクを高める。
- ・**遺伝**：第一度親族（両親や同胞）で，不安症群，抑うつ障害群，双極性障害群をもつ人がいる場合は，発症リスクが高まる。

症例 心臓発作を訴えて繰り返し救急外来を受診する23歳女性

　ローラは23歳の独身女性であり，心臓専門医から精神科的な評価を求めて紹介されてきた。動悸と息切れ感，発汗，死んでしまいそうな恐怖を訴えて，ここ2か月間で4回も救急外来を受診していた。いずれの場合も突然起きていた。症状は数分以内でピークに到達した後，ローラは恐ろしくなって，心臓発作があったのだと信じた。しかし救急外来でのすべての検査の結果は正常であった。

　ローラはこれまで3か月に5回の発作を，職場や家の中や運転中に経験したと言った。発作の間，心臓発作の症状のように感じたので，体が危険な状態にあると確信していた。症状が消えて検査結果が正常だと知ると，自分が危険な状態であると思って救急外来に駆け込んだことを恥ずかしいと感じた。こうした発作はとても怖いものだったので，さらなる発作が起きることが怖くなり，何日も仕事を休んだり，運動，運転やコーヒーを飲むことを避けたりしていた。真夜中に寝ている間にもパニック発作が起きた時に，精神科医に受診しようと決めた。

　ローラは子どもの頃に「学校恐怖症」だと診断された以外には精神疾患の既往はないと言った。

　ローラが子どもの時に，母親がうつ病の治療で入院したことがあった。母親は何年間も薬物治療を受け，定期的に専門医を受診していた。ローラは落ち込んではいないと言ったが，この発作が今後のキャリアや職務内容にどう影響するかを心配していた。

　ローラはパニック症と診断された。パニック発作があり，13のパニック症状のうち5つをもっていた。それは，動悸，発汗，身震い，胸痛，死への恐怖であった。パニック症の診断には，発作のエピソードが起こっていない時にも何らかの影響を受けている必要がある。ローラはさらなるパニック発作を繰り返し心配しているだけでなく，さらなる発作を引き起こしそうな場面や活動を避けている。子どもの頃に「学校恐怖症」という不安症の既往もある。母親の持続的なうつ病も，ローラに影響を及ぼしただろう。

広場恐怖症 Agoraphobia

広場恐怖症をもつ人たちには，家の外にある様々な場所で起こりうる，実際の，もしくは予想される問題について明らかな恐怖や不安がある。逃げ出すことができない可能性のある場所，助けを得られない場所，パニック症状（「パニック症」の項を参照，80頁）を起こしそうな場所などである。公共交通機関や，駐車場や橋などの広い場所，人ごみの中などの恐怖を引き起こす場面を避け始める。こうした場面を避けようと日常生活を変えることも多い。

治療をしないままでいると，広場恐怖症の人たちは重度の症状で，家から出ることさえ拒絶することもある。食料品の買い物のような基本的なことも他人を頼りにするようになる。信頼できる友人やメンタルヘルスの専門家と一緒であれば，そうした恐怖を引き起こす場面にも何とか踏み込めることも多い。

炎症性腸疾患やパーキンソン病などの他の身体疾患がある場合，こうした恐怖や回避行動はとても極端なものになる。腸疾患の場合，必要な時にトイレに間に合わないのではないかという激しい恐怖があるため，外出することさえも避ける。パーキンソン病の場合，薬が手に入らなくなって「固まってしまう」ことを恐れるかもしれない。もしくはバスや列車が出発する前に出口から出られないことを恐れていることもある。

米国では毎年，10代の青年や成人の約1.7％が広場恐怖症と診断されている。女性は男性の2倍かかりやすい。広場恐怖症は多くの場合35歳以下で発症するが，10代後半や成人早期に最初の症状が起こることが多い。小児期に広場恐怖症が発症することは稀である。

広場恐怖症をもつ人の多くは，他の不安症，抑うつ障害，心的外傷後ストレス障害，アルコール使用障害などの他の精神疾患を併発している。

 広場恐怖症の診断

以下のような症状が存在する場合に診断される。
- 以下の状況のうち少なくとも2つ以上について明らかな恐怖や不安がある。
  - 公共交通機関の利用（自動車，列車，船，航空機）

- ・広い場所にいること（駐車場，橋）
- ・囲まれた場所にいること（店，劇場）
- ・列に並ぶ，または群衆の中にいること
- ・家の外に一人でいること
- 逃げ出せないことや，恥ずかしいことになることを防ぐ十分な準備ができないこと（嘔吐，失禁）や，パニック症状（冷や汗，震え）が起こることを心配して，そうした場面を怖がって避ける。
- その状況には信頼できる同伴者の存在が必要であり，強い恐怖や不安を伴ってやっと耐えられる。
- その恐怖や不安，その状況によってもたらされる現実的な危険性を超えたものである。

診断をする前に少なくとも6か月間にわたって，そうした恐怖や不安，回避行動が頻繁に持続している必要がある。恐怖，不安，回避行動によって，大きな苦痛を生じており，社会的，職業的，もしくは他の重要な領域において機能が低下している。身体疾患を伴う場合は，恐怖，不安，回避行動が明らかに通常の心配の度合いを超えている必要がある。こうした症状は，他の不安症や強迫症などの他の精神疾患によるものではない。

◆ リスク因子

以下のような因子が広場恐怖症の発症リスクを高める。

- **気質**：不慣れな状況を避けることが多い人，心配することが多い人，悲観的な考え方をする人，不安症状は害があると感じている人などは，発症リスクが高まる。
- **環境**：子ども時代の逆境体験（親の死など），他の逆境となる出来事（暴力を受けたり，強盗に襲われたりする），または温かさのない子ども時代の家庭生活，親による過剰な管理などがリスクを高める。
- **遺伝**：広場恐怖症は遺伝的関連が強い。広場恐怖症の人たちの61％の親も，同じ疾患をもっている。

全般不安症/全般性不安障害 Generalized Anxiety Disorder

　全般不安症をもつ人たちは多くの話題や出来事，活動について過剰な不安や心配をする。頻繁で過剰な心配は，予想される出来事の現実的な影響を超えている。心配が絶えず続くことで，日常生活の機能が阻害されて，活動に集中することも難しくなる。全般不安症をもつ人たちは，こうした心配をコントロールすることは難しいと感じている。心配は仕事，家族，健康，お金といったことに次から次へと移っていく。不眠，筋肉痛，緊張，頭痛なども起こることが多い。

　米国では思春期の約0.9％，成人の2.9％（680万人）に，全般不安症の症状がある。女性は男性より2倍かかりやすい。30歳前後で診断されることが多い。10代以下で発症することは稀ではあるが，発症した場合，学校での勉強やスポーツをうまくこなすことに心配が集中しがちである。

　全般不安症の症状は，ゆっくりと発症することもある。一生涯を通して症状が出現したり消失したりする。心配を感じる主な症状も，文化によって表現のされかたが異なる。例えば，心配な考えや恐怖と関連する症状をたくさん訴える人もいる一方で，不眠や筋緊張に関連する身体症状を訴える人もいる。全般不安症をもつ人は，他の不安症や抑うつ障害を併発していることも多い。不眠などの中年や高齢者でよくみられる身体疾患と重複することもある。

 全般不安症の診断

以下のような症状が存在すると診断される。
・少なくとも6か月間にわたって，ほとんどの日に，様々な話題，出来事，活動（健康面，家庭面，職業面など）についての過剰な不安もしくは心配が存在する。
・その心配を抑制することは難しいと考えている。
・過去の6か月間のほとんどの日に，以下の症状のうち3つ以上の不安もしくは心配が存在する（子どもの場合は1つ以上が必要）。
　・落ち着きのなさ

・倦怠感
・集中力の低下
・怒りやすさ
・筋肉の緊張
・睡眠障害

こうした不安，心配，身体症状によって，大きな苦痛が生じており，社会的，職業的，または他の重要な領域における機能が低下している。こうした症状は他の身体疾患，違法薬物，アルコール，治療薬，他の精神疾患（例えば，他の不安症，強迫症，心的外傷後ストレス障害，神経性やせ症，妄想性障害）によるものではない。

◆ リスク因子

全般不安症の正確な原因は不明であるが，いくつかの因子が発症に役割を担っている。
・**気質**：不慣れな状況を避けがちな人や悲観的な考え方の人はリスクが高い。
・**環境**：全般不安症の人は，子ども時代に逆境体験や過保護な養育環境をもっていたかもしれない。
・**遺伝**：第一度親族（両親や同胞）の人が不安症や抑うつ障害であった場合，全般不安症になるリスクが高まる。

 ## 限局性恐怖症 Specific Phobia

限局性恐怖症をもつ人たちは，特定の物，場所，状況に対して極端な恐怖を感じるが，それらは実際には彼らが感じるほど危険性がないことが多い。彼らの恐怖は，実際の危険性とは釣り合わないことを知っている場合もあるが，落ち着くことはできない。

恐怖の対象としては，動物，虫，高所，雷，針（もしくは注射されること），飛行機に乗ること，エレベータに乗ることなどがある。多くの人が飛行機が飛

び立つ際は不安になるかもしれないが，限局性恐怖症の人は飛行機で旅行することを拒むこともある。過剰な恐怖があるため，生活習慣を変えて，特定の状況にいることや特定の物に近づくことを避けることになる。例えば，飛行機に乗ることに恐怖がある人は，飛行機での移動が必要な求人を断るかもしれない。恐怖の対象となるものを避けるために，わざと引っ越したり，長い通勤経路を使ったりする人もいる。

窒息しそうになったり，溺れ死にそうになったりといった心的外傷体験の後に限局性恐怖症になる場合もあるが，多くの場合はなぜその恐怖感が始まったのか思い出せない。限局性恐怖症は10歳以前の小児期に発症することが多い。正常な成長の一部として，子ども時代に覚えた恐怖感は消えていくことが多いが，恐怖症の過剰な恐怖は継続する。

米国では約7～9%の成人が限局性恐怖症にかかっている。男性に比べて女性に2倍多い。米国の3～5%の高齢者も限局性恐怖症にかかっており，恐怖症の対象は，身体疾患に関連した呼吸のしづらさや，息苦しさのような不安が中心となっていることが多い。こうした身体疾患に過剰な不安が組み合わさることで，生活の質（QOL）は大きく下がってしまう。限局性恐怖症の約75%の人たちは，2つ以上の物や状況（例えば，雷と飛行機で移動すること）を恐れている。

自殺は限局性恐怖症の人たちにとって大きな問題であり，障害のない人に比べると60%も多く自殺企図をしている。抑うつ障害群や他の不安症群を伴うことも多く，こうした合併した障害で自殺企図が多いことの要因の1つかもしれない。こうした事実からすると，限局性恐怖症をもつ人たちはメンタルヘルスケアに受診することが望ましい。

✅ 限局性恐怖症の診断

以下のような症状が存在すると診断される。

・特定の対象（針や動物など）または状況（飛行すること，高所など）に対する過剰な恐怖や不安。子どもでは，泣く，かんしゃくを起こす，凍りつく，大人にまとわりつく，などで表されることもある。

- その恐怖の対象または状況が，ほとんどいつも，すぐに恐怖や不安を誘発する。
- その対象または状況は強く避けられる，または，強い恐怖と不安を感じながら耐え忍んでいる。
- その恐怖と不安は，実際の危険性に釣り合わない。

こうした恐怖，不安，回避行動が持続的であり，少なくとも6か月以上続いている。こうした症状で大きな苦痛を生じており，学校，職場，またはその他の重要な領域において機能の障害を引き起こす。症状は，広場恐怖症，分離不安症，社交不安症，強迫症，心的外傷後ストレス障害などの他の精神疾患によるものではない。

◆ リスク因子

限局性恐怖症の原因は知られていないが，次のような因子が発症リスクを高める。

- **気質**：不慣れな状況を避けがちな人，心配ばかりしている人，悲観的な考え方をする人は限局性恐怖症になることが多い。
- **環境**：過保護な両親による養育，死別や別離などで親を失うこと，身体的虐待，性的虐待などは発症リスクを高める。恐怖の対象となる物や状況に関する心的外傷的な出来事も，限局性恐怖症を引き起こすことがある。
- **遺伝**：第一度親族（親や同胞）に限局性恐怖症をもつ人がいる場合は同様にかかりやすい。

社交不安症/社交不安障害 Social Anxiety Disorder

社交恐怖 social phobia とも呼ばれる。社交不安症の人たちは，他人が彼らを注視したり，観察したり，判断したりする社交場面に強い恐怖感をもつ。例えば，演説をすること，よく知らない人と会うこと，他人と会食すること，公衆トイレを使うことなどがある。彼らは他人を怒らせてしまうこと，恥ずかし

い思いをすること，見下されることなどを恐れている。拒絶されたり，嫌われたりすることを強く心配している。他人が彼らのことを，神経質だ，弱虫だ，頭がおかしい，愚かだ，退屈だ，下品だと思っているのではないかと恐れている。こうした恐怖の程度は，現実の危険性や，いかなる悪い判断の結果にも釣り合わない。

こうした強い恐怖のため，社交不安症の人たちは判断されるような社交場面を避けることが多い。これにより（パーティや他の社交行事に行かなかったりして）行動の選択範囲や友人関係が狭まり，充実した生活が制限される。人に会ったり会話をしたりする必要のある仕事を避けることもあり，そうでないとしても，大きな恐怖と不安に耐え忍ぶことになる。友人関係や恋愛関係をもつ機会も少ないかもしれない。

米国では成人のうち約1,500万人（約7％）が社交不安症にかかっている。症状が初発する平均年齢は13歳で，75％が8〜15歳の間に発症している。

恥ずかしがりであったり，いじめられたり，演説中に嘔吐したりといったストレスとなる，きまりの悪い出来事を経験したことのある人に社交不安症は起こりやすい。ゆっくりと症状が出始めて，時間が経つにつれて徐々に症状ができあがってくることもある。成人になってから起こることは稀であるが，その場合は，例えば上級職に昇進したり，上流社会の相手と結婚したりして大きな役割の変化が生じた時に発症する。他の不安症や物質使用障害と併存することも多い。例えば，パーティの前に緊張を鎮めるために飲酒をすることで，過剰に飲酒が増えていってしまうこともある。社交不安症であって，一人でいることが多くなり，支援もない状態が続くと，うつ病になることもある。

✓ 社交不安症の診断

以下のような症状が存在すると診断される。

・他人に注視されたり，観察されたり，判断されたりする1つ以上の社交場面に対する著しい恐怖または不安。他人との会話，見知らぬ人と会うこと，他人と会食すること，スピーチをすることなどがある。子どもの場合，成人との交流だけでなく，同年代の仲間との間で症状が出ている。彼らは，泣きと

りみだし，かんしゃくを起こしたり，動かなくなったり，大人にしがみついたりすることもある。
・恥をかいたり，拒絶されたり，不安症状（冷や汗や震え）を見せたりすることを恐れている。
・その社交場面はほとんどいつも恐怖や不安を引き起こす。
・その社交場面は避けられるか，強い恐怖や不安を感じながら耐え忍ばれる。
・その恐怖や不安は，その社交場面がもたらす現実的な脅威には釣り合わない。

こうした恐怖，不安，回避行動は持続的であり，少なくとも6か月以上は続いている。恐怖，不安，回避の症状で大きな苦痛を生じており，社会的，職業的，または他の重要な領域における機能の障害を引き起こしている。こうした症状は他の身体疾患，違法薬物，アルコール，治療薬，パニック症，醜形恐怖症，自閉スペクトラム症などの他の精神疾患によるものではない。

◆ **リスク因子**

次のような因子が社交不安症の発症リスクを高めることがある。
・**気質**：不慣れな状況を避けがちな人は発症リスクが高い。
・**環境**：子ども時代に，虐待，ネグレクト，その他の逆境体験があることはリスクを高める。
・**遺伝**：第一度親族（親や同胞）に社交不安症をもつ人がいる場合は，2～6倍発症が多くなる。

 ## 分離不安症/分離不安障害 Separation Anxiety Disorder

例えば親や養育者のような最愛の人から離れる時，もしくは離れることになるとわかった時に子どもがもつ不安感を分離不安という。こうした不安は10～15か月の幼児には正常な成長の一部としてあってもよいが，子どもがもう少し大きくなったり，10代や成人になったりしても不安が強くあり，日常生

活や家族の機能に障害をきたしている場合、分離不安症である可能性がある。

分離不安症をもつ子どもたちは親にまとわりついて、一人で外出したり部屋にいたりすることはできない。夜一人で寝ることはできず、寝つくまで親にそばにいるように求めることもある。親から離れることを恐れるために学校に行くのを嫌がることもある。

この障害をもつ10代の青年や成人では、家族がお互いに離れ離れになると、その身に危険なことが起きるのではないかという恐れをもっていることもある。例えば、強盗に襲われる、誘拐される、車や飛行機の事故に遭うなどである。そのため、一人で旅行することに大きな不安を感じている。家を離れると悲しくなり、ホームシックになる人もいる。若い成人でも、この不安のために大学への入学を断念することもある。分離不安症をもつ成人で、子どもの安全が絶えず心配で、一日中見守り続けずにはいられない人もいるが、このことで彼らの労働時間や子どもたちの日常生活が台なしになってしまう。

分離不安症は12歳以下の子どもには約4％でみられる。10代ではもっと少なくなり、約1.6％である。成人でこの障害があるのは1〜2％である。

分離不安症の子どもは、全般不安症や限局性恐怖症を合併することも多い。成人でも、他の不安症や、強迫症、心的外傷後ストレス障害、抑うつ障害、双極性障害、パーソナリティ障害などの他の精神疾患を併存することもある。

✅ 分離不安症の診断

その年齢に正常な範囲を超えて、以下の症状のうち少なくとも3つの症状が存在する場合に診断される。

・家庭や愛着をもっている重要な人（親や養育者）からの分離される、もしくは分離されるとわかっている場合の反復的で過剰な苦痛。
・愛着をもっている重要な人を失うかもしれない、またはその人に病気や死などの危害が及ぶかもしれないという反復的で過剰な心配。
・愛着をもっている重要な人と、迷子になったり、誘拐されたりして離れてしまうような危険な出来事に遭遇するという反復的で過剰な心配。
・分離への恐怖のために、学校や職場へ行くなど家庭から出かけることへの持

続的な拒否。
- 愛着をもっている重要な人が不在のなかで，家や他の状況で過ごすことへの反復的で過剰な恐怖。
- 家を離れて寝る，または愛着をもっている重要な人を離れて寝ることへの持続的な拒否。
- 分離を主題とした悪夢の反復。
- 分離への恐怖による頭痛や胃痛などの身体症状の反復的訴え。

その恐怖，不安，回避行動は持続的で，子どもや10代の青年では少なくとも4週間，成人では少なくとも6か月間は持続している必要がある。症状は大きな苦痛を引き起こし，社会的，学業的，職業的，または他の重要な領域における機能の障害を引き起こしている。こうした症状は，自閉スペクトラム症，精神病性障害，全般不安症，病気不安症，広場恐怖症などの他の精神疾患によるものではない。

◆ リスク因子

分離不安症の原因は不明である。以下のようなことが発症リスクを高める。
- **環境**：愛着のある重要な人物からの別離に関するストレスの大きい生活上の出来事の後に起こることが多い。例えば，親戚やペットの死，転校，両親の離婚，自然災害，見知らぬ地域や国への引っ越しなどがある。若い成人では，実家を出ることや親になることも生活ストレスになる場合がある。過保護や，押しつけがましい養育環境も発症リスクが高まる。
- **遺伝**：不安症群の親戚がいる人は発症リスクが高い。

症例　両親を心配するあまり離れようとしない12歳少年

12歳の少年，ジョーイは両親を失うことについて長い間不安を抱いていたため精神科に紹介されてきた。小さい時にそうした不安が始まり，幼稚園に入

る頃に大きな問題となった。学校に行くために家を離れることも怖がった。3年生の時に短期間のいじめを受けたこともあり，これでさらに不安感は悪化した。

　両親は「彼には常に新しい不安があるようにみえた」と述べた。最も長く続いている恐怖は両親の安全についてだった。両親が職場や家にいるときには大丈夫だったが，旅行に出ると事故にあって両親が死んでしまわないかと怖がった。両親がともに仕事で遅くなったり，一緒に外出したりした時，ジョーイは取り乱して何度も彼らに連絡をとろうとした。特に母親の安全について心配をしており，母親は徐々に一人での活動を最小限に減らしていった。母親は「ジョーイがトイレの中にまでついて来たがる」と言った。ジョーイはそれほど父親を求めることはなくなっていった。父親は「息子を安心させようと我々が家にずっといれば，息子は自立できないだろう」と言い，彼の妻は甘すぎて過保護にしていると信じていた。

　ジョーイの学校での成績は良かった。彼の担任教師によれば，物静かではあったが，多くの友人もおり，他の友達ともうまくつきあっていた。さらに，ジョーイはいじめられそうになることには敏感なようだと言った。

　ジョーイが10歳になると，家族とともに数か月間の精神療法を受けた。父親が言うには，その精神療法で母親の過保護がおさまり，ジョーイの不安も改善した。ジョーイの母にはパニック症，広場恐怖症，社交不安症の既往があった。祖母も母親と同じぐらい不安が強かったという。

　ジョーイは分離不安症と診断された。彼は8つのうち少なくとも4つの症状があった。親と離れること，親に危害が加わること，分離につながる出来事，一人で残されること，に対する持続的で過剰な恐怖である。母親はパニック症，広場恐怖症，社交不安症をもっており，母親の心配が養育スタイルにも影響を与えていると両親ともに思っていた。ジョーイの恐怖に応じ，両親はなるべく家にいるようにしており，彼を一人にさせることは稀で，ジョーイが両親に連絡をとろうとすれば，すぐにすべてに答えていた。

🔑 キーポイント

- 不安症群は，ある短い期間の通常の心配，不安，恐怖とは異なっている。不安症群の人たちがもつ著しい恐怖や不安は，それによって生活機能が障害されており，その年齢や状況にはそぐわないものである。短期間のストレスや

不安と違い，不安症の症状は 6 か月間以上持続することが多い。
・不安症群のほとんどは治療によく反応する。治療法の多くは，精神療法と薬物療法を組み合わせたものである。こうした治療で，症状が大きく和らぎ，健康的な対処技能を身につけられるが，必ずしも完全な治癒に至るとは限らない。
・認知行動療法は健康的ではない考え方や行動パターンを変容する助けになる。メンタルヘルスケアの専門家とともに，恐怖を減らし，考え方の癖を改善する行動計画を作っていくことになる。
・うつ病を治療する薬物は不安症にも役に立つ。選択的セロトニン再取り込み阻害薬（SSRI）とセロトニン・ノルアドレナリン再取り込み阻害薬（SNRI）などの抗うつ薬である。ベンゾジアゼピン系薬剤も恐怖，パニック，不安を和らげるが，短期間だけ使用される。
・不安症は，健康的な生活習慣によっても症状が良くなる。適度な運動，カフェインの摂取制限，サポートグループへの参加などで，症状の緩和や対処を促進することができる。

第6章
強迫症および関連症群/
強迫性障害および関連障害群
Obsessive-Compulsive and Related Disorders

　強迫症および関連症群をもつ人たちには，気を散らして集中ができず，反復する苦痛となるような，恐怖，不安，衝動または思考（強迫観念）がある。その強迫観念は，望まない強迫観念に何とか対処しようとして繰り返される儀式的な行為（強迫行為）と組み合わさっていることが多い。このグループの中にある他の関連症には，身体に集中した繰り返し行為（毛を抜いたり，皮膚をむしったりする）も含まれ，これは自身が止めようとしても止められないものである。

　これらの障害はDSM-5になり新しいグループとして章立てされた。ここには，強迫症，醜形恐怖症，ためこみ症，抜毛症，皮膚むしり症，などが含まれている。これらの障害にも不安が頻繁な症状としてあるが，強迫観念と強迫行為が特徴的であり，これによって独立した章立てとなった。

　時には，ドアの鍵がかかったか確かめたり，新しい顔のしわが気になったり，特定の物を大切に取っておいたり，白髪を抜いたり，些細な染みを見つけたりするかもしれない。時々こうした行為をするのは通常の生活の一部であり，それ以上その心配にとらわれずに日常の作業に戻ることになる。しかし，強迫症やその関連障害をもつ人たちは，その強迫観念や強迫行為にとらわれ続けることが多い。彼らの反復的な行動や極端な心配は日々の生活を支配することになり，そのことで健康を害したり，社会的なつながり，学校や職場での機能を低下させたりしてしまう。

　同じような治療法がこうした障害のすべてに適用され，強迫観念や強迫行為を緩和したり，抑制したりするのに役立ち，さらに悪化するのを防ぐことができる。抗うつ薬による薬物療法と，認知行動療法 cognitive-behavior therapy

（CBT）と呼ばれる精神療法の組み合わせで治療が行われることが多い。CBTでは，ストレスへの対処の仕方，恐怖や心配の減らし方，強迫行為の扱い方などを教わる。こうした障害の多くの人たちは治療によって充実した満足のいく生活を送ることができる。

心身の健康を保つためのアドバイス

健康的な生活スタイルを維持することは，強迫症やその関連症に対処するために重要である。メンタルヘルスケアの専門家と決めた治療計画に従うことに加えて，以下のようなヒントが役立つこともある。

- **基本的なリラクゼーション法を学ぶこと**：リラクゼーションをすることで障害によって引き起こされるストレスや不安を和らげることになる。リラクゼーション法の中でも，瞑想，視覚化，ヨガ，マッサージなどがストレスや不安の緩和に役立つ。
- **警告サインを知っておくこと**：何が強迫症状のきっかけとなるかを自覚し，症状が出たらどうやって回復するかを身につける。
- **違法薬物とアルコールの摂取を避けること**：こうした物質を摂取すると強迫症状がさらに悪化し，治療が遅れてしまうことがある。

強迫症/強迫性障害 Obsessive-Compulsive Disorder

強迫症/強迫性障害（OCD）をもつほとんどの人が，一日を通して強迫観念と強迫行為に悩まされている。日々こなしていることもできなくなり，学校や職場に行ったり，通常の社会生活を送ったりすることも難しくなる。OCDをもつ多くの人たちは，その強迫観念が現実のものではないことをわかっている。こうした理解を病識 insight と呼ぶ。OCDの人の中には，そうした信念は真実でありうると考えている場合（病識が不十分）や，事実であると強く確信している場合（病識が欠如）もある。病識の水準にかかわらず，強迫症の人たちは強迫観念から気をそらし続けることや，強迫行為をやらないでいること

は難しいと感じている。

　強迫観念（苦痛を生じさせる考え，衝動，イメージ）によって引き起こされる心配やストレスによって，他の思考や行動によって強迫観念を無視したり抑制したりする試みが行われる（つまり，強迫行為）。よくみられる強迫観念には，自身や他者へ危害が加わることへの心配，汚れや細菌によって病気になることへの恐れ，性や宗教のような禁じられていたりタブーとなっていたりする考えをもつことなどがある。強迫行為には，ドアの鍵などを繰り返し確認すること，手の皮がむけるまで繰り返し手を洗うこと，繰り返し数を数えたり，祈ったり，無言で唱えたりすることなどがある。

　強迫行為は恐怖の対象となっている出来事を避けるために行うこともある（ただしOCDの子どもたちには，その強迫行為の目的を説明できないかもしれない）。実際にはその行為では恐怖の対象となっている出来事を避けることはできない（例えば，ある順序で物を棚の上に並べることで両親が車の事故に遭わないようにすること）。もしくは，その行為は明らかに極端なものである（例えば，仕事に出る前に30回もドアの鍵を確かめること）。こうした行為が行われるのは，自分のもつ考え，衝動，恐れに対抗する，もしくはそれを無害にできると信じているためである。強迫行為は強迫観念に伴う不安やストレスを一時的に和らげることはあるが，強迫観念は再び生じるので，その強迫行為と強迫観念のサイクルは何度も繰り返される。OCDの人たちは，こうした強迫行為を行うように突き動かされていると感じている。

　ほとんどの人は（「鍵がかかっていることを確かめたか？」などと）心配したり，行動を繰り返したりするが，これによって生活が乱されることはほとんどなく，心配するとしても短期間に過ぎない。多くの人は，日々の決まりごとを少し作っておくことで，ある作業を簡単に済ませることができる。こうした決まりごとを作っておくことは役立つし，たとえ来客のような新たな出来事があっても変更が容易である。OCDの人たちにとっては，こうした決まりごとが厳格なものであり，それをしないことは大きな苦痛となる。強迫行為が日常生活で当たり前のこととなっていく。

　OCDは米国人の1.2％がかかっている。子どもの頃は男子のほうが罹患率が高いが，成人では女性のほうが多くなる。初発の平均年齢は19歳である。35

歳以降に初発することは稀である。小児期や10代の青年期に発症した場合，一生涯を通じてOCDの症状が続くこともあるが，治療によってうまく対処していくことができる。一方で，小児期や10代に発症した人たちのうち40%は成人早期までに症状がなくなることもある。

OCDの人たちはチック症，不安症，うつ病を併存することもある。OCDを併存する他の精神疾患も治療計画の際に考慮する必要がある。

 強迫症の診断

以下のような症状が存在するとOCDと診断される。
- 強迫観念，強迫行為，またはその両方。
- 強迫観念または強迫行為は，時間を浪費させる（一日1時間以上かける），または大きな苦痛を生じさせる，または社会的，職業的，または他の重要な領域における機能の障害を引き起こしている。

こうした症状は他の身体疾患，違法薬物や治療薬の使用，不安症，他の強迫症群，摂食障害，抑うつ障害などの他の精神疾患によるものではない。

◆ **リスク因子**

いくつかの因子がOCDの発症リスクを高める。
- **気質**：子どもの時から，感情を内に秘めがちな人，心配性の人，悲観的な考え方をもつ人，不慣れな状況を避けがちな人はOCDの発症リスクが高い。
- **環境**：連鎖球菌性咽頭炎や猩紅熱などの連鎖球菌感染後にOCDが急性発症する子どももいる。身体的虐待，性的虐待，もしくは子ども時代に強いストレスとなる出来事を経験することも，OCDの発症リスクを高める。
- **遺伝**：第一度親族（両親と同胞）にOCDの人がいる人は，親族にいない人に比べて2～5倍発症リスクが高い。子どもや10代にOCDを発症した人の親族は，さらに発症リスクが高い。

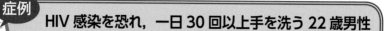

症例　HIV 感染を恐れ，一日 30 回以上手を洗う 22 歳男性

　アレンは 22 歳の同性愛者の男性である。彼は精神科クリニックに不安の治療のために訪れた。管理人として正社員で働いており，仕事以外の活動にはほとんど参加していなかった。不安について尋ねると，HIV のような病気にかかることを心配していると述べた。メンタルヘルスの専門家が強い消毒剤の臭いに気づき，HIV への心配に関連した特別な洗浄行為があるかどうかを尋ねた。アレンは家の外にあるほとんどすべてのものに触るのを避けていると答えた。ウイルスと接触したかもしれないと考えたものに近づいただけでも，何度も消毒剤で自分の手を洗わなければならなかった。一日に 30 回以上手を洗うことが多く，この決まりごとで何時間も費やしていた。他者と体が触れ合うような状況はさらに困難であり，食料品の買い物や地下鉄に乗ることも大きな問題となった。彼はこれまで社交の場に行くことも，恋愛関係に至ることもほとんど諦めてきた。

　他の不安について尋ねられると，アレンは「突然浮かんでくるのは，誰かを殴ってしまうイメージ，攻撃的もしくは間違ったことを言ってしまうのではないかという恐怖，周りの人を怒らせてしまうのではないかという心配で，それらによって悩んでいる」と言った。そうした考えによって生じる不安を和らげるために，心の中で前の会話を繰り返してみたり，自分の言ったことを日記に書き留めたり，攻撃的に聞こえることを恐れて謝ったりした。入浴の時も，水がバスタブから溢れないかを確かめた。気をつけないと隣人の家を水浸しにしてしまうと恐れていたのだ。

　アレンは手袋をはめて仕事をしていて，うまく働けていた。余暇のほとんどは家で過ごした。他人との付き合いを楽しんではいたが，食事や誰かの家に招待されて何かに触れてしまうことへの恐怖は対処しがたいことだった。こうした恐怖や衝動は「少し常軌を逸している」とわかってはいたが，コントロールができないと感じていた。

　アレンは強迫症と診断された。汚染（HIV になることへの恐怖），攻撃性（誰かを殴ってしまう侵入的イメージ），対称性（水の量に対する正確さ）などに関連した，たくさんの強迫観念をもっていた。これによってアレンは何時間も強迫行為を繰り返しており，家を出たり，社交の場に行ったり，ちょっとした用事をこなしたりすることも避けるようになっていた。

　過剰な手洗い，確認（日記をつけること），繰り返し（自分の言ったことを

明確に言い直す），言葉に出さない衝動（心の中で前の会話を繰り返す）などたくさんの強迫行為ももっていた。

　症状は普通の生活の一部になりつつもあった。仕事はできていたが，職業を選択する際に，症状によって左右されたかもしれない（他の仕事でいつも手袋をはめて，消毒剤を使ってよいものは少ないだろう）。症状によってかなりの時間を浪費しているだけでなく，強迫症によって生活の質が著しく阻害されて，彼は孤立しているようにみえる。

◆ 治療

　強迫症の治療は，ここ最近改善してきた。ほとんどの強迫症をもつ人たちは，薬物療法，精神療法，もしくはその2つの組み合わせによって良くなる。

　強迫症の治療に最もよく処方される治療薬は，選択的セロトニン再取り込み阻害薬 selective serotonin reuptake inhibitor（SSRI）である。こうした抗うつ薬による治療は，うつ病や不安症などの治療にも広く用いられており，強迫症の治療でも奏効する。強迫症治療に認められている SSRI は，fluoxetine（本邦未承認），フルボキサミン，パロキセチン，セルトラリンなどである。そのうちどれを用いるかの選択は，医師の裁量に任される。処方されるすべての治療薬は奏効するが，ある人には効果がより良く出て，別の人ではそれほどでもないこともある。1つ目の治療薬がうまく効かなくても，医師と相談して症状を改善できる別の治療薬を探すことが重要である。治療薬の効果が出てくるには，少なくとも6〜12週間かかる。治療薬によって，いくつかの症状は残ったとしても，強迫観念が厄介なものではなくなったり，強迫行為にそれほど時間を費やさなくなったり，うまくコントロールすることができるようになったりすることに強迫症の人たちは気づくだろう。

　CBT も強迫症の人たちに効果のある治療法である。メンタルヘルスの専門家から強迫観念に効率的に対処する方法，儀式的行為に対抗する方法を教えてもらうことができる。治療の中で，あえて不安を生じさせたり，強迫行為を引き起こしたりする強迫観念に曝されることもある。強迫観念について台本を書いて，何度も繰り返しそれを読みこむこともある。こうした方法は，強迫観念で大きな問題が生じている人たちに効果がある。例えば，過剰な手洗いをして

いる場合は，専門家はドアノブのような「汚い」ものをあえて触らせて，手を洗わせないようにする。この曝露反応妨害療法（exposure and response prevention therapy）は効果があることが証明されているものであり，恐怖の対象に短時間曝露し，その人が恐怖に反応して強迫行為をしようとする衝動を時間をかけて遅らせたり阻害したりする。不安が強い人の場合には，ただドアノブに触ることを考えるだけで手を洗わない，といったようなより簡単な課題から始めることもある。曝露反応妨害療法によって強迫症の人たちは，生活に影響を与える儀式的な行為を減らしたり，止めたりする方法を学んでいく。

CBTは強迫症をもつ人たちの症状を大きく減らすことに役立つ。しかし，治療効果が出てくるのは，その指示を忠実に守った場合のみである。もっている不安のためにCBTに参加できない人たちもいるし，同時に治療が必要なうつ病がある人たちもいる。

適切な治療を受けた人たちは生活機能が回復し，生活の質も向上する。治療はただ症状を和らげるだけではない。学校や職場へ参加する能力，対人関係を築いて楽しむ能力，休日に活動をして楽しむ能力などが向上する。強迫症状が生活を支配することはなくなる。

醜形恐怖症/身体醜形障害 Body Dysmorphic Disorder

醜形恐怖症の人々は外見の欠陥または欠点にとらわれており，その欠陥によって，自分の容姿は醜く，魅力のない，もしくは歪んだものになっていると考えている。しかし他人にはそれは欠点にみえないか，些細なものにみえる。

この障害をもつ人たちは，この否定的な思考を止めたり，コントロールしたりするのは難しいと考えている。彼らは自分の外見を良く言う人を信じようとしない。その極端な心配の対象は，例えば，皮膚，髪の毛，鼻などの1つもしくはそれ以上の身体的な部分に集中している。その対象は他にも，目，眉毛，歯，体重，胃，顔の大きさや形などいかなる体の部位にもなる。もし美容整形手術する費用をまかなえる場合，知覚された欠陥を修正する手術を繰り返し受けるかもしれないが，その結果に満足することは稀である。

外見についての強迫観念は，醜形恐怖症の人たちに何時間も，もしくは一日

中でさえ続く深刻な苦痛をもたらす。その欠陥を隠したり，改善したりする特定の行動を繰り返さざるを得ないと感じている。こうした繰り返し行動は，ストレスや不安を増悪させるだけである。繰り返し行動の例として以下のようなものがある。

- 鏡による絶え間ない確認。
- 絶え間ない身繕い。
- 特定の体の部位や知覚された欠陥を隠したりカバーしたりする（化粧を繰り返したり，ある特定の服装，髪型，帽子を選んだりする）。
- 他の人の体の部位と比較する。

　米国の成人の2.5％が醜形恐怖症にかかっており，男女比に差はない。ほとんどの人は，18歳以下で初発する。最もよく初発としてみられるのが12～13歳である。

　この障害によって自尊心の低下を引き起こし，社交の場を避けることもある。極端な心配が原因で学校を辞める人もいる。外見への苦悩によって自殺の考えや自殺企図も高率で認める。10代は自殺のリスクが最も高い。

　醜形恐怖症は何年も続くこともあるが，実績のある治療法によって症状を和らげることができる（「治療」の項を参照）。醜形恐怖症をもつ人たちは，抑うつ障害，社交不安症，強迫症，嗜癖障害などを併存することもある。

 醜形恐怖症の診断

以下のような症状が存在すると醜形恐怖症の診断がなされる。

- 1つまたはそれ以上の外見の知覚された欠陥や些細な欠点に反復的に過剰にとらわれているが，それは他人には認識できないか，できても些細なものにみえる。
- 過剰な心配に反応して，欠陥を隠したり改善したりするために繰り返し行動，または精神的行為（例えば，他人と自分とを比較する）を行う。

　こうした症状によって大きな苦痛が生じており，社会的，職業的または他の

重要な領域における機能の障害を引き起こしている。それらは摂食障害に伴う体重や体脂肪についての心配によるものではない。

◆ リスク因子

強迫症のある第一度親族（親や同胞）がいる人は，醜形恐怖症の発症リスクも高くなる。子どもの頃にネグレクトや虐待を経験していることが多い。

◆ 治療

強迫症と同じように，醜形恐怖症の治療でも認知行動療法，抗うつ薬SSRI，またはその両方の組み合わせが行われる。治療によって，症状が時間とともに弱まってくる。醜形恐怖症の人たちの症状の改善には，本章の初めに「心身の健康を保つためのアドバイス」（97頁）の項で紹介した生活習慣のヒントも役に立つ。

 ## ためこみ症 Hoarding Disorder

実際の価値にかかわらず，所有物を捨てること，または手放すことの持続的な困難が，ためこみ症の特徴である。将来必要になるかもしれない，もしくは将来価値が出るかもしれないと信じているので，その品物を保存しておくことが多い。その品物に強い愛着がある場合もある。

最もよく保存される品物は，新聞，雑誌，衣服，鞄，本，必要のない郵便物，書類などであるが，他のどのようなものもためこみの対象となりうる。価値のある品物が価値の少ない品物と入り交じっていることもある。

ためこみは，収集と同じではない。収集家はスタンプやコインのような明らかに価値があると知られている特定の品物を集めている。こうした品物はきちんと並べられて，時には展示されている。ためこみ症の人たちは手当たりしだい品物を保存して，何の秩序もなく保管されていることが多い。

ためこみ症の人たちは，調理台，机，テーブル，廊下，階段などの生活スペースのほとんどが，がらくたの山で一杯になり使えない家に住んでいる。が

がらくたの山というのは，他の目的のために作られた空間を埋め尽くしている様々な品物が組み合わさった大きな積み重なりを指す。がらくたの山がとても大きくて，家の生活空間が使えなくなることもある。例えば，台所で料理したり，ベッドで眠ったり，椅子に座ったりできなくなっている場合もある。がらくたの山が大きくなればなるほど，ストレスも大きくなって生活機能も低下していく。ためこみ症の人たちは，その苦痛を訴えないこともあるが，彼らを知っている人やその生活空間を見た人には明らかである。

ためこみ症の人たちは，品物を捨てたり，手放したりする時に大きな苦痛を伴う。その喪失に対する不安や悲しみのどちらかの感情が表出される。品物を「自分の一部」であるかのように感じ，所有物に人間的特性を与えがちになる。がらくたの大きな山が，安心や安全の感覚を与えていることもある。その品物を失うと考えることで，そうした感情がかき乱されるようである。

ためこみ症が重度であると，家に住むその人の安全を脅かすこともある。火事，ものの落下，不衛生な空間，腐りかけている食べ物などは，健康を害するリスクとなりうる。さらには，家族の連帯を阻害し，隣人や地域の関係当局との確執にも発展しうる。

米国人の2～6％にためこみ症を認め，大きな男女差はない。ためこみの習慣は人生の早い時期（11～15歳）から始まることがある。20代半ばまでには日常生活が混乱し始めて，30代半ばまでには生活機能の低下を引き起こす。年をとればとるほど，重度になることが多い。55歳以上の成人では，若い時に比べて3倍ほど増える。

ためこみ症の75％では，抑うつ障害群や不安症群も併存する。併存として，うつ病，社交不安症，全般不安症が最もよくみられる。ためこみ症の約20％では強迫症も併せもつ。

 ### ためこみ症の診断

以下のような症状が存在すると，ためこみ症と診断される。

- 実際の価値と関係なく，所有物を捨てること，または手放すことに対する持続的な困難。

- 品物を捨てることについての困難さはものをためこむことに対する必要性や，それらを捨てることに関連した苦痛によるものである。
- 品物によって活動できる生活空間が一杯になり，取り散らかっているため，必要なものが使用できなかったり，使おうとしても品物の大きな山に邪魔されたりする（もし生活空間が散らかっていなければ，それは他人の助けがあったためである）。

こうした症状は大きな苦痛を生じており，社会的，職業的，他の重要な領域における機能の障害を引き起こしている。これらは，他の身体疾患（脳損傷など）や他の精神疾患（強迫症，うつ病，統合失調症，自閉スペクトラム症など）によるものではない。

◆ リスク因子

ためこみ症の原因は不明であるが，多くの因子がリスクを高めている。
- **気質**：決断困難のある人たちは，ためこみ症になりやすい。
- **環境**：身近な人の死，離婚，立ち退きなどのようなストレスのある，もしくは心的外傷となるような生活上の出来事によって，ためこみ症の発症契機と

BOX　動物ためこみ症

品物のためこみ症の約40％には，動物のためこみもある。動物ためこみ症は，動物の世話をしようと集めて所有することを強迫的に必要とする。動物ためこみ症の人たちは，動物の養子縁組のウェブサイトを調べたり，保護施設を訪れたり，飼い主からはぐれた動物を路地で探したりする。こうしたことを繰り返して，家や庭は過剰なペットで一杯になってしまう。動物ためこみ症の人たちの生活空間は，動物の排泄物やがらくたの山で散らかし放題になる。動物たちはネグレクトされたり，虐待されたりすることも多い。

動物ためこみ症の人々は，自身の健康や社会生活を無視して，動物を世話するためだけに時間とお金を費やしていることが多い。自ら治療を求めることは稀であり，地域の関係当局に知らせくれる家族や友人が必要になる。

なることもある。

・**遺伝**：ためこみ症の約半数には，家族の中にためこみ症の人がいる。

> **症例 家が紙束や衣服であふれている47歳女性**
>
> ライニーは47歳の独身女性であり，地域のメンタルヘルスチームに抑うつと不安の治療のために紹介されてきた。これまで一度も向精神薬による治療を受けたことはなかったが，5年前にうつ病のために認知行動療法を受けたことがあった。
>
> ライニーは短期大学を卒業した後，パートタイムで慈善団体によるリサイクルショップの販売店員をして働いていた。大学では付き合っている相手もいたが，最近は「なんだか忙しすぎた」と述べた。明らかに気分は沈んでおり，集中力は低下して，考えをまとめることが難しいと訴えた。何らかの物質乱用をしたことはないと述べた。
>
> メンタルヘルスの専門家は，ライニーの財布が紙幣と他の紙で一杯になっていることに気づいた。尋ねられると，最初は軽くあしらって「事務所の周りで持ち歩いているの」と言った。しかし再度尋ねられると，ライニーは，ずいぶん昔からずっと業務文書，新聞，雑誌を捨てることができないことを認めた。それは12歳の時に母親が古いおもちゃを処分してしまった時から始まったと感じていた。それから何年も経った現在も，ライニーの住むアパートは本，文房具，工芸品，プラスチック容器，段ボール箱などのようなもので一杯になっていた。彼女はこれが少し常軌を逸しているとわかっているが，これらの品物はいつの日か役に立つものなのだと言った。所有している多くが美しく，独特で，替えがきかないものであり，情緒的な価値があるのだとも付け加えた。これらの品物のいずれかでも手放すという考えは，彼女に大きな苦痛を引き起こした。
>
> 何回かの診察を続ける中で，専門家はライニーのアパートの部屋は30代の初めの頃に一杯になり始めて，診察をしていた時には，生活する空間が少なくなっていることがわかった。台所はほとんど物で一杯であり，廊下の紙の束の間に無理やり押し込んで，小さな冷蔵庫とオーブントースターを使っていた。唯一の椅子を使って食事をしていた。夜になると，ベッドからその椅子に紙の束を動かして寝る場所を確保していた。ライニーは自分の働いているリサイク

ルショップで品物を買い続け，将来読もうと思っている無料の日刊新聞をもらい続けていた。

アパートの状況が恥ずかしくて，誰にもこうした行動について伝えたことはなく，少なくとも15年間は誰も招いたことがなかった。彼女は親しみやすい性格で，とても寂しさを感じていたにもかかわらず，誰も彼女の家に招くことができないと知っていたので，社交の催しやデートを避けてもいた。メンタルヘルスの専門家にも家を訪問してほしくなかったが，何枚かの写真は見せた。その写真には，床から天井にまで山積みにされた家具，紙，箱，衣服などが写っていた。

ライニーはためこみ症と診断された。覚えていないほど前からずっと，所有物を捨てることが困難であり，そのせいで生活空間はほとんど住めないものになっていた。

◆ 治療

ためこみ症の人たちは，治療によって品物の保存や収集が減り，より安全で楽しい生活を送ることができるようになる。重度であると完全にためこみを止めることは困難で，治療にもかかわらず継続してしまうこともある。一方で，通常の支援によっても症状は改善しうる。本章の初めのほうにある「心身の健康を保つためのアドバイス」（97頁）の項で扱った生活習慣のヒントによっても利益になることがある。

ためこみ症に対する主な2種類の治療法は，CBTとパロキセチンなどのSSRIの抗うつ薬である。治療によって，必要のないものをそれほどストレスを感じずに手放すことができるようになり，保存しようとする必要性や欲望が少なくなってくる。さらに，物を組織立ってまとめること，決断すること，リラクゼーションなどの技能が高まってくる。

家の「がらくたの山を片付けること」を手伝ってくれる掃除の専門家を雇うことが役に立つこともある。ためこみ症の人はためた品物を手放すことが難しいので，その専門家を信頼している必要がある。ためこみ行為は掃除の後でも続くことが多いので，掃除の専門家は時々訪問して，その人の家を整頓し続けることが望ましい。

他の強迫症関連症群

　こうした障害がある人は大きな苦痛を感じており，社会的，職業的，もしくは他の重要な領域における機能の障害をきたしている。抜毛症や皮膚むしり症の人たちは，その毛を抜いたり，皮膚をむしったりする極端な行為を恥ずかしいと感じていることが多いが，コントロールすることはできない。こうした行為の結果が気づかれてしまうような，社交の場や公共の場面を避けることがある。抜いてしまって毛がなくなっていたり，むしってしまい皮膚が傷ついていたりする体の部位は隠していることが多い。抜毛や皮膚のむしりは，家族以外の他人の前で行われることは少ない。これらの障害は他の身体疾患や精神疾患によらない。治療されないと，数週間，数か月，もしくは数年間でも出現したり消失したりを繰り返す。10代の少女や成人女性により多くみられる。女性の抜毛症は，男性に比べて10倍多く，皮膚むしり症の75％は女性である。

◆ 抜毛症 Trichotillomania (Hair-Pulling Disorder)

　抜毛症の人たちは，頭髪，まゆ毛，まつ毛，または他の体の部分，つまり毛の生えているどの部位からでも毛を抜くことがある。毛を抜く部位は時によって変化することもある。ほとんどの場合，頭髪を抜いて禿げた部分ができているが，髪型，スカーフ，かつら，化粧によって隠そうとしている。

　抜毛という行為自体は，目的や考えもなく反射的に行われる場合が多いが，目的があったり，計画立てていたりすることもある。以下のような症状が存在すると診断される。
・繰り返し体毛を抜き，その結果体毛が喪失している。
・抜毛を減らしたり，やめたりしようと繰り返し試みている。

　抜毛によって継続的なダメージが加わり，毛が生えてこなくなったり，毛質が悪くなったりすることもある。毛を飲み込んで胃にため込む場合は，貧血（低鉄），胃痛，吐き気，嘔吐，腸閉塞，最も重度な場合は腸破裂に至ることさえある。

　治療は薬物療法とCBTを組み合わせて行われることが多い。SSRIの抗う

つ薬がよく用いられ，抜毛への衝動を抑えるのに役立つことがある。精神療法では，まず抜毛により意識的になり，習慣の転換という手法を学ぶこともある。そこで，抜毛の代わりにもっと害の少ない行為，例えばボールを強く握ったりすることに置き換える。または，グローブや帽子を身につけることで抜毛を防ぐことができるようになる人もいる。

◆ 皮膚むしり症 Excoriation (Skin-Picking) Disorder

皮膚むしり症の人たちは，皮膚をむしったり，擦ったり，引っかいたりする。対象は健康に問題のない皮膚，にきび，たこ，かさぶた，などである。少なくとも1日に1時間は皮膚をむしったり，そのことを考えたり，その衝動に抵抗しようとしたりすることに費やしている。

皮膚むしりは，顔で最もよくみられるが，手，指，胴，腕，足もよく対象になる。指の爪，ナイフ，ピンセット，飾りピンなどが用いられることもある。皮膚むしりによって，傷になったり，大きな組織損傷ができたり，皮膚や血液の感染など医学的問題に発展することさえある。

皮膚むしり症のほとんどは10代の間に始まり，にきびが症状のきっかけになる場合もある。不安や退屈を感じた時に起こることもある。むしることは，ある種の安心や喜びになっているため，毎日何時間も続くこともある。以下のような症状が存在すると診断される。

・皮膚むしりを繰り返すことで，皮膚の損傷や痛みを引き起こしている。
・皮膚むしりを止めたり，減らしたりを繰り返し試みている。

皮膚むしりに多大な時間を費やしているため，仕事や学校や社交の場を逃したり，遅れたりしている。皮膚むしりによって仕事や学校の課題に集中できないこともある。

皮膚むしり症の治療も，抜毛症と同様である。SSRIの抗うつ薬は，皮膚むしりの衝動を減らし，コントロールできるように助ける。精神療法によって皮膚むしり行為に意識的になって，止め方を学んでいく。

キーポイント

- 強迫症および関連症群の人たちは，恐怖，心配，衝動，考え（強迫観念）で頭が一杯になっている。これには望まない強迫観念に対処するために繰り返す行動（強迫行為）が伴っていることが多い。
- 強迫観念と強迫行為は，これらの障害のある人たちを支配している。繰り返し行動や極端な心配によって生活が占められていて，社会的なつながりや，学業もしくは職業の機能に障害をもたらす。
- こうした障害をもつ人たちは同じような治療を受けていることが多い。抗うつ薬による薬物療法と認知行動療法（CBT）と呼ばれる精神療法の組み合わせである。ほとんどの人たちは，こうした治療によって充実し満足した生活を送ることができる。
- CBT によって，ストレスへの対処の仕方，恐怖や不安に対する対処法，強迫観念への反応の変え方などを学んでいく。最もよく処方される治療薬は，SSRI として知られる抗うつ薬である。fluoxetine（本邦未承認），フルボキサミン，パロキセチン，セルトラリンなどである。
- 健康的な生活スタイルを保つことも障害に対処するのに大切である。ストレスや不安を和らげる基本的なリラクゼーション法を身につけること，警告となるサインに気をつけること，症状を悪化させうる違法薬物やアルコールを避けること，といったヒントも役に立つことがある。

第7章
心的外傷および
ストレス因関連障害群
Trauma- and Stressor-Related Disorders

　心的外傷的出来事とは，人々が経験したり見たりした恐ろしい出来事を指す。その出来事を何とかやり過ごした人たちを動揺させたり，怖がらせたり，生活を妨げたりする。ストレスはよくある経験であり，緊張したり，圧迫感を感じたりする。人によっては，大きなストレスによって圧倒され，対処できない感覚になることもある。

　約60％の男性と約50％の女性は，一生涯に少なくとも1回は，事故，暴行，性的虐待，自然災害，戦争の戦闘などの心的外傷的出来事を経験している。どの年代の人たちも心的外傷に反応し，その反応の仕方は人によって様々である。強い悲しみ，恐怖，罪悪感，羞恥心，怒りなどの強い感情をもつことが多い。そうした感情は時間とともに弱まっていくものである。

　しかし，人によって何週間も，何か月も，何年も続く症状が生じることもある。災害経験者の30％は何らかの精神症状をもっている。おおよそ5人に1人の女性（18％）は，レイプや性的虐待を受けたと報告しており，そのうち30％の人が精神症状を生じる。

　心的外傷およびストレス因関連障害群は，DSM-5になってできた新しい障害群である。この障害群のすべては，人を圧倒するような出来事や環境によって引き起こされる。その出来事や環境とは，多くの場合は恐怖を感じさせたり，深刻な怪我，ネグレクト，死を引き起こしたりするレベルのものである。心的外傷後ストレス障害と急性ストレス障害は，心的外傷的な出来事をきっかけとして，悪夢，フラッシュバック，鮮明な嫌な記憶といった苦痛を伴う症状が生じる。適応障害は，離婚，倒産，配偶者の不倫などのようなストレスとなる生活上の出来事への反応であり，生命に危険が及ぶことはない。

本章には小児期にのみ診断される2つの障害もある。反応性アタッチメント障害と脱抑制型対人交流障害は，虐待やネグレクトを受けてきた子どもたちに生じることがあり，いずれも一生涯影響が残りうる。

心的外傷後ストレス障害 Posttraumatic Stress Disorder

　心的外傷後ストレス障害（PTSD）の人々には，心的外傷の結果として様々な症状が生じる。PTSDの症状は人によって生じる内容が異なる。悲しみや恐怖があるように見えない人もいれば，怒り，無謀さ，不機嫌さが目立つ場合もあるし，引きこもり，苛立ちやすさ，忘れっぽさ，他人と話せない，他人と仲良くなれないといった人もいる。PTSDは1か月以上にわたってこうした症状がある場合に診断される。

　DSM-5では心的外傷を，死，深刻な怪我，レイプなどの性的暴行が，実際にあった場合，もしくはその恐れが十分にあった場合に明確に限定している。家族が事故や犯罪ではない自然な要因で亡くなったことを知ったり，夕方のニュースでテロリストの攻撃を見たりしただけでは，診断の基準に満たないということである。PTSDは戦闘から帰還した男性兵士にも女性兵士にも起こりうるし，その他の心的外傷的出来事を経験した子どもたちにも起こりうる。

　PTSDのある人たちは，突然起きる記憶によって，もう一度同じことが起こっているかのように再体験することが多く，見たこと，感じたこと，聞いたこと，臭いとして嗅いだことがそのまま繰り返される。苦痛となる夢，強い恐怖感，絶望感，嫌悪感，悪夢，不眠，孤立感などをもつこともある。風景や音などのある状況で症状が生じるきっかけとなることもあり，こうしたきっかけとなりうることは，本人によって回避されることが多い。災害経験者の最大で30％までがPTSDを発症する。

　PTSDでは思考や気分に変化が生じる者もいる。彼らは，曖昧で極端に否定的なことを言うことがあり，「自分はいつも悪い判断ばかりしてきた」「当局の人間には全く信用がおけない」といったようなことを言う。彼らは心的外傷のことで自分自身を責めたり他人を責めたりもする。

　PTSDは何歳であっても生じることがある。心的外傷的出来事の後3か月以

内に症状は生じることが多いが，さらに遅れて生じることもある。PTSDをもつ人々は心的外傷に対する最初の反応として，1か月間以上は続くことのない急性ストレス障害の基準を満たす症状を生じることが多い。PTSDをもつ成人の約半数は，3か月以内に完全に回復するが，1年以上症状が残る人や，時には50年以上も続く人もいる。

子どもたちもPTSDを発症しうるが，心的外傷的出来事の後，最初は落ち着かなかったり困惑したりしているだけかもしれない。強烈な恐怖感や悲しみを示す子どももいる。彼らの遊びを見ると，多くの場合は経験したり目撃したりした心的外傷的出来事を反映している。DSM-5では6歳以下の子どもたちが示す独特な症状をとらえるための基準を設けている。

PTSDをもつほとんどの人たちは，少なくとも1つの他の精神疾患を併存している。最もよくみられるのは，抑うつ障害，双極性障害，不安症，物質使用障害などである。イラクやアフガニスタンから帰還した米国の戦闘経験者たちの約半数は，PTSDと軽度外傷性脳損傷と診断されている。

心的外傷後ストレス障害の診断

6歳を超える子ども，10代の青年，成人に以下のような症状が存在する場合，PTSDと診断される（6歳以下の子どもたちのための症状リストは，後のページで紹介する）。

- 実際にまたは危うく死ぬ，深刻な怪我を負う，性的暴行を受けることに，以下のうち少なくとも1つの方法で曝露する。
  - 心的外傷的出来事を直接体験する。
  - 他人に起こった出来事を直に目撃する。
  - 家族や親しい友人に起こった心的外傷的出来事を耳にする。家族や友人が実際に死んだり，危うく死にそうになったりした場合，その出来事は暴力的なものであるか偶発的なものである必要がある。
  - 心的外傷的出来事の強い不快感をいだく詳細について繰り返し曝露する（例えば，遺体を収集する救急隊員や，児童虐待の詳細に曝露する警官など）。仕事に関連するものでない限り，コンピュータ，テレビ，映画，写

真などで見た場合には適用しない。
- 心的外傷的出来事の後，1か月以上にわたって，以下のうち少なくとも1つの侵入症状が存在する。
  - 反復的，唐突で，（現在の生活に侵入する）苦痛を生じさせる心的外傷的出来事の記憶（6歳を超える子どもの場合，心的外傷的出来事の主題や状況が表現された遊びを繰り返すことがある）。
  - 心的外傷的出来事の詳細や感情を反映する悪夢（子どもの場合，恐ろしい夢であっても，心的外傷的出来事と明らかなつながりのある内容でないこともある）。
  - 心的外傷的出来事が再び起こっているように感じる，またはそのように行動するフラッシュバック（子どもの場合，遊びの中に表現されることもある）。
  - 物，音，風景などの心的外傷的出来事の状況を反映する考え，記憶，その他の思い出すきっかけなどに曝露した場合の強烈で長期間持続する心理的苦痛。
  - 物，音，風景などの心的外傷的出来事の状況を反映する考え，記憶，その他の思い出すきっかけなどに曝露した場合の身体的反応（例えば，頻脈，めまい，冷や汗など）。
- 以下のうち1つもしくは両方によって示されるような，心的外傷的出来事を思い起こさせるものへの1か月以上の持続的回避。
  - 心的外傷的出来事についての記憶，思考，感情の回避，または回避しようとする努力。
  - 人，場所，物，会話など心的外傷的出来事を思い起こす状況や役割の回避，または回避しようとする努力。
- 信念や感情について，心的外傷的出来事の後に発現し悪化したネガティブな変化で，以下のうち少なくとも2つが1か月以上にわたって存在する。
  - 心的外傷的出来事の重要な部分を思い出すことができない（頭部外傷，アルコールや薬物によるものではない）。
  - 自分自身，他者，世界への持続的で極端な否定的信念（例えば，「私が悪い」「誰も信用できない」）。

- ・自分自身や他者を非難することにつながる，心的外傷的出来事の原因や結果についての持続的で歪んだ認識。
- ・持続的な恐怖，戦慄，怒り，罪悪感，または羞恥心。
- ・以前は楽しんでいた活動への関心と参加の著しい減退。
- ・他者から孤立している，または疎遠になっている感覚。
- ・幸福，喜び，愛情といったポジティブな感情をもつことができない。
・心的外傷的出来事の後に発現し悪化した覚醒度と反応性の著しい変化で，以下のうち少なくとも2つが1か月以上にわたって存在する。
  - ・人や物に対する言語的または身体的攻撃性で通常示される，（挑発されていない時での）いらだたしさと激しい怒り。
  - ・無謀な，または自己破壊的な行動。
  - ・過度の警戒心（危険性に対して厳戒態勢で，周囲を常に警戒している）。
  - ・大きな音や突然の出来事に過剰に驚く。
  - ・思考や注意に集中することが困難である。
  - ・睡眠障害（入眠困難，睡眠持続困難，浅い眠り）。

　これらの症状は大きな苦痛を生じ，社会的，職業的，または他の重要な領域における機能を障害する。これらの症状は違法薬物，アルコール，治療薬，または他の身体疾患によるものではない。PTSDをもつ人の中には，解離症状がある人もおり，夢の中にいて，自分の考えや体を外から眺める傍観者であるかのように感じている。または，周囲の世界が非現実的で，夢のようで，ぼんやりとしたものであるように感じていることもある。解離症状には，フラッシュバックや，心的外傷的出来事の重要な部分を想起できないことも含まれる（上記の診断基準にも記載されている）。

6歳以下の子どもの心的外傷後ストレス障害の診断

　6歳以下の子どものPTSDの診断には以下のような特徴がある。
・実際にまたは危うく死ぬ，深刻な怪我を負う，性的暴行を受けることに，以下のうち少なくとも1つの方法で曝露する。

- ・心的外傷的出来事を直接体験する。
- ・両親や養育者などの重要な他者に起こった出来事を直に目撃する（コンピュータ，テレビ，映画，写真で見る場合は含まない）。
- ・両親や養育者に起こった心的外傷的出来事を耳にする。

・心的外傷的出来事の後，1か月以上にわたって，以下のうち少なくとも1つの侵入症状が存在する。

- ・反復的，唐突で，（現在の生活に侵入する）苦痛を生じさせる心的外傷的出来事の記憶（唐突に起こる記憶が苦痛を引き起こさないこともあるが，遊びで表現されることがある）。
- ・心的外傷的出来事の詳細や感情を反映する悪夢（子どもの場合，恐ろしい夢であっても，心的外傷的出来事と明らかなつながりのある内容でないこともある）。
- ・心的外傷的出来事が再び起こっているように感じる，またはそのように行動するフラッシュバック。遊びの中に表現されることもある。
- ・物，音，風景などの心的外傷的出来事の状況を反映する考え，記憶，その他の思い出すきっかけなどに曝露した場合の強烈で遷延した心理的苦痛。
- ・心的外傷的出来事の状況を反映する考え，記憶，その他の思い出すきっかけなどに曝露した場合の身体的反応（例えば，頻脈，めまい，冷や汗など）。

・以下の症状のうち少なくとも1つが存在し，それらは心的外傷的出来事を思い出させるものを回避する持続的な努力もしくは思考と感情のネガティブな変化を反映している。これらの症状は心的外傷的出来事の後に発現し悪化しており，1か月以上持続している。

- ・心的外傷的出来事を思い起こさせる活動，場所，物の回避，または回避しようとする努力。
- ・心的外傷的出来事を思い起こす人，会話，状況の回避，または回避しようとする努力。
- ・持続的な恐怖，罪悪感，悲しみ，羞恥心または困惑。
- ・以前は楽しんでいた活動への関心と参加の著しい減退，例えば遊びをしなくなる。

- 他者から孤立している。
- 幸福や愛情といったポジティブな感情を表すことがめったにない。
・心的外傷的出来事の後に発現し悪化した覚醒度と反応性の著しい変化で，以下のうち少なくとも2つが1か月以上にわたって存在する。
  - 人や物に対する言語的または身体的攻撃性で通常示される，（挑発されていない時での）いらだたしさと激しい怒り。例えば，激しいかんしゃく。
  - 過度の警戒心（危険性に対して厳戒態勢で，周囲を常に警戒している）。
  - 大きな音や突然の出来事に過剰に驚く。
  - 思考や注意に集中することが困難である。
  - 睡眠障害（入眠困難，睡眠持続困難，浅い眠り）。

これらの症状で大きな苦痛を生じており，両親，同胞，友人や他の養育者との関係が障害されたり，学校での行動が障害されたりする。それらは違法薬物，アルコール，治療薬，他の身体疾患によるものではない。PTSDの子どもたちの中には解離症状を示す者もおり，夢の中にいて，自分の考えや体を外から眺める傍観者のように感じている。周囲の世界が非現実的で，夢のようで，ぼんやりしているかのように感じていることもある。子どもたちの解離症状にはフラッシュバックも含まれる（これは上記の診断基準にも記載されている）。

◆ リスク因子

PTSDのリスク因子は3つのカテゴリーに分けられる。心的外傷前，心的外傷中，心的外傷後である。ソーシャルサポートと安定した家族が，子どもたちの発症リスクを防いだり減らしたりすることに役立つ。

心的外傷前の因子
- **気質**：6歳より前に情動の障害があった人たちは発症リスクが高い。これには心的外傷的出来事や，パニック症，うつ病，強迫症などの精神疾患を含む。
- **環境**：低い社会経済的地位，低い教育水準，家族内で心的外傷的出来事・離

婚・死を過去に体験したことがある場合，精神疾患の家族歴。
・**遺伝**：女性や若者は発症リスクが高い。

心的外傷中の因子
・**気質**：心的外傷的出来事の最中やその後に，解離症状があった人たちは発症リスクが高まる。
・**環境**：心的外傷的出来事の重篤度，生命が脅かされたと感じた程度，自身に危害が及ぶ程度，暴力の程度などに基づいてPTSDの発症の可能性が高まる。例えば，親に虐待された子どもや仲間の兵士の死を目の当たりにした兵士はリスクが高くなる。

心的外傷後の因子
・**気質**：健康的な対処スキルがない人たちや，急性ストレス障害を発症した人たちはPTSDの発症リスクが高まる。
・**環境**：心的外傷的出来事を思い出させるものに絶えず囲まれていること，さらなる生命の危機に直面していること，心的外傷的出来事によって経済的，その他の損失があることもPTSDの発症リスクを高める。

症例　軍人を退役後，極端な怒りの感情や不眠を訴えるようになった36歳男性

　ジャレドは36歳の既婚男性で，将校として従事していたアフガニスタンから帰還した退役軍人である。彼は退役軍人局の精神科外来クリニックを受診し，すぐに短気になると訴えた。
　ジャレドの症状にはコントロールのきかない激しい怒りがあり，死に直面した体験の考えや記憶が絶えず続くことや，戦闘時の鮮明な悪夢を毎週のように見ることで引き起こされた。これらによって眠れなくなり，不安が生じ，かつて友人と楽しんでいた趣味にも関心を失っていた。
　こうした症状すべては非常に苦悩を引き起こすものであったが，ジャレドが最も心配していたのは自分の極端な怒りだった。不機嫌になりやすいことで，割り込んできたドライバーとケンカになったり，列に並んでいた際に近づきす

ぎた人に悪態をついたり，たまたま彼を驚かせてしまった仕事仲間に対して「攻撃モード」に急に転換してしまったりした。最近の医師の診察では，診察室で知らぬ間に寝てしまったが，看護師が彼の足に触れただけで飛び上がって悪態をつき，彼女を脅した。このことは看護師と彼自身の両者を怖がらせることとなった。

　彼は自己防衛のために車内に拳銃を備えていたが，他人を傷つけるつもりはなかった。他の人を脅すようなことをした後は深く後悔しており，偶然にも誰かを傷つけてしまうかもしれないと心配していた。

　こうした時は軍隊にいて正門の前で見張り当番をしていた時を思い起こさせた。まどろんでいると，敵の迫撃砲が近くに撃ち込まれ，急に戦闘になったことがあったのだ。

　ジャレドは中西部の農家として何とか生計をやりくりしてきた愛情あふれる家庭に育った。20歳で米陸軍に入隊し，アフガニスタンに派兵された。軍隊に従事する前は，前向きで幸福だったと記していた。基本訓練やアフガニスタンでの最初の数週間は楽しんでいたというが，それも同僚の一人が殺されるまでだった。その時点で，関心のあることは，たとえ誰かを殺すことになったとしても，自分の仲間と自分自身が生きて故郷に帰ることだけとなった。楽天的な農家の少年から，怯えた過剰防衛する兵士へと，彼の性格も変わったという。

　一般市民の生活に戻り，大学を卒業し経営学修士の学位をとった。彼は一人で仕事をする必要があったため，自営の配管工を仕事として選んだ。7年前に結婚し，2人の娘の父となった。退役した時は，大工仕事をしたり，読書をしたり，平穏と静けさが得られたりすることを楽しみにしていた。

　ジャレドは心的外傷後ストレス障害と診断された。彼の主たる問題は，誰かに驚かされた時に生じる恐怖や怒りといった症状であった。びくびくとして，いつでも危険がないかと警戒をしていた。彼には侵入的な記憶，悪夢，フラッシュバックもあった。

　ジャレドは他人との争いのリスクを減らそうとして，対人交流や仕事の機会を失っていた。例えば，彼のMBA（経営学修士）を生かした仕事ではなく，配管工を仕事にするという決断には，個人的な空間を自分でコントロールしようと努めていることに大きな要因があると思われた。

◆ 治療

　PTSDをもつ人々は，様々な段階で異なるタイプの援助を必要とするかもしれない。家族や友人や聖職者による支援で回復していく人もいるが，多くの場合は良くなるためにはメンタルヘルスの専門的治療が必要となる。精神科医や他のメンタルヘルスケアの専門家たちは，PTSDの辛い症状を治療することに成功を収めてきた。様々な治療法が心的外傷とその苦痛を克服するために用いられてきた（詳細は第20章「治療の要点」，292頁を参照）。

・**薬物療法**：選択的セロトニン再取り込み阻害薬 selective serotonin reuptake inhibitor（SSRI）の抗うつ薬（例えば，パロキセチンやセルトラリン）が悪夢やフラッシュバックのようなPTSD症状の治療に役立つ。ベンゾジアゼピン系の抗不安薬（例えば，クロナゼパムやロラゼパム）も短期間であれば不安を減らすことに役立つ。α受容体遮断薬（例えば，プラゾシン）は悪夢を減らしたり睡眠を改善したりするのに役立つ。

・**認知行動療法（CBT）**：このタイプの精神療法ではリラクゼーション法を教えることで，痛ましい行動パターンや侵入的思考を変容させることに焦点をあてている。CBTでは，問題を引き起こしている考え方を特定し，再検討し，批判的に扱うことも行う。

・**催眠療法**：解離症状をコントロールできるように手助けすることは，PTSDの人々にとって大きな利益になる。心的外傷の出来事の影響力と催眠療法での注意を集中した状態を用いて，心的外傷的記憶を取り出し，それと直面化して，より明瞭で広い視点で見直す。

・**曝露療法**：このタイプの行動療法では，心的外傷体験（曝露）を注意深く繰り返して詳細に再体験することによって，安全でコントロールされた文脈で症状を引き起こすようにする。このことによって体験者は心的外傷から受ける極端な恐怖や苦痛に直面化してコントロールできるようになる。ある場合には，心的外傷的記憶に一度に直面化する（「フラッディング法（情動氾濫法）」として知られる）。別の場合には，最も深刻な心的外傷まで少しずつ取り組んだり，1回に心的外傷の一部ずつ取り扱ったりする（「脱感作法」として知られる）。

BOX 軍人やその家族が PTSD に対処するために

話し合うこと
- 家族が支援を探し求める。
- 同じような体験をした他の軍人と話してみる。
- メンタルヘルスケアの専門家と話してみる（対面形式か家族が立ちあう形式のいずれか）。
- 信頼でき尊敬できる人たちにアドバイスを得る。

バランスをとるよう努力すること
- アルコールを飲みすぎるなど，極端な行動は避ける。
- 支持的でポジティブな人たちを探し求める。

自分自身を大切にすること
- 適度な運動をし，適度な休養を取り，バランスのとれた食事をするなどといった健康的な行動をする。
- アルコールや違法薬物は避ける。これらは症状を改善せず，短期間覆い隠すだけである。

最愛の人たちを大切にすること
- 恋人，子ども，他の家族たちと一緒の時間を増やす。
- 自分のエネルギーの一部を，家族が自分たちの問題に対処するために集中する。

自分に休みを与えること
- 嫌なニュース，暴力的な映画やゲームに曝露することを制限する。
- 楽しいと思うことにもっと時間を集中させる。

他人を助けること
- 他の軍人やその家族が心的外傷に対処しているのを助ける。
- 他の人たちを助けることは，自分を助けることにも役立つ。楽しいと思うボランティア活動を探して携わってみる。

BOX 子どもが心的外傷に対処する際に役立つこと

子どもが心的外傷やストレスの多い出来事を体験すると，またそれが起きることを怖がることが多い。早期に治療や支援を受けることが大切である。両親や養育者，学校や友達からの援助も重要になる。本人単独や家族たちとの精神療法の

セッションの中で，そこで話をしたり，遊んだり，絵を描いたり，出来事について書いたりすることが，その恐怖を克服するために役立つこともある。子どもたちに安全であり，その感情は正常であるのだと確信させることが大切である。親がそこにいて話を聞いてくれ，注意を払って，愛してくれていると知るだけでも子どもにとって助けになる。

心身の健康を保つためのアドバイス

自分の体や感情を大切にすることで，心的外傷的出来事によって生じるストレスや不安を少しずつ和らげていくことができる。生活スタイルを変えることも役立つ。

- **家族や友人との交流を保つこと**：自分がPTSDを克服するのに，感情的なサポートをしてくれる最愛の人たちと話したり，一緒に過ごしたりできるよう親密なかかわりを続けるようにすることが役立つ。
- **心的外傷を体験した人たちのサポートグループに参加すること**：集団療法や話し合いのグループに参加することは，同じような出来事を体験した人たちを勇気づけて，経験やそれに対する反応を共有することができる。そのメンバーはお互いに，同じようなことをして，同じように感じていることを知ることができるようになる。
- **適度な運動**：ウォーキング，ジョギング，自転車，ウエイトリフティングなど，ほとんどどのような身体運動でも気分を高めたり，緊張を緩めたり，自尊心を向上させることができる。
- **違法薬物やアルコールは避けること**：PTSD症状に苦しむ多くの人は，アルコールや違法薬物に気晴らしを求めてしまう。これらは症状を悪化させ，治療を遅らせるだけである。

急性ストレス障害 Acute Stress Disorder

　心的外傷的出来事の後に一部の人たちに急性ストレス障害が生じる。急性ストレス障害を生じさせるような心的外傷的出来事は，PTSDのそれと同様である。実際に人が死ぬ場面，危うく死にそうになった場面，深刻な事故，暴力的な個人的攻撃，性的暴力や虐待，自然災害，戦争における戦闘などに遭遇することが含まれる。急性ストレス障害の症状の継続期間はPTSDのものよりは短い。

　心的外傷的出来事は，不安，恐怖，絶望感，嫌悪感などの強い感情を引き起こす。急性ストレス障害をもつ人々は，その心的外傷を再体験することが多い。なかには解離症状を呈する人もいて，感覚がなくなったり，茫然としたり，自分自身から離れたような感じがしたりする。物事が起きるのをスローモーションで見ているように感じることもある。

　この障害は心的外傷的出来事の後3日までは診断できない。症状が1か月以上続いた場合は，診断はPTSDへと変更する。ストレス反応は1か月を過ぎれば消えていくこともある。急性ストレス障害のある約50％の人たちはPTSDに進展する可能性がある。

　急性ストレス障害をもつ人たちの人数は，心的外傷体験のタイプによって異なる。車の事故の経験者では，13〜21％で発症する。暴行，レイプ，集団銃撃を経験した人たちでは20〜50％とより高率に発症する。女性は男性より多く診断される。これは暴力が女性に対して行われることが多いことが原因かもしれない。

 急性ストレス障害の診断

　次のような症状が存在すると，急性ストレス障害と診断する。
・実際にまたは危うく死ぬ，重傷を負う，性的暴力を受ける出来事への，以下の少なくとも1つ以上の形での曝露。
　・心的外傷的出来事を直接体験する。
　・他人に起こった出来事を直に目撃する。

- 家族や親しい友人に起こった出来事を耳にする。家族や友人が実際に死んだり，危うく死にそうになったりした場合，その出来事は暴力的なものであるか偶発的なものである必要がある。
- 心的外傷的出来事の不快感をいだく詳細について繰り返し曝露する（例えば，遺体を収集する救急隊員や，児童虐待の詳細に曝露する警官など）。仕事に関連するものでない限り，コンピュータ，テレビ，映画，写真による曝露には適用されない。
- 以下の5領域のいずれかの，以下の症状のうち9つ以上が存在する。心的外傷的出来事の後に発現または悪化している。それらは心的外傷後，最短でも3日および最長でも1か月持続する。

侵入症状
- 心的外傷的出来事の反復的で，唐突に起こり，苦痛をもたらす記憶。子どもの場合，心的外傷体験の主題や状況が表現された遊びを繰り返すこともある。
- 心的外傷的出来事の詳細や感情を反映する悪夢（子どもの場合，恐ろしい夢であっても，心的外傷的出来事に明確に関係しないこともある）。
- 心的外傷的出来事が再び起こっているように感じる，またはそのように行動するフラッシュバック（子どもの場合，遊びの中で表現されることもある）。
- 物，音，風景などの心的外傷的出来事の状況を反映する思考，記憶やそのほか思い起こさせるものに遭遇した際に起こる強烈なまたは遷延する心理的苦痛。

陰性気分
- 幸福，喜び，愛情などのポジティブな感情をもつことができない。

解離症状
- 周囲または自分自身の現実が変容した感覚（例えば，部屋の別の場所から自分自身を見ている，ぼーっとしている）。
- 心的外傷的出来事の重要な状況を思い出すことができない（それは頭部外傷，アルコール，違法薬物によるものではない）。

回避症状
- 心的外傷的出来事についての記憶，思考，または感情を回避しようとする努力。
- 心的外傷的出来事についての記憶，思考，または感情を呼び起こすもの（例えば，人，場所，物，行動，会話）を回避しようとする努力。

覚醒症状
- 睡眠障害（例えば，入眠や睡眠維持の困難，または浅い眠り）。
- 人や物に向けられる言語的または身体的な攻撃性で示される，（挑発されない時での）いらだたしさの行動と激しい怒り。
- 過度の警戒心（脅威または危険に対して警戒をしている，常に周囲をくまなく見渡す）。
- 集中困難
- 大きな音や驚きによる過剰な驚愕反応。

これらの症状は大きな苦痛をもたらしており，社会的，職業的または他の重要な領域における機能を障害している。これらは違法薬物，アルコール，治療薬，他の身体疾患，または短期精神病性障害によるものではない。

◆ リスク因子

急性ストレス障害を発症させるリスクを高める因子がいくつかある。
- **気質**：他の精神疾患の既往，悲観的な考え方，罪責感，絶望感，心的外傷的出来事に対する強い脅威の感覚，回避的な思考や感情に基づく対処スタイルのある人たちは発症リスクが高まる。
- **環境**：他の心的外傷的出来事に遭遇したことがある人たちは発症リスクが高い。
- **遺伝**：女性は発症リスクが高い。

映画館で突然銃撃を受けた二人の男女

心的外傷的出来事

　メアリーは映画を見に劇場へ行った。彼女が席につくと，スキーマスクをかぶった若い男が突然スクリーンの前に現れた。自動小銃を抱えて，観客に銃口を向けて撃った。多くの人が撃たれるのを目撃し，隣に座っていた女性も撃たれた。周囲の人たちは叫び始め，出口に殺到した。怯えながら，何とか出口に向かった。彼女は無傷で劇場から脱出し，駐車場まで出ると警察の車両が到着した。

　ロバートは同じ時間に同じ劇場にいた。彼も命懸けであった。椅子の列に隠れながら通路まではって進み，出口に急いだ。体中が血だらけになったが，怪我はなく脱出できた。

　2日後，メアリーとロバートはいずれも，自分の神経が衰弱していると思った。自分が生きていて無傷であることは嬉しかったが，まだ不安が強く，緊張状態であった。小さな物音にも飛び上がるように驚いた。狙撃についての最近のニュースをテレビで見続けた。その出来事の実際の映像が流れるたびに，パニック発作が起こり，冷や汗が出てきて，落ち着くことができず，考えを止めることができなかった。悪夢のために夜に眠ることができず，日中も銃撃，叫び声，自身の恐怖感についての記憶がよみがえり，それは持続的に侵入的で不愉快なものだった。

メアリーの2週間後

　メアリーは2週間でいつもの自分に戻ったように感じ，そのように振る舞っていた。銃撃を思い起こさせるもので，少しの間パニックになったり体の反応を引き起こしたりしたが，起きている間ずっとというわけではなかった。もはや悪夢は見なくなっていた。映画館で起きたことを忘れることはないだろうと思っていたが，彼女の生活のほとんどの部分は，通常に戻っていた。

ロバートの2週間後

　ロバートは2週間経っても改善していなかった。自分の感情を表現できず，喜びなどポジティブな感情をもつこともできなかった。小さな音にも飛び上がるように驚き，自分の仕事に集中もできず，まだ悪夢を見ることもあった。銃撃を思い起こさせるものは回避しようとしていたが，発砲の音や叫び声，椅子の後ろに隠れていた彼に，近くで撃たれた人の胸から出血した血がついた感覚を思い出した。彼の周囲や彼自身からも切り離された感覚があった。彼は自分

の人生が今回の心的外傷的出来事で変わってしまったと考えていた。

診断

　メアリーの反応は心的外傷的出来事への正常な反応であり，診断はされなかった。しかし，ロバートは急性ストレス障害と診断された。心的外傷的出来事の直後，ほとんどすべての人が動揺していた。たいていの人は2〜3日のうちに良くなり，普通の状態に戻ると考えられた。ショック，恐怖，悲しみ，混乱，集中困難，倦怠感，睡眠障害，驚愕反応，動悸，吐き気，食欲減退といった，銃撃後のメアリーの反応は心的外傷的出来事として正常なものである。約2週間後にはこれらの症状はなくなっていた。

　ロバートは急性ストレス障害となり，銃撃の後1か月の間，より強烈な症状が続いた。悪夢，フラッシュバック，睡眠障害，過覚醒などの生じる可能性のある14の症状のうち，彼は少なくとも9つは満たしていた。

◆ 治療

　認知行動療法（CBT）は急性ストレス障害に最も効果がある治療法の1つである。これによって症状が増悪したりPTSDへ進展したりすることを防ぐことに役立つ。

　他のタイプの精神療法も役立つと考えられている。支持的精神療法も心的外傷的出来事やストレスへの感情的反応を克服することに役立つ。自己催眠の訓練では，心理的苦痛に変わって，光が浮かんでくるような喜びの感覚を引き出すことができる。漸進的筋弛緩法やバイオフィードバックといったリラクゼーション法も役に立つ。バイオフィードバックは自身の身体機能を自らコントロールできるようにする方法である。筋緊張，皮膚温度，呼吸速度などの情報を装置で記録して，それを見ながら望ましい身体反応を学んでいく。このフィードバックで自分に変化を起こすこと（例えば呼吸速度を変えること）で，望ましい身体反応（例えば深い呼吸で体の緊張を減らす）を作り出せるようにする。PTSDの人たちに薦められている生活習慣は同じように急性ストレス障害にも効果がある。

　薬物療法も短期間であれば不安症状を和らげるために処方されることがある。これらはSSRIの抗うつ薬やベンゾジアゼピン系薬剤である。

適応障害 Adjustment Disorders

　生活の変化はたいていストレスを引き起こす。それが新しい仕事につくこと，新しい学校に行くことのような1つの出来事であろうと，結婚問題，経済的な困難，家族の死といったいくつかまとまりのある出来事であろうと同じようにストレスとなる。重病になったり，子どもが絶えずケンカしている親の近くにいなければならなかったりと，ストレスとなる変化が継続的な問題になることもある。数か月でその変化に適応する人たちもいる。

　より長い間苦痛を感じたり落ち込んだりしている場合，これらの症状が適応障害に至ることがある。適応障害の人たちは人生の変化で大変な時期を経験しており，様々な症状をもっている。例えば，抑うつ気分，自殺念慮，不安，仕事面での機能低下などである。こうした「傷ついているが何とか歩ける状態」では，治療や支援を必要とするほど重度な症状の場合もある。

　ストレスの多い出来事や状況が起こった後に，適応障害の症状は3か月以内に始まり，6か月で消失することが多い。米国の5〜20％の人たちは適応障害の症状のためにメンタルヘルスの治療を受けている。

　もし症状がうつ病やパニック症といった特定の診断に至る場合は，そのような診断を与えることになる。その場合は，ストレス要因が明らかに症状を生じさせているようであっても，適応障害とは診断しない。

 ## 適応障害の診断

　ストレスとなる出来事が始まった後3か月以内に，以下の症状の1つもしくは両方が存在する場合に診断される。
・ストレス因の種類に不釣り合いなほど強烈で持続する苦痛。これには抑うつ気分，不安，抑うつ気分と不安が合わさったものが含まれる。
・社会的，職業的，他の重要な領域での機能における大きな障害。

　これらの症状は他の精神疾患によるものではない。それらは最愛の人の死に対する正常な悲嘆反応ではない。ストレスとなる出来事が過ぎ去れば，さらに

6か月以上も症状が続くことはない。

◆ リスク因子

貧困，里親制度，十分な教育を受けられない環境などの不利な条件におかれていた人々は適応障害の発症リスクが高まる。ストレスの多い生活上の出来事に直面している人々も発症リスクが高い。

◆ 治療

適応障害のほとんどの人は治療で良くなり，多くの場合治療は短期間だけで済む。適応障害の治療の主な2つの手法は，精神療法と薬物療法である。

短期精神療法は，個人であっても集団であっても，ストレスとなる出来事がどうしてそれほど大きな影響を自分たちに与えたのかを学ぶことに役立つ。辛い気持ちや恐怖を言葉にすることは，ストレス因による苦痛を減らすことになり，適応障害の人々がよりうまく対処できるようにする。こうした関連に気づくと，対処技能を学ぶこともでき，将来のストレスとなる出来事に対処しやすくなる。

集団療法は同じような問題を抱える人たちとかかわることになる。グループの中にいることで，自分自身の問題をさらに学ぶことになり，新しい見方ができるようになり，感情の問題と向き合い，抑圧された感情を解放でき，孤独感が少なくなる。

薬物療法も症状を和らげることができるので，短期間使われることがある。最も多く処方されるのは抗うつ薬と抗不安薬で，効果があると証明されている。ほとんどの人は数か月間しか薬物療法を必要としないかもしれない。

他の心的外傷およびストレス因関連障害

これから説明する2つの障害は，重度のネグレクト（つまり，幼児や小児の時に必要な愛情や世話を十分に受けないこと）による心理的苦痛に子どもたちがどう反応するかが示されている。これらの障害が同じ原因を共有していると

しても，子どもの反応が内に向かったもの（反応性アタッチメント障害）か，外に向かったもの（脱抑制型対人交流障害）かを反映している。生後9か月以上の子どもに1年間以上，症状が存在した場合に診断される。

　これらの障害は栄養不良，言語や思考の遅滞とともに生じることもある。共有する重要な特徴が1つあり，それは子どもが以下の少なくとも1つの理由で必要な世話が極端に欠如していることである。

・社会的ネグレクト（両親や養育者からの安らぎ，かかわり，愛情が欠如している）。
・例えば里親制度などによる，主な養育者の頻回な変化。これにより養育者との安定的な関係性（愛着）を作ることが制限される。
・一定の養育者との親密な関係を築く機会が極端に制限された状況で養育されること（例えば，多くの子どもと少数の養育者で構成される施設）。

　家族療法や育児能力を向上させることで，両親や養育者がもっと頻回に安定的で愛情にあふれる世話（例えば，頻回に抱いてあげること）ができるように助けることができる。メンタルヘルスケアの専門家と子どもが健康的で思いやりのあるつながりをもつことも役に立つ。

◆ 反応性アタッチメント障害/反応性愛着障害
Reactive Attachment Disorder

　反応性アタッチメント障害は，幼児やとても幼い子どもたちが罹るものである。重要な特徴は，子どもとその世話をする大人との間に愛着がないか，とても少ないことである。この障害をもつ子どもたちは，苦悩していても，安らぎや支援や保護を求めて大人のところに行くことはめったにない。慰めても，子どもはほとんど反応しないようにみえる。子どもはほとんど幸せそうなところを見せず，引きこもりや抑うつ症状を示す。子どもを安心させ，抱きしめ，普通の関係を築くということができないままだと，この障害の症状は何年も続くことがある。里親制度や施設で育った子どもたちの10%未満にこの障害を認める。5歳以上の子どもを診断する際は注意が必要であり，行動が自閉スペクトラム症によるものではなく，5歳以前に以下の症状が現れている必要がある。

- 両親や養育者に対して，以下のような引きこもった，制限された行動パターンを頻回にとる．
  - 苦悩があっても安らぎをめったに求めようとしない，またはほとんどしない．
  - 苦悩があっても慰めにめったに反応しない，またはほとんどしない．
- 以下のうち少なくとも2つの対人交流・情動の問題が頻回に生じる．
  - 他者との対人交流・情動の反応が少ない．
  - 笑顔などのポジティブな情動が少ない．
  - 大人の養育者との間に，威嚇や害になることがなくても，唐突に示される苛立ち，悲しみ，または恐怖がある．

◆ 脱抑制型対人交流障害 Disinhibited Social Engagement Disorder

　この障害の子どもたちは，両親や養育者と同じように見知らぬ人とも交流する．見ず知らずの大人に対して，恥ずかしがったり，嫌がったりすることはなく，馴れ馴れしいぐらいの態度を示す．里親制度や施設で育った子どもたちの約20％程度にこの障害がみられる．10代まで続くと，対人交流の結びつきが目立つようになり，同世代の仲間との対立のリスクが高まる．成人において，この障害の報告はない．症状としては以下のようなものがある．

- 子どもが見ず知らずの大人に近づき，交流する際に，以下のうち少なくとも2つを頻回に示す．
  - 知らない大人に近づき，交流する際に恥ずかしがることが少ない，または全くない．
  - 見ず知らずの人に対して，とても良く話し，親しげな身体的行動をとる．
  - 不慣れな状況に出かける時でさえ，親や養育者を振り返ることが少ない，または全くない．
  - ほとんど，もしくは何のためらいもなく，見ず知らずの大人に進んでついていこうとする．

🔑 キーポイント

- 心的外傷的出来事は，人々が経験し目の当たりにする恐ろしいことを指す．

その出来事を経験したり，耳にしたりした人を動揺させ，恐れさせ，不安にさせる。ストレスはありふれた経験であり，緊張感や圧迫感を感じる。人によっては，大きなストレスにより，圧倒され，対処できないと感じることもある。

・心的外傷的出来事への反応の仕方は，人さまざまである。悲しみ，恐怖，罪悪感，羞恥心，怒りなどの強い感情が出てくることが多い。一般的にそうした感情は時間とともに弱まっていくものである。しかし，さらに長続きすることもありうる。心的外傷およびストレス因関連障害群はすべて，重篤な怪我，ネグレクト，死などの恐れや，実際に引き起こすような出来事や状況によって引き起こされる。

・心的外傷およびストレス因関連障害群のある人たちの治療に役立つ様々な選択肢がある。認知行動療法（CBT），催眠療法，曝露療法，抗うつ薬や抗不安薬による薬物療法，悪夢を減らす薬物療法などがある。

・心的外傷後ストレス障害（PTSD）を治療している人たちは，ステップを踏んでいくことで，症状を改善させ，ストレスを和らげることができる。家族や友人との関係を保つこと，心的外傷を経験した人たちのいるサポートグループに参加すること，適度な運動をすること，症状を悪化させる違法薬物やアルコールを避けること，などである。

・子どもが心的外傷的，もしくはストレスの多い出来事を経験すると，再度同じことが起こることを恐れることが多い。早期に治療や支援を受けることが，一生涯にわたって長期的な影響が出ることを防ぐために大切である。子どもたちには彼らは安全であり，彼らの感情は通常なものであると確信させるとよい。

第8章
解離症群/解離性障害群
Dissociative Disorders

　解離症群では，意識の正常な感覚に問題が生じて，自分であるという感覚，記憶や意識に影響が出てくる。解離は自分であるという感覚に異常が生じる意識の変容である。これは記憶や感覚を関連づける能力に影響を与える。解離症群では，正常な記憶と結びつくはずの出来事がバラバラに離れている。生活の普通の部分にも，軽い解離性の行動がある。例えば，ときに考えにふけったり，どこかへ車を走らせていて，途中の細かい道順を覚えていなかったりするのは普通のことである。しかし，解離症群では精神状態が大きく変容して，記憶に大きな隔たりが生じることもある。これが現実から逃避するための健康的ではない方法となることもある。

　本章で紹介する3種類の解離症は，解離性同一症，解離性健忘，離人感・現実感消失症である。当惑してこうした症状を他人に隠している人もいるかもしれない。心的外傷的出来事（例えば，過去や最近に起きた，継続的もしくは極端な虐待・暴力など）はいずれの障害でもリスク因子となる。解離性同一症や解離性健忘のある人たちは，自殺のリスクも高い。

　解離症群に対する治療にはいくつかのタイプがある。ひとつの標準的な治療法というものはなく，一人ひとりに合わせて治療が組み立てられる。本人が耐えてきた生活上の出来事やストレス，周辺環境，性格などを理解しているメンタルヘルスの専門家が治療を指導するべきである。これには精神療法，催眠療法，不安症状を和らげる薬物療法などがある。不安や抑うつ症状も解離症状と同時に併存することもある。特に，うつ病によく処方される選択的セロトニン再取り込み阻害薬 selective serotonin reuptake inhibitor（SSRI）などの薬物療法が役に立つ。

解離性同一症/解離性同一性障害
Dissociative Identity Disorder

　過去にこの障害は「多重人格障害」と呼ばれたこともあった。解離性同一症をもつ人たちは，複数のアイデンティティ（自我同一性）があるかのように感じ，そう振る舞う。時には，複数の性格があるかのように，他者と交流することもある。この障害の人たちは複数の異なるアイデンティティの存在を感じると言うかもしれない。一人の人の中に別々の人格があるようであり，それぞれが考え方に影響を与え合い，他者と交流する。

　解離性同一症の中には，突然自分が話したり行動したりしているのを外から見ている傍観者になったように感じ，その言葉や行動を止めることができなくなることもある。ある文化では，これは「憑りつかれた」のだと考えられており，霊や超自然的存在がその人から自身をコントロールする力を奪い取ったとされる。

　解離性同一症と診断されるのは，男性より女性が多い。この障害のある男性は解離症状や虐待の経験を否認することもある。この障害のある約70％の人たちは自殺を図る。頻回な虐待，重度な身体疾患，その他の精神疾患があると，解離症状もさらに悪化する。

 解離性同一症の診断

解離性同一症と診断されるのは以下のような場合である。
- その人の行動をコントロールする，少なくとも2つの明確なアイデンティティ（もしくはパーソナリティ状態）が存在している。
- 日常の出来事，個人情報，心的外傷的出来事の記憶に継続的な隔たりがあり，それは通常の健忘の度合いを超えている。
- こうした症状によって大きな苦悩が生じ，社会的，職業的，学業的または他の重要な領域での機能が障害されている。

　解離性同一症は，その行動が本人の属する文化や宗教で広く受け入れられて

いる場合や，心理的な苦痛をもたらしたり日常生活を障害したりしていない場合（例えば，霊的存在が人の考えや行動を導くという信念は受け入れられている）は診断されない。記憶の隔たりが治療薬，身体疾患，違法薬物やアルコールによるものである場合は，この障害は診断されない。

状況ごと（例えば，家にいる時とパーティに出ている時）に異なったパーソナリティ状態になったり，時には空想にふけったりするのは普通のことである。しかし，こうした性格や意識の変化が学校や職場や対人交流に問題をきたしている場合は，援助が必要になる。メンタルヘルスの専門家と症状について話し合う場を設けることは役に立つだろう。過去のストレスになった出来事への対処の仕方や現在の考え方に役立つような特別な精神治療が必要な場合もある。精神療法にあわせて抗うつ薬を用いることで，抑うつ症状を和らげたり，パニック発作を予防したりすることに役立つこともある。

解離性健忘 Dissociative Amnesia

　解離性健忘とは，通常であれば知っているか覚えているはずの個人情報を思い出せないという記憶の喪失を指す。健忘，もしくは記憶喪失は極端であり，自身の名前さえ思い出せないこともある。短期間であることが多いが，通常の物忘れの程度を超えている。解離性健忘があると，本人は困惑していることが多い。自分では記憶に問題があること自体を理解できないかもしれないし，気づいていたとしても少し変だと思うだけである。こうした症状は，子どもでも，10代の青年でも，成人でも起こりうる。この障害によって人間関係を築いたり保ったりすることができなくなる。

　解離性健忘にはいくつかのタイプがある。
- **限局性健忘** localized amnesia は最もよくみられるもので，ある時間枠の間に起きた出来事を思い出すことができなくなる。
- **選択的健忘** selective amnesia は，ある時間枠の間に起きた出来事のすべてではなく，一部の記憶が障害される。もしくは，出来事の一部分だけは思い出すことができる。

- **全般性健忘** generalized amnesia は，全生涯の記憶を完全に失っている状態になる。
- **系統的健忘** systematized amnesia は，ある種類の情報（例えば，ある一人の人に関連するすべての出来事）だけの記憶を喪失する。
- **持続性健忘** continuous amnesia は，新しく起こる出来事を忘れてしまう。

 解離性健忘の診断

解離性健忘は，以下のような場合に診断される。
- 心的外傷的またはストレスの強い性質をもつ個人情報を思い出すことができない。これは通常の物忘れの程度を超えるものである。
- 症状によって大きな苦悩を生じており，社会的，職業的，学業的，もしくは他の重要な領域における機能に障害が生じている。

この障害は，脳に損傷を引き起こすような外傷や疾患による健忘である場合には診断されない。治療薬や違法薬物，他の身体疾患，急性ストレス障害や心的外傷後ストレス障害などの他の精神疾患によっても健忘を引き起こしうる。こうした原因による健忘の場合は，解離性健忘とは診断しない。

極度の精神的ストレスによってこの障害は引き起こされる（戦闘による精神疾患を診断された軍人の5～14％に発症する）。健忘は自然に消失することもあるが，安全な状況がその回復を助ける。しかし記憶が回復することによって大きな苦悩をもたらしたり，心的外傷後ストレス障害を引き起こすこともある。記憶が戻った際に，メンタルヘルスの専門家がストレスの強い症状に対処したり，記憶喪失していた理由を理解したり，健康的な対処法を学んだりすることを助けることができる。

離人感・現実感消失症/離人感・現実感消失障害
Depersonalization / Derealization Disorder

離人感・現実感消失症をもつ人は自身やその周辺から切り離されて，外部の傍観者であるかのように感じる。この感覚が続くことで大きな苦痛を引き起こす。

離人感は自身全体，自らの考え，感情，身体，または行為から切り離される感覚である（「自分は誰でもない」）。夢のような状態を経験する人もいるし，ロボットのように感じる人もいる。内的に大きな苦痛をもっているにもかかわらず，他者には感情がない死体のように見えるかもしれない。

離人感は現実感消失と同時に起こることもあり，それは外界から離れた感覚である。時間が進むのが遅く感じたり，外界が非現実的にみえたりすることもある。

離人感・現実感消失の症状がある人たちは，映画を見ている誰か別の人であるかのように日常生活を経験していると感じている。周囲の人や起きている出来事はわかっているが，自分は映画の一部ではないと感じている。

離人感・現実感消失症のエピソードは数時間や数日と短いこともあれば，週や月や年の単位で一進一退することもある。この障害が40歳を過ぎて発症することは少ない。ストレス，不安や抑うつ症状の悪化，新しい場面，睡眠不足によって引き起こされることが多い。

離人感・現実感消失症の診断

離人感・現実感消失症は以下のような場合に診断される。
- 離人感，現実感消失，またはその両方の持続的なエピソードが存在している。
  - **離人感**：自らの考え，感情，身体，または行為について，非現実，分離，または外部の傍観者であると感じる体験。
  - **現実感消失**：周囲に対して非現実または分離した体験（例えば，人や物が非現実的で，夢のような，生気をもたないように見える）。

- そうしたエピソードの間，本人は自分の心の中や外界で起きていることを語ることができる。
- こうした症状は大きな苦悩を生じさせており，社会的，職業的，学業的，または他の重要な領域における機能の障害をきたしている。

　日常生活の中で，時には周囲の出来事から切り離されたように感じることがあっても，これは正常なことである。非現実や分離の感覚によって，日常生活に大きな支障をきたしており，重度の苦悩や不安を生じさせている場合に，離人感・現実感消失症と診断される。例えば医療処置や手術でも用いられる麻酔薬など治療薬や違法薬物によって，離人感や現実感消失を生じることはある。そのため，治療薬や違法薬物の使用，他の身体疾患（けいれん発作など），急性ストレス障害や心的外傷後ストレス障害など他の精神疾患によって症状が生じている場合にはこの障害は診断されない。

　人によっては，周囲の世界に近づく方法を見出すために特別な治療が必要なこともある。これによって症状を引き起こしやすい状況を特定し，どうにかして回避することができるようになる。これらの治療の選択肢には以下のようなものがある。
- 認知行動療法は，歪んだ考えに直面化して，非現実感を克服することを助ける。
- 自己催眠療法は，苦痛の感覚を光が灯るような喜ばしい感覚に置き換えるのに役立つ。
- 漸進的筋弛緩法やバイオフィードバックなどのリラクゼーション法も役に立つ。バイオフィードバック法によって，自身の身体機能をコントロールする感覚を得ることができる。筋緊張，皮膚温度，呼吸回数などの情報を機器に記録してそれを見ることで望ましい反応を学ぶ。このフィードバックによってある変化（例えば呼吸回数の変化）を起こせば望ましい反応（例えば，呼吸を深くすれば緊張が和らぐ反応）を得られるようになる。
- SSRIの治療薬が役に立つこともあるが，同時にリスクをもたらすこともある。離人感や現実感消失は，こうした治療薬の副作用でも起こりうる。

キーポイント

- 解離症は自分自身の感覚に異常をきたす意識の変容である。これによって記憶や知覚の結びつきがなくなってしまう。
- 時に軽い解離症状の体験をすることは普通のことである。例えば，考えにふけったり，どこかへ車を走らせてその行程を詳しく思い出せなかったりすることはある。これは解離症の症状ではない。
- 解離症群は本人の精神状態の大きな変容を引き起こす。出来事についての記憶に大きな隔たりも生じる。解離症状やその行動が続いたり頻回であったりし，社会的・職業的・学業的または他の領域における機能を障害し，苦悩を引き起こしている場合に初めて，本人もしくはその親しい人が援助を求めるべきである。
- 恥ずかしいからとの理由で，症状を隠し続ける人たちもいる。心的外傷的出来事（例えば，過去か直近かにかかわらず，持続的で極度の虐待や暴力など）はこの障害のリスク因子である。
- 解離症群に対していくつか異なるタイプの治療法がある。治療は，本人が経験した生活上の出来事やストレス，周囲の環境や性格を理解しているメンタルヘルスケアの専門家が常に決定するべきである。不安症状を軽減するには精神療法，催眠療法，SSRI などがある。治療薬の副作用がこの障害の症状に似ている場合もあるため，この障害に治療薬を用いる際は注意を要する。

第9章
身体症状症および関連症群
Somatic Symptom and Related Disorders

　身体症状症および関連症群では，顕著な身体的問題と健康上の懸念が強くあるために職業生活や家庭生活に支障をきたす。この障害があると，現実の健康問題，知覚されている健康問題，もしくは偽りの健康問題について，正常ではない考えや感情や行動が伴ってくる。例えば，健康に何らかの問題が生じると，実際の身体的問題の程度よりかなり大げさに心配してしまうことが多い。

　この障害をもつ人々には身体的な痛みや不快症状がある。彼らはこれらの症状を実際の身体的な問題と考えており，メンタルヘルスの問題ととらえてはいない。こうした心配が強いために，必要ではないかもしれない検査や手術を受けたり，治療薬を内服したりすることになり，それ自体がストレスや不満の源になってしまう。

　身体疾患と身体症状症を同時にもつこともある。健康上の懸念が強い人たちは，身体的な原因が見つからないからといって，身体症状症と診断されるわけではない。しかし，身体症状症の人たちの中には，症状の身体的な原因がないことが診断の重要な因子になることはある。身体症状症のリスク因子には，痛みへの感受性の高さや，小児期の虐待やネグレクトがある。

　DSM-5の新しい章である身体症状症および関連症群には，身体症状症，変換症，病気不安症，作為症の4つが含まれる。これらはいくつかの共通する特徴がある。例えば，メンタルヘルスケアに助けを求めるのではなく，身体的な治療を求めてクリニックや病院を受診することが多い。そして，いずれも身体的な健康への懸念が特徴的である。

・身体症状症では，身体的な不快症状の原因を説明してもらおうと助けを求める。

- 病気不安症では，何らかの身体的な不快症状が存在しているが，病気であること（もしくは病気になりつつあること）を持続的に心配していることが主な問題になっている。こうした不安によって，身体症状が存在していたとしても，それによって引き起こされる以上の日常生活の障害が生じている。
- 変換症では，突然の能力の喪失（例えば，麻痺やけいれん発作）を伴う身体的問題が起こり，救急外来や病院を救急受診することになる。
- 作為症では，身体的な問題がないことに気がついていたり，故意に自身で身体的問題を引き起こしていることを隠したりして，身体愁訴で助けを求める。

治療

　身体症状症および関連症群では，時にメンタルヘルスの治療を受けずに良くなったり，うまく対処できたりすることもある。身体的検査を受けて何の問題もないことがわかると，不安やストレスが消え去ってしまう人々もいる。検査をするだけで心配の要因を解消することには十分なのである。一方で，それでも苦闘を続けて，通常の生活機能を取り戻すのにメンタルヘルスの治療が必要な人たちもいる。症状の早期に治療を受けようとする人々は，治療もうまくいくことが多い。

　身体症状症および関連症群に対する主な治療目標は，医師と患者の間の信頼関係（治療同盟ともいわれる）を築くことである。この信頼関係のうえで，医師は不快症状が現実であることを認め，真剣に身体的な愁訴を取り扱うことになる。医師と患者は健康的な日常生活に戻ることを目指して協力することになる。

　身体症状および関連症群が複雑な疾患であることを理解してもらうよう教育することも大切である。いくつかの治療法が効果的であるとわかってきた。認知行動療法では，自分は病気であるという信念や，それに伴う行動に対処できるようになる。身体的な病気の原因が見つからないとしても，日常生活の対処法について前向きに考えるようにすることに役立つ。さらに，痛みへの対処法や，その痛みを悪化させる要因を把握できるようになる。集団療法では，自分

たちの症状について語り合うことだけでなく，症状の原因となっているストレスを扱うようであれば役に立つものとなるかもしれない。抗うつ薬の内服も，身体症状症および関連症群に伴う痛み，不安，いらだち，パニックを緩和することができる。

身体症状症 Somatic Symptom Disorder

　かつては身体化障害 somatization disorder と呼ばれた身体症状症は，複数の身体症状を生じる精神疾患である。慢性疼痛，吐き気，めまい，倦怠感，脱力感などがある。この障害をもつ人には長期間こうした症状があり，医師はこれらを説明できるいかなる健康問題や疾患も見つけることができない。

　身体症状症の人たちは，持続的に自身の健康について心配している。その健康上の懸念が，生活や人間関係において中心的な役割を担ってしまっている。たとえ検査で何も問題がないとしても，そうした症状は有害であり，健康状態が悪いのだと考えている。

　身体疾患として診断されないが，彼らはそうした症状を捏造しているわけではなく，本当に自分は病気であると信じている。そうした症状や痛みは現実のものであり，何か月も何年も長引くこともある。この障害をもつ人たちは身体的症状を引き起こす癌や感染があるのではないかと極度の心配や不安をもっていることが多いが，医師たちはそれを見つけることはない。こうしたおそれがあるため，原因を見つけて身体愁訴を解消してくれる誰かを何とか見つけようと，何人もの医師を受診することが多い。

　この障害は女性に生じることが多い。この障害をもつ人たちは他の身体疾患や，不安症，うつ病，パーソナリティ障害を併存することも多い。この障害は身体疾患をもつ人たちにもよくみられるが，その症状は本来の症状を超えており，持続している。例えば，治療が必要な胃潰瘍などの身体疾患をもつ人もいる。身体症状症のある人は，自身の持続する胃腸症状を苦痛に感じており，そのため生活が障害されており，胃潰瘍の通常の症状を超えた症状をもっている。身体疾患で通常起こる問題を超えた日常生活の問題（例えば，仕事に行けない日が多い）が起きていることもある。

身体症状症の診断

以下のような場合に身体症状症と診断される。
- 苦痛を引き起こしたり，日常生活に支障をきたしたりする，1つまたはそれ以上の身体症状。
- 身体症状またはそれに伴う健康上の懸念に関連した過度の思考，感情，行動。以下のうち少なくとも1つに当てはまる。
  - 症状の深刻さについての持続する考え。
  - 健康または症状についての持続する強い不安やストレス。
  - これらの症状または健康上の懸念に費やされる過度の時間と労力。
- 身体症状は良くなったり悪くなったりするが，少なくとも1つの症状が6か月以上存在する。

◆ リスク因子

以下のような因子が身体症状症の発症リスクを高めると信じられている。
- **気質**：人生に対して悲観的な見方をする人，よく怒る人，よく文句を言う人で罹患リスクが高まる。不安や抑うつがある人にも多くみられ，それらによっても身体症状が悪化する。
- **環境**：教育年数が少ない人，社会経済的地位が低い人，最近ストレスの多い出来事または心的外傷的出来事に遭遇した人などに多くみられる。家族内で同様の症状をもつ人も多い。

 ## 変換症/転換性障害（機能性神経症状症）
Conversion Disorder (Functional Neurological Symptom Disorder)

変換症は，1つ以上の症状が突然現れて，明らかな身体的原因がないのに意識，知覚，感覚，動作に変化をきたす障害である。

変換症の人には体の動きや感覚に生じる複数の症状が出ることが多い。歩行困難，脱力や麻痺，難聴や聴覚消失，失明，嚥下困難，けいれん発作，会話困難，意識消失，無感覚などはすべてよくみられる症状である。実際には脳内で

てんかん発作が起きていない場合もあるが，実際のてんかん発作が起こり，その最中に起こる体の震えや意識消失が変換症のほうに起こることもある。変換症の症状は，唐突な片側もしくは1つの手足の麻痺や脱力のように，急激に発症することが多い。急性発症するため，変換症で救急外来やクリニックを救急受診することになる。変換症は良くなったり悪くなったりを繰り返し，長期間継続することもある。変換症が急激に発症するのは精神的なストレスへの反応だろうと考えられているが，その心理的苦痛の要因が何なのかわからないことも多い。

　米国では，変換症は男性よりも2〜3倍女性に多くみられる。変換症の症状は10代や成人早期に初発することが多いが，いくつになっても発症することはある。変換症の症状は急性に発症し，短期間しか続かず，深刻な身体的問題によって起きた症状ではないと医師に安心させられると，治療せずに良くなることが多い。症状は急激に起こるが，急に消失し，普通の日常生活に戻ることができる。

　変換症の人たちは，パニック症などの不安症や抑うつ障害を併存していることも多い。離人感・現実感消失症をもつ人々も，突然の麻痺のような身体症状がある場合があり，それは変換症の症状であることもある。これらの疾患は同時に起こることもある。

 ## 変換症の診断

変換症は以下のような場合に診断される。
・少なくとも1つの感覚機能や身体動作に変化が生じる症状。
・検査や身体診察で症状の神経学的（脳に基づく）原因もしくは他の身体的原因がみつからない。

これらの症状は他の身体疾患や精神疾患によってうまく説明されない。これらによって大きな苦悩が生じており，社会的，職業的または他の日常的な機能に支障をきたす。

◆ リスク因子

以下のような因子が変換症の発症リスクを高める。
- **気質**：健康的な方法で問題や状況に対処しない人たちは発症リスクが高い。
- **環境**：小児期の虐待やネグレクトや，ストレスの多い生活上の出来事も発症リスクを高める。
- **遺伝**：同じような症状を生じる神経・脳疾患をもつ人は発症リスクが高い。例えば，非てんかん発作は，実際にてんかんのある人たちによくみられる。

変換症はうつ病やパニック症などの他の精神疾患の経過の途中で発症することも多い。

他の身体症状症および関連症群

◆ 病気不安症 Illness Anxiety Disorder

病気不安症の人たちは病気である，または病気にかかりつつあるという考えにとらわれている。持続する不安やストレスを引き起こすこの障害は，これまで「心気症 hypochondriasis」という用語が用いられていた。自分の健康について心配することに多くの時間と労力をかける。彼らは健康上のリスクになったり，病気の人に出会ったりする状況（例えば，旅行）を避けるようにしていることもある。ビタミンや他のサプリメント類を摂取するなど健康的な行動に集中して，多くの時間とお金をかけていることもある。身体的な診察や検査では問題がないとわかっているが，彼らは安心せず，健康であると信じられない。もし身体疾患があったとしても，そのストレスに比べれば，穏やかな症状であることが多い。

以下のような場合に診断される。
- 重い病気である，または重い病気にかかりつつあるという過度の心配。
- 身体症状は存在しない，または存在してもごく軽度である。他の身体疾患が存在する，または発症する危険が高い場合は，それに過度にとらわれてしまっている。

- 自身の健康についての過度な不安と頻回な心配。
- 病気の徴候を繰り返し調べるなど，過度に健康関連行動を行う。健康上の問題を確認したり，ないと判断したりする病院や医師を避ける。
- 病気へのとらわれは，少なくとも6か月は継続しており，パニック症，全般不安症，醜形恐怖症などの他の精神疾患によらない。

◆ 作為症/虚偽性障害 Factitious Disorder

　作為症をもつ人々は実際には病気ではなくても，身体疾患や精神疾患を捏造したり，そのふりをしたりする。症状について嘘をついたり，症状を出すために自分を傷つけたり，病気であるとみせかけるために検査結果を変えたりする。例えば，実際には起きていない最愛の人の死を取り上げて，抑うつ気分や自殺念慮を訴えることもある。時には実際の病気や外傷が存在することもあるが，その傷や痛みをわざと悪化させるようなことをする。例えば，わざと傷を細菌に曝したり，治らないように他のことをしたりすることもある。こうした行為によって，軽い病気が治るのを阻害し，より重症なものにしてしまう。そしてこうした傷や病気を悪化させている自分の行為については明かさない。

　以下のような2つのタイプの作為症の診断がある。

自らに負わせる作為症 Factitious Disorder Imposed on Self
- 身体的症状や精神的症状を捏造する，もしくは症状を引き起こすように自身を傷つける。
- 病気である，外傷を負っていると周囲に示す。

他者に負わせる作為症 Factitious Disorder Imposed on Another
- 他者（子どもや大人やペットなど）に身体的症状や精神的症状を捏造する，または症状を引き起こすように他者を傷つける。
- 世話をしている誰かが病気もしくは外傷を負っていると周囲に示す。
- 症状を生じさせた加害者が作為症と診断されるのであって，病気や外傷を受けた人や動物（被害者）ではない。

　いずれのタイプの作為症であっても，病気があると振る舞う明確な理由はない。問題を他の人のせいにすることで金銭を得るといった，病気や外傷を偽る

ことで報酬を得ることもあれば，利益がないこともある。この背景には，自身が病気であったり，病者を介護したりしていると振る舞うことで，助けや注目を得られることを心地よく感じるという複雑な理由がある。作為症と診断するには，本心から病気であると信じる妄想性障害のような他の精神疾患をもたないことが必要である。

　作為症の人々は自身でメンタルヘルスの治療を求めないことが多い。どの治療法が最も効果があるかを示した研究はない。精神科治療薬が役立つ証拠も示されていない。支持的精神療法やバイオフィードバックで効果があったとする報告がある。バイオフィードバックは自身の身体機能をコントロールする能力を得る方法である。筋緊張，皮膚温度，呼吸回数などの情報を計器で記録し，それを見ることで望ましい反応を学ぶ。このフィードバックによって，ある変化（例えば，呼吸回数を変える）を起こせば，望ましい反応（例えば，深く呼吸することで緊張を和らげられる）を作り出せるようにする。

キーポイント

・身体症状症および関連症群では，実際の健康問題，知覚された健康問題，偽りの健康問題についての正常ではない考え，感情，行動が生じる。それぞれに共通する特徴がある。例えば，メンタルヘルスの治療を求めるのではなく，身体的な治療をするクリニックや病院を受診することが多い。いずれも身体的健康への懸念が大きな特徴である。

・身体症状症および関連症群では，時にメンタルヘルスの治療なしによくなったり，うまく対処できたりすることもある。医学的検査で身体疾患の徴候がないことがわかると，健康上の不安やストレスは消失する人もいる。検査で懸念の原因を十分に解消できる。

・一方で，しばらくの間苦しみ続ける人もおり，通常の生活機能を取り戻すのにメンタルヘルスの治療を要する人もいる。治療には医師と患者の間の信頼関係が含まれる。医師はその人の不快症状が真実であると認め，真剣に訴えに耳を傾ける。医師と患者は協働して，健康的な日常の生活機能を取り戻すことを目指す。

・身体症状症および関連症群は複雑な医学的疾患であると理解するように教育

することも大切である。認知行動療法は，病気をもっているという信念やそれによる行動に対処するために役立つ。こうした療法で，身体症状を生じさせる医学的な原因がみつからないとしても，日常生活に対処するよう前向きに考えるようになる手助けをする。痛みへの対処の仕方や，痛みを悪化させている要因を教えることもある。
・抗うつ薬も身体症状症および関連症群に伴う痛みや，不安，いらだち，パニックを和らげることができる。

第10章
食行動障害および摂食障害群
Feeding and Eating Disorders

　摂食障害は，食事のとり方や栄養の吸収を乱す慢性的な食習慣の問題である。これらによって身体的な健康は損なわれ，思考，感情，対人関係にも悪影響が出てくる。自身の体重や体形を過剰に心配していることが多い。米国で毎年数百万人が摂食障害にかかっており，12～35歳ぐらいの少女や女性に多い。

　摂食障害の主な3つのタイプは，神経性やせ症，神経性過食症，過食性障害である。摂食障害は新しいもので，若さや美しさへの文化的な強迫観念を反映したものと考える人もいるが，実際には何世紀も昔から存在していた。

　多くの場合，不安症，抑うつ障害，パニック症，強迫症，物質使用障害などの他の精神疾患と併存している。摂食障害の発症には遺伝も何らかの役割を担っているようだが，家族歴がない多くの場合でも発症する。

　神経性やせ症，神経性過食症，過食性障害以外にも，本章では3つの障害を紹介する。異食症，反芻症，回避・制限性食物摂取症というこれらの食行動の障害は小児期に初発することが多く，食行動が障害される。

 ## 治療

　摂食障害は，精神面と身体面の健康には密接なつながりがあることを示している。摂食障害は，栄養不良や心臓疾患などの重篤な健康問題にもなりうる。適切な身体とメンタルヘルスの治療が行われれば，摂食障害をもつ人たちの命を救うこともできる。健康的な食習慣を学び，体重を正常範囲内に戻し，過食エピソード（短時間にたくさん食べること）と，排出エピソード（過食行動の影響を弱めようと，自己誘発嘔吐，緩下剤，利尿薬，浣腸を用いること）をコ

ントロールしていくことが治療になる。

　摂食障害による重篤な健康問題のために，神経性やせ症，神経性過食症，過食性障害のいずれの治療計画にも，まず身体状態の評価が必要になる。身体診察，血液検査，骨粗しょう症（摂食障害でよくみられる骨が細くなること）を評価するX線検査などを行う。

　摂食障害の種類によって目的は少し異なることもあるが，治療自体は同様である。神経性やせ症では，健康的な体重に戻すことが第一である。神経性過食症では，過食と排出のサイクルを止めることが鍵になる。過食性障害では，過食エピソードを止めることが大切である。

　体重を戻すこと，過食エピソードと排出エピソードを防ぐこと，そして精神療法が，治療の中心である。認知行動療法は，摂食障害に関連する思考・感情・行動に対処するために役立つ。集団療法や家族療法も，健康的でない食行動を生じさせる要因になる何らかの関係性の問題や対立を解決することに役立つ。

　抗うつ薬，抗精神病薬，気分安定薬といった治療薬も時に用いられる。これらによって治療を遅らせることになりうる，うつ症状，精神病症状，不安定な気分を和らげる。

　栄養相談も，食事や食習慣を管理していくことに役立つ。栄養士などの専門家が栄養の体への影響や，毎日三食の健康的な食習慣への戻し方を説明することができる。こうしたことで，身体的な健康や健康的な食習慣を立て直すことができる。

♥ 心身の健康を保つためのアドバイス

　精神的にも身体的にも健康を取り戻すために，摂食障害を克服することが第一の目的になる。メンタルヘルスケアの専門家や治療チームの作る治療計画に加えて，以下のようなステップも役に立つ。

- **小さな目標を立てて達成してしまうこと**：一日三回食事をすることでも，新しい活動を試してみることでもよいので，とにかく何かしら行動を変えてみることが良い出発点になる。
- **サポートネットワークを作ること**：同じように障害を克服しようとしている

他の人と一緒にサポートグループに参加することも役立つ。米国では神経性やせ症・関連障害協会や摂食障害協会が，近くのグループやオンラインのフォーラムを案内している。こうした団体は，電話やインスタントメッセージや電子メールによるヘルプラインも行っている。
- **肯定的な身体イメージを受け入れる練習をしてみること**：摂食障害をもつ人には，体重や外見には関係のないところで，自分自身の気に入っているところを10個書き出してみることが役立つ。そのリストをよく読み，体やその体の一部だけでなく，人間全体として自分を見るようになることが回復（リカバリー）の鍵になる。

神経性やせ症/神経性無食欲症 Anorexia Nervosa

　神経性やせ症では，食事摂取を自ら極端に制限する。他人にはやつれて見えても，本人は体重増加や肥満に対する強い恐怖を抱いている。自分を肥満や太りぎみだと思っていて，その恐怖は体重減少によっても和らがない。実際には体重が落ちるにつれて，体重増加への心配は強くなっていく。いつも自分の体重や体型を気にして，特定の食べ物だけを少量とるのみである。体重増加の恐怖から他人の言うことを認めようとしない。体重と体型に対する自分の見方に基づいて自尊心が成立している。

　神経性やせ症は毎年約0.4％の少女と若い女性がかかっている。男性の10倍多く女性にみられる。体格指数（BMI）は身長から体重を評価する有効な指標である（成人のBMIチャートは**図10-1**を参照）。神経性やせ症のDSM-5診断では，世界保健機関（WHO）による重症度の評価を用いている。

　児童や10代の若者では，体重減少ではなく，正常体重を達成できなかったり，正常発達を維持できなかったりすることでも診断される。成人では，これまでの体重の経過，体質，身体的健康も診断の際に検討される。

　神経性やせ症には2種類ある。一つ目は摂食制限型と呼ばれ，ダイエット，断食，過剰な運動によって体重減少を維持する。一日に数百キロカロリーや水しか摂取しなかったりする。二つ目は過食・排出型と呼ばれ，過食エピソード

BOX 健康的な体重とは

現代の文化は，外見にとらわれすぎているようにもみえる。これによって，健康的ではないやせ願望を促していることもある。テレビの映像や雑誌の写真を見ていると，健康的な体重がどのようなものか，多くの人がわからなくなっていると思われる。このようなとき，専門家が用いるのは，体格指数 body mass index (BMI) に基づいた答えである。BMI は年齢と身長と体重から導き出される数値である（成人の BMI チャートは図 10-1 を参照）。これがやせぎみ，正常，太りぎみ，肥満と定義するための信用のある評価基準である。

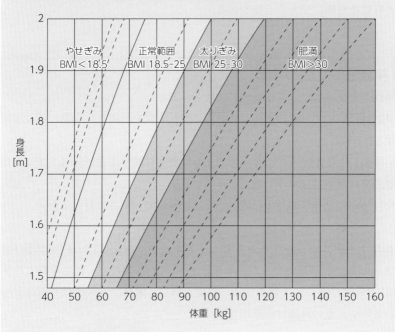

図 10-1　成人用 BMI チャート

（短時間に大量の食事の摂取）や，その影響を弱めるための排出（自己誘発嘔吐，緩下剤，利尿薬，浣腸の使用）がある。

神経性やせ症が，思春期前や 40 歳以降に始まることは少ない。大学入学のために一人暮らしをするなど，ストレスとなる生活の出来事の後に起こること

が多い。たった1回のエピソードの後，治療によって回復する人もいるが，再発を繰り返して，同じような健康を害する食行動に戻ってしまう人もいる。こうした慢性的な場合，数年にわたり罹患しており，深刻な健康問題をきたすこともある。最も重症な例では，自ら招いた飢餓状態によって亡くなることもある。

極端な体重減少のために，家族によって医師のところへ連れてこられることが多く，自ら体重減少を主訴に医師を訪れることは少ない。神経性やせ症の本人は，何も問題はないと言うことが多いので，家族がこれまでの体重の減り方や他の特徴を医師に伝える必要がある。

神経性やせ症の診断

神経性やせ症は次のような場合に診断される。
・食事制限によって，その年齢と身長で正常な下限を下回る，有意に低い体重に至っている。
・低い体重にもかかわらず，体重増加または肥満に対する強い恐怖，まはた体重増加を妨げる持続する行動がある。
・自分の体型の見方における問題，または低体重の深刻さに対する否定。

どれだけ痩せているかが本診断の重症さを示す。次に挙げるのがWHOによる成人の重症度の評価である。子どもと10代の若者では，同じ年齢と性別のBMIデータに基づいて評価する。職場，学校，家庭，友人関係で問題が生じている場合，その評価は重症になる。
・軽度：BMI ≧ 17
・中等度：BMI = 16〜16.99
・重度：BMI = 15〜15.99
・最重度：BMI < 15

◆ リスク因子

これまでの研究では、いくつかの要因が神経性やせ症の発症リスクを高めることが示されている。

・**気質**：小児期に不安症や強迫的傾向がある。
・**環境**：やせていることが大切であるとする文化圏に住んでいる。モデル、ダンサー、スポーツ選手など、やせていることを促す領域で働く人たちは、リスクが高くなる。
・**遺伝**：第一度親族（両親や同胞など）に神経性やせ症をもつ人がいることは発症リスクを高める。

症例　食事を減らし続けている16歳少女

　ヘレナは、両親と妹と4人暮らしの16歳の少女であった。10代になって体重は正常範囲だったが、体重と体型について深く悩んでいた。出会った他の少女や女性たちの体重と比較して、自分は太りすぎていると判断することが多かった。

　ヘレナは鏡で体をよく見ていた。横腹の皮膚をつまんでみたり、両方の太ももがくっついていることに気づいたりしていた。14歳ごろにダイエットを始め、最初は途切れ途切れだったが、次第に継続してするようになった。15歳になると菜食主義になることに決め、食事からたくさんの食品を排除するようになった。15歳の時の身長は167 cmで57 kgだったが、16歳の誕生日を迎える頃には50 kgになっていた。

　体重が減少することで悩みは軽くなるかと思ったが、実際にはまだ太りすぎだと考えていた。一日中自分のことを考えて過ごすようになり、ほとんどの時間を体重に悩むことで費やした。体重を気にすることに時間をとられ、学校の勉強をしたり友人と楽しんだりする時間はなくなっていった。孤独になり、体重を減らし続けた。

　両親も娘の体重減少やその行動を心配するようになっていた。両親同士で話し合い、ヘレナの食事の際の食行動を注意してよく見るようになり、もっと食べるように促したがうまくいかなかった。体重は減り続け、6か月後には44 kgまでになった。

> ヘレナはかなりやせているようにみえた。ほとんど引きこもっていて，誰とも話そうとせず，ただ茫然としていた。弱っているように見えたが，1日2回は激しい運動をしていた。座ってリラックスすることはせずに，立って歩きまわっていた。心配した両親はヘレナを連れてかかりつけ医にみせることにした。
>
> ヘレナは，神経性やせ症，摂食制限型と診断された。食事をほとんどとらないこと，低体重（BMI：15.8），頻回な運動，やせているにもかかわらず体重を気にし続けていること，はこの診断の明らかな特徴である。

神経性過食症/神経性大食症 Bulimia Nervosa

神経性過食症の人は，しばしば過食をするが，その量は衝撃的なこともある。糖類・炭水化物・脂質の高い，数千キロカロリーにもなる食べ物をとることもある。とても早く食べ，ほとんど味わうことさえなく飲み込んでいる。多くの場合は，誰かに止められたり，眠ってしまったり，限界を超えた胃が痛んだりして過食が終わりになる。

神経性過食症では，少しやせぎみであったり，正常範囲の体重であったり，太りぎみであったり，肥満でさえあったりと，体重は様々である。ダイエットをしていることも多く，体重を低く抑えるために過剰な運動をしていたりするが，神経性やせ症の人たちほど低体重ということはない。

過食をしているときは，抑制できない感覚がある。過食の後には胃痛や体重増加への恐怖のために，嘔吐したり緩下剤を使ったりして排出する。このサイクルが週に数回，極端な例では一日に数回繰り返される。過食と排出が定期的に繰り返されると，消化器系が損傷する。頻回に嘔吐することで，頬やあごが腫れてきたり，胃酸によって歯が腐食したり染みがついたりすることもある。

過食と排出を何とか隠そうとすることもあり，体は深刻にやせていないので，家族や友人も気づかないことがある。早期発見・早期治療することが，回復の可能性を高める。

米国の10代の少女や若い女性の1〜2％が神経性過食症にかかっている。この障害の80％は女性である。

神経性過食症の診断

次のような点を満たすと神経性過食症と診断される。
- 反復される過食エピソード。以下の2つの両方によって特徴づけられる。
  - はっきり区別される時間帯に（例えば2時間以内），ほとんどの人が同じ時間内で食べる量よりも明らかに多い食べ物を食べる。
  - そのエピソードの間は，食べることを抑制できないという感覚（食べることをやめることができない，または，食べる量を抑制できないという感覚）。
- 体重増加を防ぐための健康を害する頻回な排出行動（自己誘発性嘔吐，緩下剤，利尿薬，絶食，過剰な運動など）。
- 過食と排出行動がともに，平均3か月間にわたって週1回以上は起こっている。
- 体重増加と体型への極端な心配。

診断のためには，こうした症状が神経性やせ症のエピソードの期間以外でも起きている必要がある。週に平均した不適切な排出行動の回数が多ければ，重症であるということになる。職場，学校，家庭，友人関係で問題が生じている場合は，その評価はより重症になる。
- 軽度：週に平均して1～3回の排出行動。
- 中等度：週に平均して4～7回の排出行動。
- 重度：週に平均して8～13回の排出行動。
- 最重度：週に平均して14回以上の排出行動。

◆ **リスク因子**

いくつかの因子が神経性過食症の発症に役割を果たしているようである。
- **気質**：体重を心配しがちである人，低い自尊心，抑うつ症状，社会不安症のある人，子どもの頃に全般不安症のあった人。
- **環境**：やせていることが理想であると信じている人は，体重を気にしがちである。子どもの時の性的虐待や身体的虐待の被害者は，発症リスクが高ま

る。ストレスの多い生活上の出来事が続くこともリスクを高めることがある。
- **遺伝**：子どもの時の肥満や，早熟（早期に思春期を迎えること）も発症リスクが高い。第一度親族（両親や同胞）に摂食障害をもつ人がいると発症リスクが高くなる。

 過食性障害 Binge-Eating Disorder

　過食性障害をもつ人は，大量に食べ物を食べるが，この過食は他人に知られずに行われることが多い。食べることを抑制できない感覚があり，食べ終わると，恥ずかしさや罪責感を感じてしまう。神経性過食症と違って，過食エピソードは，嘔吐などの排出行動と一組にはなっていない。

　正常範囲の体重から肥満まで，どのような体重の人でも過食性障害になりうる。研究によれば，肥満の人よりも，高いカロリーを口にしており，日常の生活機能は低下していて，全体的な生活の質（QOL）も低いとされる。

　他の摂食障害と比べると，男女差が小さい。米国では毎年約1.6％の女性，約0.8％の男性がかかっている。どの人種や民族でも同じように女性が多く罹患する。

　過食性障害は，双極性障害，抑うつ障害，不安症，物質使用障害などと併存することもある。

 過食性障害の診断

　過食が平均3か月にわたって週1回以上あり，以下のような症状が存在する場合に診断される。
- 反復される過食エピソード。以下の2つの両方によって特徴づけられる。
  - はっきり区別される時間帯に（例えば2時間以内），ほとんどの人が同じ時間内で食べる量よりも明らかに多い食べ物を食べる。
  - そのエピソードの間は，食べることを抑制できないという感覚（食べることをやめることができない，または，食べる量を抑制できないという感

覚)。
・過食エピソードは,以下のうち3つ(またはそれ以上)のことと関連している。
  ・通常よりずっと早く食べる。
  ・苦しいくらい満腹になるまで食べる。
  ・空腹を感じていないときに大量の食べ物を食べる。
  ・どれだけたくさん食べているか恥ずかしく感じるために一人で食べる。
  ・後になって,自己嫌悪,抑うつ気分,または強い罪責感を感じる。

過食は神経性過食症や神経性やせ症の期間以外にも起こっており,苦悩の原因になっていることが診断には必要である。過食エピソードの回数が重症度を示す。職場,学校,家庭,友人関係で生じている問題があると,その評価はより重症となる。
・軽度：週に平均して1〜3回の過食エピソード
・中等度：週に平均して4〜7回の過食エピソード
・重度：週に平均して8〜13回の過食エピソード
・最重度：週に平均して14回以上の過食エピソード

◆ リスク因子

家族内で伝わっているようであり,遺伝的なつながりや学習されている行動を示している。

 他の摂食障害

これらは小児期に初発することが多く,食行動が乱れている。10代や成人になって起こることもある。これには異食症,反芻症,回避・制限性食物摂取症がある。

◆ 異食症 Pica

異食症では，習慣的に非食用物質を食べることがある。塗料片，紙，チョーク，髪の毛，ベビー・パウダー，洗濯用のり，泥，氷など，栄養のないものが対象になる。毒性があったり胃や腸を傷つけたりすると身体に害がありうる。小児期，10代の若者，成人のいずれにでも起こりうる。妊娠した女性もこうした非食用物質を欲しがることがある。鉄欠乏性貧血のような何らかの妊娠中の栄養素の欠乏がこれを引き起こしていると考えられている。異食症は，以下のような症状が存在していると診断される。

・少なくとも1か月間にわたり，非栄養的非食用物質を持続して食べる。
・非食用物質を食べることは，その人の発達水準からみて不適切である（例えば，3歳以下の子どもは，様々な非食用物質を食べたり口に入れたりするが，これは10代の若者や成人では普通のことではない）。
・その摂取行動が，文化的に容認される慣習の一部ではない。

異食症は，知的能力障害，自閉スペクトラム症，妊娠などとともに生じることもある。

◆ 反芻症/反芻性障害 Rumination Disorder

反芻症では，（食べ物を胃から口に）吐き戻しを繰り返して，その食べ物を再び噛む。これを吐き気や不快感なく行う。週に数回以上，場合によっては毎日行っている。

いかなる年代にも起こりうる。リスク因子は，社会的接触の欠如，ネグレクト（親が子を放置する虐待の一種），ストレスの多い生活上の出来事，親子関係の問題などが考えられている。知的能力障害をもつ人々はより発症リスクが高い。幼児に起きる場合，生後3か月くらいから出現する。10代の若者や成人ではその吐き戻しを，口を手で覆ったり咳をしたりして，ごまかそうとすることもある。吐き戻しと反芻は，自分を落ち着かせる働きがあるようであるが，継続すると成長や学習に問題をきたしたり，重度の栄養不良に至ったりすることもある。以下のような場合に診断される。

・週に2～3回，もしくは少なくとも1か月間にわたりほとんど毎日，食べ物の吐き戻しを繰り返す。吐き戻された食べ物は，再び噛んだり，飲み込んだ

り，吐き出されたりする。
・その繰り返される吐き戻しは，消化器系または他の医学的疾患によるものではない。

その行動は，他の摂食障害の症状として生じているものではない。知的能力障害，もしくは他の小児期の障害など何らかの精神疾患の症状の一部として起こることがある。

◆ 回避・制限性食物摂取症/回避・制限性食物摂取障害
Avoidant/Restrictive Food Intake Disorder

回避・制限性食物摂取症では，摂食を回避もしくは制限することで，適切な栄養または体力の要求が満たされていない。成人よりも子どもによくみられる。食べることや食べ物自体が好きではないようである。ある食べ物を消化することに問題があったり，ある色や質感の食べ物を避けたり，ある食べ物の臭いに耐えられなかったりする。以下のような症状がある場合に診断される。

・食べることへの無関心など，摂食または栄養摂取の障害によって適切なカロリーや栄養がとれない。以下のうち1つ（またはそれ以上）を伴う。
  ・有意な体重減少（または子どもにおいては，年齢に応じた身長や成長の到達が遅延している）
  ・有意な栄養不足
  ・経腸栄養または経口栄養補助食品への依存
  ・社会的機能の障害（例えば，職場の昼食を避ける，食べ物が出る社交行事で友人や家族に会うことも避ける）

この障害は食べ物の不足や，文化的に容認された慣習によるものではない。こうした症状は，他の摂食障害による症状で起きているのではない。そして他の精神疾患や身体疾患によるものでもない。

🗝 キーポイント

・摂食障害は，精神面と身体面の健康の密接なつながりを示している。栄養不

足や心臓疾患のような重篤な健康問題にも発展しうる。適切な身体面と精神面の治療がこうした障害をもつ人々の命を救うことになる。
- 栄養指導は，食事や食習慣をうまく行っていくために役立つ。栄養士などの専門家は，栄養が体に及ぼす影響や，日に三回の健康的な食事パターンへの戻し方を教えてくれる。身体的な健康や健康的な食習慣を立て直すことに役立つ。
- 体重を戻すこと，過食と排出のエピソードに歯止めをかけること，そして精神療法を受けることが，治療の中心になる。認知行動療法は，摂食障害に関連する思考・感情・行動に対処することによく用いられる。集団療法や家族療法は，健康を害する食行動を生じさせているかもしれない何らかの対人関係の問題や対立を解決することに役立つ。
- 抗うつ薬，抗精神病薬，気分安定薬などの治療薬も時に用いられる。これによって，治療を遅らせることもある抑うつ症状，精神病症状，不安定な気分を和らげることができる。
- メンタルヘルスケアの専門家や治療チームが作った治療計画とともに，次のようなステップも摂食障害に効果がある。小さな目標を作って実現させること，サポートネットワークを作ること，自分の体型イメージと自己イメージを前向きに受け入れること。

第11章
排泄症群
Elimination Disorders

　排泄症群をもつ人々は，排尿，もしくは排便に問題がある（それぞれ，遺尿症と遺糞症と呼ばれる）。尿や便をベッド，衣服，他の不適切な場所に排泄してしまう。どちらの障害も日中もしくは夜間に起こる。どちらか一方だったり，両方の障害を同時にもったりすることもある。これらの障害は，排泄の訓練がなされる年齢を過ぎた子どもに初めて診断されることが多い。10代の青年や成人に診断されることはほとんどない。

　これらの障害の原因はわかっていない。身体疾患や治療薬が腸や膀胱の機能に影響して問題を起こすこともありうる。そのため，医学的問題を除外するためにも医師の診察を受けることは重要である。医学的問題が解消すると，排泄症も多くは解消する。

　これらの障害がDSM-5に含まれているのは，排泄訓練の問題やストレス（例えば，学校が始まることや兄弟の誕生など）によって生じることもあるからである。彼らは，排泄訓練がなされる年齢を過ぎてから診断される。こうした行動の多くはわざとではないが，時にわざとのこともある。この点がこうした行動の感情的，心理学的な面を示している。どのような理由があるにせよ，これらの障害は子どもとその親に大きな苦悩をもたらす。

　これらの障害は成長するにつれて治療なしに自然に解消されることがほとんどである。もし恥ずかしさを感じたり，当惑したり，罪の意識があったり，他に生活上のストレスや心配を抱えていたりする場合は，精神療法が役立つ。もしわざと行われている場合，精神療法によってそうした行動の感情面の原因に対処することができる。精神療法の一種である行動療法では，親と子どもがともに行動を変えて新しい技能を学ぶ方法を提供する。親とその子どもは一緒に

取り組むことのできる新しい習慣を学ぶことができる。新しい技能が習得されると，親の援助，愛情，落ち着いた態度は，子どもが膀胱や腸をコントロールし，トイレの使い方を学んでいくのに大いに役立つ。

遺尿症 Enuresis

遺尿症では，ベッドや衣服，その他の不適切な場所に排尿してしまう。遺尿症は，水分の取りすぎ（特に就寝前）によって起こったり，悪化したりする。

日中や夜間に排尿をコントロールできたことが一度もない子どもたちの症状は，一次性遺尿症と呼ぶ。排尿コントロールをして少なくとも1年経った後にベッドを濡らしてしまう子どもたちの症状を，二次性遺尿症と呼ぶ。最もよくみられるタイプは，夜間にベッドに排尿してしまうものである。日中に起きるのが2番目に多い。偶然，コントロールが効かずに排尿してしまうことが最も多いが，稀にわざと行うこともある。

遺尿症は子どもによくみられる。5歳児では女児の約3％，男児の約7％にみられ，10歳児では女児の2％，男児の3％にみられる。夜間のおねしょは男児によくみられ，日中に排尿の自制が効かないことは女児に多い。この障害は5〜8歳の子どもたちによくみられる。いずれかの親が子どもの頃に同じ症状があった場合に発症リスクが高くなる。子どもたちが10代になる頃までに改善することが多い。

1％の人たちは，成人になっても障害が続く。症状が続く場合には，排尿の自制が効かない症状をもつ人の割合が多くなってくる。

この障害は5歳以上の子どもにのみ診断される。それより若い子どもたちでは，障害とは考えずに正常発達の一部であると考える。

遺尿症の診断

以下のような場合には遺尿症と診断する。
- 偶然であっても故意であったとしても，ベッドや衣服に繰り返し排尿する。
- 週に2回以上の頻度で，連続した3か月の間起きている。

・このことで職場や学校に行ったり，社会活動に参加したりする日常生活に支障をきたしている。

　遺尿症は，利尿薬などの治療薬や他の（例えば，膀胱の構造や感染による）身体疾患によって起こった場合は診断されない。

◆ 治療

　夜間の遺尿症の子どもたちの多くは自然に症状が消失する。おねしょの原因となる身体疾患を医師が除外した後には，子どもが夜に飲む水分量を減らしたり，日中や夕方に定期的にトイレを使うようにしたりと，就寝時までの習慣を変えるように親たちは助言される。

　症状が続くようであれば，子どもが排尿し始めた時に子どもと親を起こす装置である夜尿アラームによって，夜間に起きてトイレを使うように訓練することができる。子どもが克服していくには親の助けを必要とする。たまに少し失敗してしまったり，完全にベッドを濡らさなかったりして，次第に結果が出てくるまでに2～12週くらいかかることもある。ベッドを濡らさない日が連続14日間続けばアラームの使用をやめることができる（本章の後半にさらなるヒントが書かれている）。

　排尿を自制できない成人は再訓練法で治療することもある。排尿日誌をつけるようにして，一日の間に彼らがどのくらいどのような頻度で排尿しているかを記録する。医師はその日誌によってパターンを見出し，排尿コントロールをしてトイレを使う時間を指定する。排尿の自制が効かない女性たちには，ケーゲル体操という尿の流れをコントロールしている骨盤底筋（腟の周囲の筋肉）を鍛えて，排尿コントロールを改善させることも役立つ。

　遺尿症をもつ子どもも成人も，膀胱に働きかける治療薬が処方されることもある。子どもたちには行動療法が薬物同様に有効であり，再発や副作用のリスクを低くすることにつながる。

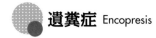 遺糞症 Encopresis

遺糞症では，排便コントロールがなされる年齢を過ぎても，下着や床などの不適切な場所に繰り返し排便してしまう。便失禁ともいわれる。

慢性の便秘が最も多い理由であり，ストレスや，水分摂取の不足（硬便），肛門周囲の痛みなどによって起こることもある。質の悪い食生活（例えば，過剰な糖分や脂質，揚げ物など）や運動不足によっても便秘は悪化する。便が完全に排泄されないと，溢れてしまうことになり，漏れ出してしまう。

5歳児の子どもの約1％に遺糞症があり，女児よりも男児に多くみられる。遺糞症のほとんどの場合，故意に起こるのでなく，便秘などによるコントロールが効かないことによって起こる。不安があることによって排便を回避しようとするために起こることもある。遺糞症が明らかに故意に行われる場合は，反抗挑発症や素行症と関連があるかもしれない（詳細は第15章「秩序破壊的・衝動制御・素行症群」，212頁を参照）。

症状のある4歳以上の子どもに診断される。さらに幼い子どもたちでは，障害とは考えられずに正常発達の一部であるとされる。

 遺糞症の診断

以下のような場合に遺糞症と診断される。
・偶然であってもわざとであっても，不適切な場所に排便を繰り返す。
・少なくとも1か月に1回は，連続した3か月の中で起こる。
・これによって職場や学校に通ったり，社会活動に参加したりする日常生活に支障をきたす。

遺糞症は，下剤などの治療薬や他の身体疾患によって引き起こされた場合は診断しない。

◆ 治療

　遺糞症の原因のほとんどは便秘のため，医学的な原因を治療することで解消することもある。便秘を予防し，排泄トレーニングの習慣を教えることが遺糞症の治療の目標になる（さらなるヒントは **BOX** を参照）。

　子どもの食事に繊維質の多い食べ物（果物，野菜，全粒粉の食品など）が含まれるように変えることや，子どもが十分な水分量をとるように気をつけることが役立つ。これでも便秘が改善しなければ，軟下剤や坐薬を使用することもある。これらは規則的な腸の習慣パターンが作れるように，医師やメンタルヘルスケアの専門家の監督のもとに使用する。メンタルヘルスケアの専門家は遺糞症を引き起こしているかもしれない情動面の問題に対処することにも役立つかもしれない。

　幼少な子どもや身体的に小柄な子どもでは，トイレの上から足を投げ出した形で座ることになるが，この姿勢は十分にリラックスしたり，腸を動かすために必要な筋肉を使ったりすることが難しい。そこでトイレに座る時には足の下

BOX　親のための簡単なヒント

　行動療法からの基本的な手法が，遺尿症や遺糞症の子どもたちをもつ親に役立つ。

- 子どもが排泄してしまった場合は，中立的で，率直に問題解決をする態度を維持する。これによって子どもがもらしてしまったことを伝えるのを恐れなくなり，見つかるまで隠そうとすることがなくなる。
- 排泄をした子どもが，年齢に合った方法で汚れたベッドや衣類をきれいにすることを手伝うことができる。例えば，洗濯機に汚れた衣服を入れる，できるだけ自分たちで洗濯する，ベッドにキレイなシーツを敷き直すのを手伝うなどである。こうした課題を子ども自身がこなすことは，罰する意味ではなく，回復していく過程に参加することになる。
- 親は常に子どもの支えとなり，忍耐強くしている必要がある。改善していく小さなステップ（例えば，回数が少なくなる，程度が少しになる）を褒めることで，徐々に治療が促進される。
- 子どもと一緒に解決することで，親と子どもが新しいことを学ぶことになり，絆を強めることになる。

に台を入れることもできる。このような工夫で，腸の動きに必要な座る姿勢を保つことができるようになる。

 キーポイント

- 排泄症群は日中や夜間に起こる。故意に起きることはなく，ほとんどが偶然起こるものである。これらの障害は子どもによくみられ，排泄トレーニングを受ける年齢を過ぎて診断される。
- これらの障害は子どもと親の両者にとって動揺を引き起こすものである。中立的で支えとなる態度を維持することで，その出来事に対する子どものストレスを減らすことになる。ともに問題を解決する手段の1つとして，年齢に適した方法で汚れたものをきれいにするのを子どもに手伝わせることもある。
- 身体疾患や治療薬も，排尿・排便の機能に影響を与えうるため，これらの障害を引き起こすこともある。こうした状況が改善されれば（例えば，医師の指導の下に，ある治療薬が中止されたり変更されたりすると），排泄症も解消されることもある。身体的要因を除外するために医師を受診することも大切である。身体疾患や治療薬によるものでなければ，子どもが成長するにつれて治療をしなくても自然に消失することが多い。
- 遺尿症の治療には，夜間の水分摂取を控えること，日中や夕方に定期的にトイレを使うことがあり，問題が継続するようであれば，夜尿アラームや治療薬が用いられる。大人であれば，治療薬を内服する，排尿の再訓練運動を学ぶ，排尿日誌をつける，排尿コントロールを助ける骨盤底筋を鍛えるなどがある。
- 遺糞症の治療には，糖分や脂肪分の多い食事を減らす，繊維質（野菜，果物，全粒粉の食品）をたくさん摂取する，日中に十分な水分を摂取する，適度な運動をする，軟下剤や坐薬を使用する，トイレの際に子どもの足の下に台を設置して，必要な姿勢をとれるようにする，などがある。

… 第12章

睡眠-覚醒障害群
Sleep-Wake Disorders

　睡眠の目的は未だに謎ではあるが，我々の人生の約1/3は睡眠で占められている。定期的で一貫した睡眠をとることで，生活の質，日々の生活機能や気分は大きく変わりうる。当然，睡眠への訴えが医師への訴えの中で最も多いものである。

　十分に休んだと感じ，元気になるためには，健康な成人で毎晩7.5～8.5時間の中断されない睡眠が必要であるが，人によってはもっと短くて済むこともあれば，もっと長時間の睡眠を必要とする人もいる。10代の青年では約9.5時間の睡眠が必要である。こうした必要な睡眠時間がとれないと，体は翌日のために十分に回復されない。起きている時間が長ければ長いほど，すぐに眠りにつく。

　睡眠-覚醒障害群では，睡眠の質，タイミング，量に支障をきたす。これによって様々な身体疾患や精神疾患（例えば，疲労感，抑うつ，集中困難，いらだち，肥満など）を引き起こすことがある。毎晩，3人に1人は入眠困難や中途覚醒の問題がある。

　本章では，不眠障害，ナルコレプシー，呼吸関連睡眠障害群（閉塞性睡眠時無呼吸低呼吸，中枢性睡眠時無呼吸，睡眠関連低換気），睡眠時随伴症群（ノンレム睡眠からの覚醒障害，悪夢障害，レム睡眠行動障害）について紹介する。また，過眠障害，概日リズム睡眠-覚醒障害群，レストレスレッグス症候群についても簡単に触れる。

　正常な睡眠段階を知ることで，様々な障害が夜間にどのように問題を生じさせるかが理解しやすくなる。成人の睡眠段階はレム睡眠とノンレム睡眠に分けられる。この睡眠段階は70～120分のサイクルで交互に切り替わる。正常睡

BOX　どのように睡眠障害は診断されるのか？

　睡眠障害を診断するために，医師は既往歴や治療薬の使用について調べるだろう。ある身体疾患や治療薬は睡眠に影響があることがわかっている。睡眠障害をもつ人たちは，以下のような点について睡眠記録をつけるべきである。
・入眠時間
・(可能な限り正確な推測で) 寝つくまでの時間
・起床時間
・途中に覚醒した回数
・日中の昼寝の有無
・違法薬物や治療薬の使用状況

　パートナーに，本人のいびき，呼吸困難，足の動き，他の体の動きを観察してもらうことができると，睡眠障害の診断に役立つだろう。
　もし睡眠障害が重症で，家庭や職場で大きな機能低下をきたしていたならば，睡眠障害専門クリニックで睡眠の検査を受ける必要がある。睡眠障害を調べるいくつかの検査があるが，睡眠ポリソムノグラフィが最も一般的である。この検査では，睡眠中の脳内の電気的活動や目の筋肉，他の身体機能について記録する。これはナルコレプシー，呼吸関連睡眠障害群，レム睡眠行動障害などの様々な睡眠-覚醒障害を診断する際に役立つ。

では一晩に3〜6回のノンレム・レム睡眠のサイクルが起こる。
・人が寝つくとノンレム睡眠に入り，夜間の75%をこの睡眠段階が占める。この睡眠段階の間に，身体機能は回復され，呼吸は遅くなり，筋肉は弛緩し，体温は低下し，皮膚組織増殖が起こる。ノンレム睡眠の間に最も深い睡眠が生じる。
・レム睡眠の第一段階は寝ついてから90分後に生じ，5〜10分持続する。レム睡眠の間に，脳は活動し，目があちらこちらに素早く動く。レム睡眠は約90分ごとに繰り返し出現し，夜が更けるにつれてレム睡眠の期間は次第に長くなっていく。したがって，レム睡眠同士の間隔は次第に短くなっていく。

レム睡眠とノンレム睡眠の段階の完全なサイクルがないと，体は十分に回復したと感じないかもしれない。睡眠から覚醒への変化は，脳からの伝達でコントロールされている。診断と治療を求めること，睡眠の習慣や状況を変えること，生活習慣を変えることで，より正常なパターンの睡眠段階に戻すことができる。本章の最後にある **BOX**（189頁）にあるヒントを読むと，良好な睡眠や生活習慣を築き，睡眠障害を改善したり予防したりできるようになる。

不眠障害 Insomnia Disorder

不眠障害をもつ人々は入眠困難か中途覚醒があることが多い。十分に寝られず，起きた時に十分に回復した，元気が戻ったと感じない。結果として，活力が低下し，疲れを感じ，心配や憂うつを感じる。睡眠障害の中でも，不眠障害が最も多いものである。毎年成人の約30％が不眠症状を訴える。時に，最愛の人の死，解雇，人間関係の問題などのストレスとなる出来事の最中に生じることもある。結婚式や休暇などの幸せな出来事を楽しみにしていることでも睡眠を障害することがある。

不眠は状況性（急性ともいわれる），一時性，持続性，再発性（慢性）に分けられる。

- 状況性不眠は，数日や数週間続き，多くは生活上の出来事や睡眠のスケジュールや状況の変化によって引き起こされる。
- 一時性不眠は，少なくとも1か月は持続するが，3か月は超えない。
- 持続性不眠は，生活上の出来事や睡眠のスケジュールや状況の変化の後，少なくとも3か月以上続く。
- 再発性不眠では，1年以内に少なくとも2回以上の不眠エピソードがある。慢性不眠のある人たちは数日間良い睡眠がとれた後に数日間，睡眠困難が生じることが多い。

不眠は，女性，中年，高齢の人に多くみられる。女性では妊娠中や更年期に不眠症状が多い。不眠は，糖尿病，心臓病，関節炎や他の慢性疼痛などの身体疾患に関連することも多い。睡眠のスケジュールが変わることで，子ども，10

代の青年，成人のいずれにも不眠を引き起こすことがある。

持続性不眠は，双極性障害，抑うつ障害，不安症のリスク因子である。こうした症状があると，睡眠を助ける治療薬に頼り始めたり，日中覚醒するためにカフェインを使用したりすることが多い。このことによって物質使用障害が生じることもある。

✅ 不眠障害の診断

不眠障害は以下のような場合に診断される。
・以下のような症状のうち1つを伴っており，睡眠の量や質が十分でない。
　・入眠困難（子どもの場合，親や養育者がいないと寝つけない）。
　・中途覚醒（頻回の覚醒，もしくは再入眠できない）。
　・早朝覚醒があり，再入眠できない。
・睡眠の障害が大きな苦痛をもたらしており，社会的，職業的，学業的，行動面，その他の重要な領域における機能に支障をきたしている。
・睡眠困難は，少なくとも1週間に3夜で起こる。
・睡眠困難は，少なくとも3か月間持続する。

その不眠は，ナルコレプシーや睡眠時随伴症などの他の睡眠-覚醒障害によるものではない。違法薬物，アルコール，治療薬によるものでもない。他の精神疾患や身体疾患が不眠の主な要因でもない。

◆ リスク因子

以下のような因子は不眠になる可能性を高める。病気，離別，慢性的なストレスのような生活上の出来事はこうした特性をもつ人々が睡眠の問題を生じるきっかけとなる。
・**気質**：不安や心配の多い人や感情を抑え込むことが多い人は，不眠になりやすい。
・**環境**：雑音，光，暑すぎたり寒すぎたりする室温，高地も不眠を増やす。

・**遺伝**：第一度親族（親や同胞）に同じ症状がある場合も不眠になりやすい。

> **症例** 午前 3 時に目が覚めてしまい，日中の疲労に悩む 30 歳男性

　ウォーレンは 30 歳の大学院生で，睡眠中に中途覚醒する問題で医師を受診した。4 か月前から，何時に寝ついても午前 3 時に目覚めるようになり，再び寝つけなくなった。そのため日中は，ぼーっとしている感じがした。このことで，ひどい疲れのために集中できずに学位論文を完成することができるのかと，もっと心配するようになった。最初は何か気に病むことがあって目覚めていたわけではなかった。しかし不眠の症状が続くようになると，数時間しか眠らないで講義をしたり執筆に集中したりできるだろうかと次の日のことを心配するようになった。ある朝には暗闇の中，よく寝ている婚約者の隣で，目を覚ましたまま横になっていることもあった。別の朝には目覚めたらそのまま起きだして，大学の研究室にとても早く行くこともあった。

　不眠が 1 か月続き，ウォーレンは学生健康相談室の外来を訪れた。彼には喘息の持病があり，そこで時々吸入薬をもらっていた。医師助手は睡眠薬を処方してくれたが，それは効果がなかった。ウォーレンが言うには，寝つきが問題になることはなかった。そこでウォーレンは，オンライン上で読んだアドバイスのいくつかに従ってみることにした。日中に眠気覚ましにコーヒーを飲むことが多かったが，午後 2 時以降は飲まないようにした。テニスをするのも早朝だけにした。しかし，婚約者との夕食時に毎晩，1，2 杯のワインを飲んでいた。「夕飯の頃には，今夜も眠れないのではないかと心配になり始めるので，正直に言うと，ワインは役に立つんです」と彼は言った。

　ウォーレンは疲れているようにはみえなかったが，「壁にぶつかる前に，朝に診察に来ているんです」と言った。彼は悲しそうでもなかったし，緊張しているように見えなかったし，落ち込んでいるとは思えなかった。しかし，彼にはある種の軽い不安が続いていた。「この睡眠障害にすべてを占められてしまいました。仕事や婚約者にストレスを感じて，言い争いもしてきました。でもすべてはとても疲れているからなのです」と彼は話した。

　ウォーレンは不眠障害と診断された。彼の睡眠の問題は強いストレスのあった時期に始まった。眠れないことに対する心配が問題をさらに悪化させた。ウォーレンは日中に目を覚ますためにカフェインをとり，夕方には落ち着くた

めにワインを飲んで，自分で治療をしていたのかもしれない。

　喘息の既往歴があり，ウォーレンが時に吸入薬を使っていたことも注目に値する。吸入薬は刺激作用があるので，彼がいつどのくらい使うべきかを知ることも役に立つだろう。

◆ 治療

　不眠の治療にはいろいろな方法があり，一部の人では時間がかかるかもしれないが，ほとんどの人は治療を受ければ症状が軽減される。行動療法と薬物療法を併用した治療が多い。

　行動療法では，最初のステップとして，眠りを促す睡眠環境をつくり，良好な睡眠を得るための健康法（189 頁の **BOX** を参照）を実践することなどが挙げられる。ヨガや瞑想などのリラクゼーション法も眠りやすい体をつくるためにとても役立つ。

　ベンゾジアゼピン系薬剤のような睡眠剤や鎮静のかかる抗うつ薬も多くの場合は役に立つ。不眠の症状の内容によって，どのような薬物をどれくらい処方されるかは決まってくる。睡眠剤はできるだけ短期間で用いることにするべきである。

ナルコレプシー Narcolepsy

　ナルコレプシーをもつ人たちには，日中強烈な睡眠欲求があり，日中の頻回なうたた寝，もしくは抑えがたい睡眠発作を伴う。また，笑いや驚きのような感情によって引き起こされる突然の筋緊張消失が起こる情動脱力発作を伴うこともある。情動脱力発作は首，顎，腕，足，全身に起こるため転倒してしまう。

　ナルコレプシーでは会話中，仕事中，授業中，運転中など，不適切な時間に寝てしまう。睡眠発作は数秒から数分続く。ナルコレプシーをもつ人は，短時間や長時間の差はあるが，夜間に起きていることが多い。寝つく直前や目覚める直前に，幻覚（存在しないものを見ること，においを感じること，聞くこ

と）や睡眠麻痺（短時間の筋緊張の低下が起こり，動いたり話したりできなくなる）を伴うこともある。（本章後半で紹介される）レム睡眠行動障害と同じように，鮮明な夢や悪夢も多くみられる。

ナルコレプシーのある人たちは症状を避けるために感情をコントロールしようとして社会生活に支障をきたす。症状によって恥をかくのを恐れて，社会交流を避けるかもしれない。治療を受けることで近所への車の運転ならばできるようになるが，安全上の問題から生活のため車や器械を運転しないほうがよい。この障害に完全な治癒はないが，治療によって症状に対処することができる。

情動脱力発作を伴うナルコレプシーは，米国では3,000人に1人ぐらいの割合で存在する。情動脱力発作を伴わないナルコレプシーのある人はさらに多い。女性よりもやや男性に多い。研究によればヒポクレチン（脳で作られる蛋白）の欠乏が原因かもしれない。

ナルコレプシーの症状は，小児期や10代の青年期に発症していることが多いが，時間をかけて症状が進行するので，気づかれないこともある。15～25歳や30～35歳で症状が初めて明らかになることが多い。高齢になってから発症することはめったにない。肥満との関連もあり，症状が突然発症した子どもは急速に体重増加することが多い。双極性障害，抑うつ障害，不安症の人々にナルコレプシーが合併することもある。

ナルコレプシーの診断

以下のような場合にナルコレプシーは診断される。
- 強い睡眠欲求のある時間帯に続いて，うたた寝（睡眠発作）がある。これが過去3か月以上にわたって，少なくとも週に3回起こる。
- 以下のうち少なくとも1つは存在する。
  - 以下のうちいずれかの情動脱力発作のエピソードが少なくとも月に数回起きる。
    - 長期に罹患している人では起きている間に，突然の筋緊張消失があり，動けなくなる。笑いや冗談のような情動によって引き起こされる。

- 子どもや発症 6 か月以内の人では明確な情動の引き金がなくても，唐突にしかめ面をする，顎を開ける，舌を突き出すなどのエピソードがある。
- 検査結果で脳脊髄液のヒポクレチンが低下している。
- 夜間の睡眠検査でレム睡眠が通常ではない時間に起こる。

◆ リスク因子

以下のような因子があるとナルコレプシーになりやすくなる。

- **気質**：睡眠時随伴症群（睡眠時遊行症やレム睡眠行動障害など），歯ぎしり，夜尿症はナルコレプシーを発症する人たちによくみられる。ナルコレプシーの人たちは，他の家族と比べてより多く睡眠を必要としていることに気がついていることが多い。
- **環境**：ある種のインフルエンザや連鎖球菌性咽頭炎，免疫系疾患，頭部外傷，（転職やストレスなどによる）睡眠-覚醒のパターンの急激な変化などが発症のきっかけになることがある。
- **遺伝**：第一度親族（親や同胞）がナルコレプシーであると発症リスクは高まる。

◆ 治療

ナルコレプシーの治療は行動療法と薬物療法を組み合わせることが多い。こうした治療で症状は和らぎ，多くの人たちがほとんど通常の睡眠習慣を取り戻すことができるまでに回復する。

行動療法には生活習慣を変容することも含まれている。例えば，日中に何回か10～15分間の短い昼寝をすること，睡眠，運動，食事の時間を規則正しく決めておくことなどがある。他にも，睡眠が障害されたり，促進されたりする過剰な飲食は避けることも勧められる。

メチルフェニデートなどの精神刺激薬は，睡眠発作の治療によく用いられ，日中目を覚ましていることに役立つ。モダフィニルは精神刺激薬の代替薬として効果があり，飲み続けやすい。三環系抗うつ薬も時に情動脱力発作や睡眠麻

痙の治療に用いられるが，睡眠発作には効果が期待できない。ナトリウムオキシベート〔訳注：γ-ヒドロキシ酪酸〕は，情動脱力発作の治療に用いられる。

呼吸関連睡眠障害群 Breathing-Related Sleep Disorders

　呼吸関連睡眠障害群は，本人の正常な呼吸に問題を生じさせることで，睡眠を妨げる。しばしば深刻な健康問題や社会的な問題を引き起こす。早期治療することでそうした重症化を防ぐことができる。この障害群には，閉塞性睡眠時無呼吸低呼吸，中枢性睡眠時無呼吸，睡眠関連低換気がある。

◆ 閉塞性睡眠時無呼吸低呼吸 Obstructive Sleep Apnea Hypopnea

　睡眠時無呼吸とも呼ばれるこの障害では，睡眠中に短い間呼吸が止まってしまう。無呼吸は呼吸の完全な停止を指しており，低呼吸は少なくとも10秒の呼吸の減少（子どもの場合，2回分の呼吸がないこと）を指している。こうした呼吸の停止や減少は，のどの後ろにある筋肉が気道を確保できない時に起こる。夜間に数百回起こることもある。

　睡眠時無呼吸は最もよくみられる呼吸関連睡眠障害であり，米国内に1,800万人の成人罹患者がいる。しかし，睡眠時無呼吸をもつほとんどの人たちは，寝ている間にしか起きないので，そのことを知らないでいる。ベッドルームを共有する家族や他の人がこの症状に気がつくかもしれない。男性，40〜60歳，高齢者，太り気味の人たちに多くみられる。体重を減らすことによって問題が解決することもある。

　子どものうち少なくとも1〜2％が睡眠時無呼吸をもっており，いびきをかく子どもでは10〜20％程度に高くなる。扁桃腺肥大がある子どもでも起きやすくなる。3〜8歳の子どもがこの障害に最もかかりやすい。成長するにつれて自然に消失することもあるが，障害が持続する場合は，支援を受けることが子どもの健康に重要になる。子どもでは，成長の遅延や行動障害，学習障害に至ることもある。この障害のある子どもたちには，睡眠中の呼吸困難，口の乾燥，朝に起こる頭痛，嚥下困難，夜尿，構音障害などが生じることもある。

　この障害のある人たちは，睡眠時無呼吸によって睡眠が乱れており，低酸素

の状態になる。成人で最もよくみられる症状は，いびき，口の乾燥，日中の眠気，胸やけ，朝に起こる頭痛，性欲減退がある。睡眠時無呼吸の人の60％以上が高血圧症になる。

閉塞性睡眠時無呼吸低呼吸の診断

以下のいずれかに当てはまる場合に診断される。
- 睡眠時の検査で，睡眠1時間あたり少なくとも5回の閉塞性無呼吸または低呼吸があり，以下の睡眠時の症状のいずれかがある。
  - 夜間睡眠中に，いびき，鼻鳴らし，喘ぎ，または呼吸停止がある。
  - 日中の眠気，疲労感，睡眠時間は十分だったにもかかわらず回復感のない睡眠があり，他の精神疾患や身体疾患によるものではない。
- 随伴する症状とは関係なく，睡眠時の検査で睡眠1時間あたり少なくとも15回の閉塞性無呼吸または低呼吸がある。

症例　夜間，大きないびきをかき，日中は眠気を訴える57歳男性

　カルロスは57歳男性で，抗うつ薬の再評価のために来院した。彼によれば，ここ数か月で倦怠感や日中の眠気は悪化しており，全体として具合が悪い状態が続いているとのことだった。日常生活の活動に必要なエネルギーがなくなっていたが，それらに参加すること自体は楽しんでいた。コンピュータを使った仕事に集中することに困難を感じており，仕事を失うのではないかと心配していた。抗うつ薬の選択的セロトニン再取り込み阻害薬 selective serotonin reuptake inhibitor（SSRI）は2年前から処方されており，症状はいくらか改善した。カルロスは治療薬を欠かさず飲んできたと述べた。

　彼はストレスを感じていないと言った。彼はうつ病に伴って，高血圧症，糖尿病，心臓病ももっていた。彼は，医師に診察してもらったことはないが，胸やけと勃起障害があることも述べた。

　カルロスはベネズエラで生まれた。結婚し，2人の子どもを育てた。タバコ

を吸わず，アルコールも飲まなかったが，目覚ましのために毎日コーヒーを何杯か飲んでいた。

身体測定では，身長は178 cmで体重は107 kg，BMIは34だった。首周りは51 cmあった。

さらに質問をしていくと，カルロスは仕事中に起きているのが難しいだけでなく，時々運転中にも居眠りしていることがわかった。彼は夜間に8～10時間寝ていたが，しばしば目を覚まし，トイレに行っていた（夜間頻尿）。しばしば窒息するような感覚で目を覚まし，時には頭が痛くて起きることもあった。子どものころから寝るといびきをかいており，「家族の男性はみんな，いびきをかくんですよ」と彼は言った。妻が客間で寝るようになる前に横で見ていた時は，大きないびきをかき，時に呼吸が止まり苦しそうに喘いでいたと彼女は述べた。

カルロスは睡眠検査をすることになり，1時間あたり25回の無呼吸があった。彼は閉塞性睡眠時無呼吸低呼吸と診断された。大きないびきの既往，窒息感や苦しそうな喘ぎのエピソードは，無呼吸が問題でありそうなことを示していた。

カルロスは閉塞性睡眠時無呼吸低呼吸のリスク因子をたくさんもっていた。例えば，彼は50歳を超えており，肥満体型であり，一家の男性は全員いびきをかくという家族歴もあった。いびきは睡眠時無呼吸に特有の徴候であり，いびきが大きい時，1週間に3日以上起こる時，窒息感や苦しそうな喘ぎとともに現れる時は，特に疑うきっかけになる。

リスク因子

多くの遺伝的因子と身体的因子が睡眠時無呼吸のリスクを高める。例えば，第一度親族（両親や同胞）が同じ障害をもっている，肥満，小さな顎，大きな（前歯の）過蓋咬合，大きな首回り〔男性では43 cm（17インチ）以上，女性では41 cm（16インチ）以上〕，喫煙，アルコール飲酒などである。気道の構造のため女性よりも男性のほうが発症リスクは高くなる。閉経は女性における発症リスクを高める。

治療

睡眠時無呼吸に対する治療は，睡眠中の呼吸を助け，大きないびきや日中の眠気といった症状を緩和することにある。

- 生活スタイルを変えることも無呼吸を治療する際の大きなポイントになる。睡眠時無呼吸のある人の多くは肥満であり，減量が多くの場合に役立つ。
- 仰向けでなく横向きに眠ることで，のどの空気の通り道を開けておくことができ，睡眠時無呼吸の症状を緩和することができる。
- 睡眠時無呼吸を引き起こす可能性のある他の身体疾患や治療薬について医師の診察を受けることで，問題の解決につながることもある。
- マウスピースを用いて顎や舌が下がるのを防ぎ，睡眠時の空気の通り道を確保することに役立つ。
- 中等度や重症の無呼吸のある人には，持続的気道陽圧法 continuous positive airway pressure（CPAP）を用いる。CPAPの機器は，顔に着けるマスクから空気が送り込まれ，睡眠時ののどの空気の通り道を確保することができる。
- 稀ではあるが，重症例では，手術によって睡眠時の空気の通り道を確保することもできる。

◆ 中枢性睡眠時無呼吸 Central Sleep Apnea

脳が睡眠中の呼吸コントロールを正常にできなくなる障害を中枢性睡眠時無呼吸と呼ぶ。短い期間の間，呼吸しようとしなくなってしまう。睡眠時無呼吸としては珍しい部類に入る。

中枢性睡眠時無呼吸は，心不全，脳卒中，腎不全などの身体疾患のある人々によくみられる。こうした問題を抱えている人々はチェーンストークス呼吸と呼ばれる乱れた呼吸パターンになることがある。この場合，睡眠時の無呼吸と覚醒している間に，呼吸数が増えたり減ったり，時には早くなったりと大きな変動があり，それにより過換気（早く，深く，多い呼吸）と低換気（浅く，少ない呼吸）が起こる。

中枢性睡眠時無呼吸は60歳以上の人たちに起こりやすい。オピオイドを使っている人にも多く，使用者の30%ぐらいにみられる。

中枢性睡眠時無呼吸の診断

以下のような場合に診断される。
・睡眠時の検査で，睡眠時1時間あたり少なくとも5回の中枢性無呼吸がある。
・他の睡眠障害によるものではない。

リスク因子

多くの遺伝的因子や健康面の因子が，中枢性睡眠時無呼吸の発症リスクを高める。例えば，心不全，高齢，男性，腎不全，脳卒中，長時間作動型のオピオイド系薬剤（鎮痛剤）の使用などである。

治療

中枢性睡眠時無呼吸を引き起こしている基礎疾患を治療することが症状を緩和して対処することに役立つ。オピオイド治療が無呼吸を起こしている場合は，医師が量を減らすか，治療薬を変更するかもしれない。睡眠中に使用する装置によって呼吸を補助することも有用である。CPAP（閉塞性睡眠時無呼吸低呼吸の治療として前述），二相性陽圧呼吸マスク bilevel positive airway pressure（BiPAP），適応補助換気 adaptive servo-ventilation（ASV）がこうした装置に含まれ，それぞれの方法で陽圧をかける。BiPAP と ASV は，数秒間呼吸がなかった場合に呼吸を促すことができる。中枢性無呼吸の中には呼吸を促す治療薬で治療するものもある。酸素治療によって，睡眠中に肺が十分な酸素を得られるようにすることができる。

◆ 睡眠関連低換気 Sleep-Related Hypoventilation

睡眠中だけ浅い呼吸になることによって起こる二酸化炭素レベルの上昇もしくは酸素レベルの低下を特徴とする稀な疾患である。この睡眠関連低換気は，自然に起こることもあるが，身体疾患，治療薬，物質使用障害などによって起こりうる。日中の眠気，睡眠中の頻回な目覚め，朝に起こる頭痛，不眠の訴えがよくみられる。この障害はゆっくりと進行し，幼児であっても何歳でも起こりうる。心不全や脳・血液・心機能の問題に発展することもある。

睡眠関連低換気の診断

以下のような場合に診断される。
- 睡眠時の検査で，呼吸数が低下し，二酸化炭素レベルの上昇と酸素レベルの低下を認める。
- 他の睡眠障害によるものではない。

リスク因子

以下のような因子が睡眠関連低換気の発症リスクを高める。
- **環境**：不安や不眠の治療のために中枢神経系の機能を抑制する薬剤（例えば，ベンゾジアゼピン系薬剤，鎮静剤，アルコール）を飲んでいる人たちはリスクが高まる。
- **遺伝と生物学**：肥満，呼吸障害（例えば，喘息や肺疾患），甲状腺機能低下症，神経筋障害や胸壁疾患，脊髄損傷などの身体疾患があるとリスクが高まる。

治療

睡眠関連低換気を引き起こす基礎疾患を治療することが，症状を緩和することに役立つ。他の身体疾患が改善したり悪化したりすると，同じように睡眠関連低換気も改善したり悪化したりする。酸素治療やCPAPも治療として行われる。

 睡眠時随伴症群 Parasomnias

睡眠中や目覚め始める時に起こる通常ではない夢や行動に関連する障害群を指して睡眠時随伴症群と呼ぶ。ノンレム睡眠からの覚醒障害とレム睡眠行動障害がよくみられる。これらから考えると，寝ていることと目覚めていることは必ずしも別の状態ではないことになる。

睡眠時随伴症群が頻繁に起こって苦痛が大きくなった場合には，治療薬が処方されることが多い。多くの場合，ベンゾジアゼピン系鎮静剤や抗うつ薬がこうした症状を緩和する。

◆ ノンレム睡眠からの覚醒障害
Non-Rapid Eye Movement Sleep Arousal Disorders

　この障害のうち最もよくみられるのは，睡眠時遊行症と睡眠時驚愕症である。夜間に不完全に覚醒することによって起こり，目を開けていることもある。目を覚ましたとしても困惑しており，目覚めるのが難しいこともある。この障害の多くの人が，睡眠時遊行症と睡眠時驚愕症の両方を呈する。

　睡眠時遊行症の間は，ベッドに座って周りを見回したり，毛布やシーツをつかんだりしている。もしくは，部屋を出ていこうとしたり，トイレを使ったり，誰かと話したりすることもある。多くのエピソードは1時間に1〜10分で終わることが多いが，30分から1時間続くこともある。

　睡眠時驚愕症の間は，恐怖と危険の極端な感覚をもち，逃げたいという衝動がある。夜中に恐怖のエピソードを何度も経験することもある。

　ノンレム睡眠からの覚醒障害では，一度だけしか起きないことも多いし，一度起きたとしても繰り返さないことも多い。子どもの10〜30％は，一度は睡眠時遊行症を呈したことがあり，頻繁に起こすのは2〜3％だけである。成人のおおよそ30％は一生涯に睡眠時遊行症を呈したことがあり，年間で呈する人は4％である。睡眠時驚愕症のエピソードは成人（2％）よりも3歳以下（20〜40％）の子どもたちに多い。

ノンレム睡眠からの覚醒障害の診断

　以下のような場合に診断される。
- 睡眠から不完全に覚醒するエピソードが反復し，通常は睡眠時間の最初の1/3に起こり，以下のいずれかの症状を伴う。
  - **睡眠時遊行症** sleepwalking：睡眠時にベッドから起き上がり，歩き回るエピソードの反復。睡眠時遊行症の間は，うつろな表情で視線を動かさず，他の人が話しかけようとしてもあまり反応せず，覚醒させるのが困難である。
  - **睡眠時驚愕症** sleep terrors：睡眠から突然目が覚めるような悪夢で，パニック状態の叫びを伴うことが多い。エピソード中に，強い恐怖，呼吸促

迫，発汗などを呈する。他の人が落ち着かせようとしても反応しない。
・夢についてはまったく，または少ししか思い出すことができない。
・睡眠遊行症や睡眠時驚愕症が起きたことを思い出せない。
・そのエピソードで大きな苦痛を生じており，社会生活，仕事など日常の機能に障害を引き起こしている。

こうした問題は違法薬物や治療薬などの物質による影響ではない。他の精神疾患や身体疾患によるものではない。

リスク因子
以下のような因子が睡眠時遊行症や睡眠時驚愕症の発症リスクを高める。
・**環境**：（睡眠や休養のため）鎮静剤の使用，睡眠不足，睡眠スケジュールの変化，疲労，発熱，身体的・精神的ストレスなどがリスクを高めうる。
・**遺伝**：睡眠時遊行症を呈する人々の80％までが睡眠時遊行症か睡眠時驚愕症の家族歴をもつ。父と母の両方が睡眠時遊行症をもつ子どもたちは，この障害へのかかりやすさが1.6倍になる。第一度親族（両親や同胞）が睡眠時遊行症や睡眠時驚愕症をもつ人は，同じように睡眠時驚愕症をもつ確率が10倍になる。

◆ 悪夢障害 Nightmare Disorder

悪夢とは不安や恐怖を引き起こす鮮明で詳細な夢のことを指す。危険を避けようとすることが共通テーマとなり，不安や恐怖の感情は目を覚ました後も続く。悪夢はレム睡眠の間に起こっている。夢の直後に覚醒したり，夢の内容をよく覚えていたりする。

悪夢のエピソードは，子どもから10代にかけて増加する。1～4％ぐらいの両親たちは，就学前の子どもたちは「よく」もしくは「いつも」悪夢を見ていると報告する。悪夢は3～6歳の間に始まることが多く，次第に10代から成人早期にかけて頻繁で重度になっていく。20～29歳の女性では男性のその年代の人よりも2倍悪夢を見ることが多い。成人の約6％は少なくとも月に1回は悪夢を見ており，1～2％の人たちは頻繁に悪夢を見ている。子どもたちが悪夢

を見た後に両親が落ち着かせてあげることは，慢性的な悪夢に進展するのを防ぐこともある。

悪夢障害の診断

以下のような場合に診断される。
- 長引いた非常に不快な，詳細に想起できる夢が反復して生じる。その夢は通常，身体保全または安全への脅威を回避しようとする内容を含み，一般的には睡眠時間の後半に起こる。
- 夢から覚めるとすぐに意識は保たれている。
- そのエピソードが大きな苦痛を生じており，社会生活，仕事や他の重要な領域における生活機能の障害を引き起こしている。

こうした障害は違法薬物や治療薬などのような物質による影響のためではない。他の精神疾患や身体疾患によるものではない。こうした悪夢の頻度で，1週間に1回以下（軽度），週に1回以上（中等度），毎晩（重度）と重症度を3段階に評価できる。悪夢の期間は，1か月以内（急性），1か月以上（亜急性），6か月以上（持続性）と3段階に評価できる。

リスク因子

以下のような因子が悪夢障害の発症リスクを高める。
- **気質**：心的外傷などの害を及ぼす，もしくはストレスの多い生活上の出来事や，精神疾患をもつことがリスクを高める。
- **環境**：睡眠不足，時差ボケ，睡眠と起床の時間の変化は，レム睡眠段階を混乱させる。
- **遺伝**：悪夢障害の家族歴があることがリスクを高める。

◆ レム睡眠行動障害 Rapid Eye Movement Sleep Behavior Disorder

レム睡眠行動障害をもつ人たちは，睡眠中に自分の夢を身振りで表す。攻撃されたり，害から逃れようとしたりする夢の中で，強い暴力的な行動に出るこ

ともある。暴力的な行為とは，下品な叫び声や，自身やベッドをともにしている人を傷つける動作（例えば，飛び降りる，飛び上がる，殴る，強く押す，叩く，蹴るなど）である。こうしたエピソードの間，目は閉じられていることもある。目が覚めると，直ちに意識は清明になり，その混乱した夢を思い出すこともできる。

この障害は50歳以上の男性に多くみられるが，女性や若者に起こることもある。精神疾患のために治療薬を服用している人により多くみられる。

レム睡眠行動障害の診断

以下のような場合に診断される。
- 睡眠中に，発声および/または複雑な運動行動を伴う覚醒エピソードの反復。
- これらの行動はレム睡眠中に生じ，通常は入眠から90分以上経過して，睡眠時間の後半により多く起こるが，昼寝の間に起こることも稀にある。
- 覚醒する時には，完全に意識ははっきりしていて，混乱もなく，現在の時間や場所もわかっている。
- 以下のいずれかが存在する。
  - 睡眠時の検査記録で，筋弛緩を伴わないレム睡眠。
  - レム睡眠行動障害を示唆する既往があり，シヌクレイン蛋白（脳内のある種の蛋白）の異常値を伴う疾患の診断（例えば，パーキンソン病やレビー小体病）がなされている。
- その行動によって大きな苦痛を生じており，社会生活，仕事など他の重要な領域における生活機能に障害を引き起こしている。

この障害は違法薬物や治療薬などの物質による作用によるものではない。他の精神疾患や身体疾患によるものではない。特に，症状がどれほど頻繁に起こるのか，害を与える可能性，他の家族の苦痛の程度に配慮する。

リスク因子

レム睡眠行動障害は，多くの抗うつ薬や，高血圧の治療に用いられるβ受容体遮断薬の副作用によって起こることが多い。

 ## 他の睡眠-覚醒障害群

これらの障害でも大きな苦痛を生じ，社会的，職業的，または他の重要な領域での生活障害が引き起こされる。治療が必要となるので，ここでは過眠障害，概日リズム睡眠-覚醒障害群，レストレスレッグス症候群の3つを簡潔に説明する。

◆ 過眠障害 Hypersomnolence Disorder

過眠障害は，日中もしくは夜間に長い時間眠くなる疾患である。この障害をもつ人の多くは，毎晩約9.5時間眠るが，起きた時に回復感や爽快感がない。日中に眠気を訴えて睡眠専門外来で検査を受けた約5〜10%の人たちは，後になって過眠障害と診断される。ナルコレプシーと同じ治療で症状が改善する。

以下のような場合に診断される。

- 睡眠時間が7時間以上あるにもかかわらず，過剰な眠気の訴えがあり，以下の症状のうち少なくとも1つがあてはまる。
  - 同日のうちに，繰り返す眠り，または睡眠発作。
  - 1日9時間以上の睡眠があっても回復感がない。
  - 十分に覚醒を維持するのが困難である。
- この過眠は，少なくとも1週間に3回起き，3か月以上続いている。

この障害は違法薬物や治療薬の影響によるものではない。同時に存在していることはあるが，他の睡眠障害，精神疾患，身体疾患だけによるものではない。過眠障害の診断には特別な評価を要する。診断の過程で，身体疾患の多くが原因として除外される必要がある。

◆ 概日リズム睡眠-覚醒障害群 Circadian Rhythm Sleep-Wake Disorders

この障害群では，交代制の勤務などによって正常な睡眠-覚醒の定まった周期に変化することによって起こる。概日リズムとは体内時計とも呼ばれる24時間のサイクルである。この体内時計は，日の出や時差などの要因に影響を受ける。例えば，時差ボケなどによって概日リズムが乱れると，睡眠パターンも影響を受ける。治療としては，環境面の合図を固定することや光療法を用いることで睡眠-覚醒の周期をリセットする。行動的なアプローチも役に立つ（189頁の **BOX** を参照）。

この障害群は以下のような場合に診断される。

・通常の睡眠-覚醒スケジュールが変化した時に起こる，乱れた睡眠の持続性または反復性のパターン。

・乱れた睡眠によって，極端な眠気，不眠もしくはその両者が起きている。

◆ レストレスレッグス症候群（むずむず脚症候群）Restless Legs Syndrome

これにより，多くは夕方に，座っていたり横になっていたりする時に，脚に不快感が生じる。その不快感を和らげようと，立ち上がって動き回りたくなる。その不快感は，ムズムズする，虫がはうような感じがする，チクチクする，ヒリヒリするなどと表現されることが多い。他の睡眠障害と同様に，ベッドをともにするパートナーの睡眠を妨害する。レストレスレッグス症候群の治療には薬物療法が用いられ，ベンゾジアゼピン系薬剤や脳内ドパミン量を増やす治療薬（例えば，プラミペキソール）が用いられる。

以下のような場合に診断される。

・脚を動かしたいという強い欲求は，通常，落ち着かない不快な感覚に反応しており，以下の特徴のすべてを週に3回以上，3か月以上にわたって有している。

　・脚を動かしたいという強い欲求は，安静時や低活動時に始まるか，増悪する。

　・脚を動かしたいという強い欲求は，動くことで，部分的または完全に改善する。

　・脚を動かしたいという強い欲求は，夜に増悪するか，または夜にしか生じ

ない。

こうした症状は，違法薬物や治療薬などの物質の作用によるものではない。他の精神疾患や，関節炎や下肢浮腫などの身体疾患によるものでもない。

> **BOX　良好な睡眠衛生のための実践**
>
> 多くの要因が睡眠を乱すが，以下のようなステップで良好な夜間の休息をとることができるようになる。
>
> - **ベッドルームを快適にすること**：暗くて涼しい静かな環境にし，使い慣れた心地の良いベッドと枕を用意する。コンピュータ，テレビ，電子機器などの気を散らすものは取り除く。ベッドは睡眠と性行為だけに限定して使用する。支払いや仕事のことを思い返すことは，ストレスのある睡眠に結びつくので注意する。
> - **定期的に適度な運動をすること**：サイクリングやスイミングなどの心地よい運動を，少なくとも週に3回行うのが最善である。睡眠時間に近すぎない限り，どのような運動でも睡眠に役に立つ。
> - **睡眠時間を確保すること**：多すぎず少なすぎず，必要なだけの睡眠をとるようにする。
> - **心配を限定すること**：人生の問題について考える定期的な時間を，一日のうち早い時間に設定する。心配とその可能な解決法を書き出し，睡眠を妨げないようにする。
> - **決まりごとを定めること**：就寝と起床の時間について定期的なパターンを保つようにする。毎日の起床と就寝を同じ時間にして，週末であっても日中の昼寝を最小限にする。
> - **刺激物を避けること**：カフェイン，ニコチン，アルコールなどの刺激物を減量し，少なくとも就寝前の数時間は避けるようにする。
> - **リラックスできる就寝時間の決まりごとを探すこと**：温かいお風呂に入ったり，穏やかな音楽を聴くなど，定まった儀式のようなものを決めておくことで，心と体が眠りにつく準備をすることができる。
> - **心地よい睡眠環境をつくること**：明かりは消すようにし，耳栓を用いたり，心地よい音楽を流したりすることも役立つ。

キーポイント

- 睡眠-覚醒障害群は睡眠の質，タイミング，量を乱す。これにより，幅広い身体的・精神的な症状が生じる。例えば，疲労感，抑うつ，集中困難，いらだち，肥満などである。毎夜，3人に1人は入眠や睡眠の維持に問題を抱えている。

- 身体疾患や治療薬の中に睡眠に影響を及ぼすものがあることが知られている。睡眠障害を診断するには，医師は既往症や治療薬の使用歴を調べることになる。

- 睡眠障害をもつ人たちは，医師に診せるために次のような点を睡眠記録としてつけておくとよい。就寝時間，寝つくまでの時間，起きていた時間，目が覚めた回数，日中の昼寝，違法薬物や治療薬の使用状況。ベッドをともにしているパートナーは，本人のいびき，呼吸困難，脚の急な動き，他の体の動きなどがわかるかもしれないので，睡眠障害を診断するのに助けになることがある。

- 睡眠障害が重度であり，家庭や仕事での機能が大きく障害されている場合，睡眠の検査を受ける必要がある。いくつかの検査が問題の同定に役立つが，最も多く用いられているのが，ポリソムノグラフィである。このテストは睡眠中の脳や眼筋の電気的活動，他の主な身体機能を記録する。

- 診断や治療を求めること，睡眠習慣を変えること，必要があれば睡眠の環境を変えること，生活スタイルを変えることなどで，睡眠を大きく改善することができる。次のようなコツが役に立つ。ベッドルームを快適にし，睡眠と性行為だけに用いること。就寝時間に近すぎない限りで，定期的な運動をすること。心配を限定すること。入眠と覚醒の時間の決まったパターンを保つこと。カフェイン，ニコチン，アルコールは，少なくとも就寝前数時間は避けること。リラックスできる就寝時の決まりごとを探すこと。心地よい睡眠環境をつくること。

第13章
性機能不全群
Sexual Dysfunctions

　自身を他人に完全に委ねることは，人間であるとは何かという核心に触れる。このため我々の他人とのすべての接触のうち，性行為は最も報いの大きいものでありうる。ただし，強烈な喜びをもたらすこともあるが，同時に苦痛も生み出しうる。

　性機能不全は，性的活動へ反応する能力や性行為を楽しむ能力を障害する。性機能不全は，様々な性的反応の段階で起こる（192頁の**BOX**を参照）。この症状の理由を学ぶことは診断や治療をするための鍵になる。例えば，歳をとることは，性的反応の自然な減退をもたらす。性的反応には体，心，感情がかかわるので，ほとんどの場合1つ以上の要因が関与する。

- パートナー因子：パートナーの性的問題や健康上の問題，性欲の低下。
- 関係性の因子：好き嫌いや感情について素直に話さないこと。親密に感じないこと。異なった性欲の水準をもっていること。
- 個人の因子：加齢，否定的な身体イメージ，低い自尊心，性的活動への抑制，過去の性的・心理的虐待の経験。
- 文化的・宗教的因子：性的活動や性的快楽を禁じる法律や規則。
- 医学的因子：外傷，糖尿病，甲状腺機能異常，心臓病。

　性的な問題が時々起こるのは正常であるが，性機能不全の診断には（違法薬物，アルコールや治療薬によって起こる性機能不全は含めずに），少なくとも6か月間症状が継続する必要がある。性機能不全群に含まれるのは，物質・医薬品誘発性性機能不全，勃起障害，早漏，女性オルガズム障害，射精遅延，性器-骨盤痛・挿入障害，女性の性的関心・興奮障害，男性の性欲低下障害である。

> **BOX 人間の性的反応の段階**
>
> 人間の性的反応を4段階に分けることで性機能がわかりやすくなる。
> ・欲求は性的反応が開始される重要な因子である。
> ・性的興奮によって生物学的な変化が起きる。男性では勃起，女性では腟の潤滑。
> ・オルガズムは，男性では射精，女性では腟の収縮が起こる。
> ・解消は，幸福でリラックスした状態であり，性的臓器は通常の興奮していない状態に戻る。

重症度は軽度・中等度・重度と分けられ，いつ始まったかによって以下のようにも表現される。
・生来型：性機能不全が最初の性的経験から存在していた。
・獲得型：性機能不全が正常な性的活動の期間の後に発症した。
・全般型：性機能不全がいかなる相手や性的行為でも起こる。
・状況型：性機能不全がある特定の刺激，状況，または相手の場合にのみ起こる。

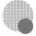
物質・医薬品誘発性性機能不全
Substance/Medication-Induced Sexual Dysfunction

性機能不全はある種の物質の使用によっても起こりうる。アルコール，オピオイド（コデインやオキシコドンなどの麻酔性鎮痛剤），鎮静剤や睡眠剤，アンフェタミン，コカインやその他の精神刺激薬などである。抗うつ薬，抗精神病薬，エストロゲン，ステロイド，心機能，胃，高血圧に対する治療薬などでも起こりうる。性機能不全は，こうした薬物や物質を使い始めた時や終了した時，または量を増やした時に生じることがある。

違法薬物を使っている人は性欲，勃起の持続，オルガズムに達することに問題があることが多い。ヘロイン使用者の60〜70%にこうした問題があるが，アンフェタミンやコカインの使用者ではそこまでの数にはならない。飲酒や喫

煙をする男性では頻繁に勃起やその持続の障害が起こる。

抗うつ薬による性機能不全は内服を開始して8日後には始まることがある。最もよくみられるのは，女性のオルガズム障害，男性の勃起の持続や射精に障害が生じることである。また抗うつ薬を内服する人の中には性欲の低下を起こす人もいる。薬物ごとに副作用は異なる。モノアミン酸化酵素阻害薬，三環系抗うつ薬，SSRIは性機能に関する副作用が比較的多い。ブプロピオンやミルタザピンなどの抗うつ薬は比較的こうした性機能不全はきたしにくい。

抗精神病薬を内服している人の約半数に，性機能に関する副作用がある。性欲低下，勃起，女性の腟内潤滑不全，射精，オルガズム障害などである。

 物質・医薬品誘発性性機能不全の診断

以下のような場合に診断がなされる。
・性機能の障害が大きな問題となっている。
・病歴，検査所見，身体診察に基づいて，以下の2つがあてはまる。
  ・治療薬の使用中，または開始または終了の直後に生じている
  ・治療薬や物質が症状を生じさせている可能性がある。
・その障害が大きな苦痛を生じさせている。

物質や治療薬を使用し始める前から性機能不全が存在する場合や，物質や治療薬を中止した後も1か月以上症状が継続している場合には，この診断はなされない。

症例　抗うつ薬服用後，性機能不全が生じた55歳男性

　ダニエルは55歳で既婚男性の会計士であり，うつ病のセカンドオピニオンのために医師の診察を受けた。2つの抗うつ薬〔fluoxetine（本邦未承認）とセルトラリン〕を高用量で3か月間試してみたが，改善してこなかった。セル

トラリンがうまくいかなった後の1か月間は治療薬を内服しなかった。

ダニエルは重症なうつ状態であり，集中困難，早朝覚醒，性欲低下，通常の活動への関心の低下があった。何らかの物質の中毒になったことはなく，飲酒も少なく，喫煙もしなかった。6か月前に高血圧症のためにプロプラノロールを内服し始めていた。

ダニエルは抗うつ薬クロミプラミンと抗不安薬ブスピロンで治療された。5週後には，とても良くなってきたと言った。睡眠や食欲もよくなり，興味をもって活動に参加していた。数か月ぶりに性的な興味も回復してきたと感じた。

数か月も性交をしていなかった後，ダニエルは何度か試みようとしてみた。人生の中で初めて性交中に勃起が持続しないことがわかって苦悩した。マスターベーションで射精できなかった。こうした症状は1か月間続いた。fluoxetine を内服していた時も少し射精が遅かったことを思い出したが，セルトラリン内服中に性機能不全があったかは思い出せなった。

ダニエルは，医薬品誘発性性機能不全とうつ病と診断された。彼の勃起や射精の障害は明らかにクロミプラミンの開始後に始まっていた。抗うつ薬は性機能不全を生じることは知られており，多くが勃起不全である。クロミプラミンの性機能の副作用には，射精が遅延もしくは阻害されることもある。

クロミプラミンが症状を生じさせたとすると，ダニエルの性機能不全は医薬品誘発性の性機能不全ということになる。この性機能不全は，新しい治療薬の開始時や量を変化させた時に出現する。

ある特定の身体疾患（例えば糖尿病や心臓病）も性機能不全と関連する。ダニエルは高血圧症と診断されており，クロミプラミンを始める6か月前からプロプラノロールの内服を始めていた。高血圧症とその治療薬はどちらも性機能を障害することがある。ダニエルはプロプラノロールを内服開始して数か月間，クロミプラミンの内服を開始するまで性機能不全の訴えはなかった。これにより，性機能不全の原因として高血圧症とプロプラノロールは除外できるようである。ダニエルのうつ病が性的活動を低下させて，ただ性機能不全に気がつかずにいたということも考えられる。彼の生活の質を大幅に改善させたのもクロミプラミンではあったが，性機能不全の最も疑わしい原因もクロミプラミンである。

◆ 治療

　物質・医薬品誘発性性機能不全の治療の最初のアプローチは，その症状の原因となる物質や治療薬を見つけることと，それを中止できるかを検討することである。場合によっては，治療された症状が問題を引き起こすこともある。まず最初に医師に相談することが大切である。治療薬の中には減量する際に副作用を避けるため，ゆっくりと減らす必要があるものもある。医師は症状を引き起こした薬物に代わりうる他の薬剤を示し，新しい薬剤への変更・開始の方法を教えてくれる。SSRIの抗うつ薬はブプロピオンに変更されることが多い。性機能の副作用を引き起こさない薬剤は他にもあり，医師がそれぞれの必要性や診断に基づいてアドバイスをくれる。アルコール，ヘロイン，コカインは性機能不全を引き起こす。薬物依存がある場合には，その薬物によって引き起こされている問題を知り，物質依存に対する治療が必要になる。

 ## 勃起障害 Erectile Disorder

　勃起障害（インポテンス）は，パートナーとの性交の間に男性が勃起しない，もしくは持続しないことが繰り返される。男性の20〜40%は，生涯のある時点で一度は勃起障害になる。この障害をもつ男性の多くは自尊心が低下し，自信がなくなり，性的経験に恐怖を感じたり，避けたりするようになる。

　勃起障害は，生来型/獲得型，全般型/状況型のいずれでもありうる。生来型の勃起障害はまれであり，35歳以下の男性の約1%が罹患している。獲得型の勃起障害は，糖尿病，心臓病，アルコール，タバコ，多くの治療薬など多くの要因で起こりうる。この障害の男性のほとんどは獲得型の様式をとる。全般型の勃起障害は，あらゆる刺激，状況，相手に限定されずに起こる。状況型の勃起障害は，ある特定の刺激，状況，相手の場合にのみ起こる。勃起障害の症状は男性が高齢になるほど生じやすく，50歳以降に多い。40〜80歳の男性の13〜21%は勃起の障害を不定期にもっており，80歳以上の男性の75%は勃起不能である。

　勃起障害は，早漏など他の性機能不全や，不安症，抑うつ障害のある男性にも起きる。前立腺肥大に関連して尿路に問題のある男性にもよくみられる。勃

起障害はパートナーとの問題を反映していることもあるし，離婚や身近な人の死のようなストレスの多い出来事の後に生じることもある。

 勃起障害の診断

以下のような場合に診断される。
・次の3つの症状うち少なくとも1つが，性行為においてほとんどいつも（約75～100%）起こる。
　・性行為中に勃起することが困難である。
　・性行為を完了するまで勃起を維持することが困難である。
　・勃起時の硬さの著しい低下。
・症状は少なくとも6か月は持続している。

症状はその人に大きな苦痛を与えている。これらは性関連以外の精神疾患，対人関係のストレス，生活の他の領域のストレス，他の身体疾患，違法薬物，アルコール，治療薬の使用によるものではない。

◆ **リスク因子**

勃起障害はうつ病，心的外傷後ストレス障害，糖尿病のある男性に多くみられる。喫煙，高齢，心臓病，運動不足もリスクを高める。ストレスや不安も影響する。

◆ **治療**

勃起障害の治療は，性的問題や対人関係の問題を治療した経験のあるメンタルヘルスケアの専門家がかかわることが望ましい。精神療法では性交から焦点を外し，不安を減らすことに焦点をあてる。カップルには性交をしなくても性的な快楽を与える方法が教えられる。勃起をしなければならないというプレッシャーがなくなると，多くの場合，勃起することができ性交も可能になる。対面式の短期精神療法や生活スタイルの変更（203頁の**BOX**を参照）も役に

立つ。

　勃起障害をもつ男性には，陰茎の血流を増やすことによって勃起を起こりやすくする治療薬〔avanafil（本邦未承認），シルデナフィル，バルデナフィル，タダラフィル〕が処方されることもある。陰茎整形や真空ポンプ法が役に立つこともある。

　市販の強壮剤，薬剤，装置は役に立たないことが多い。それらは体への影響，副作用，他の薬剤との相互作用の点で試験がなされていない。

 早漏 Premature (Early) Ejaculation

　早漏のある男性は腟挿入から約1分以内で，その人が望む前に射精が起こる。射精に対して制御不能な感覚をもっていることが多く，いつ射精を遅らせることができるか心配をしている。

　世界中の18〜70歳の男性のうち20〜30％以上で射精が早すぎると心配していると報告している。性機能不全で治療を求める男性の約1/3が早漏を訴える。男性の1〜3％がこの障害に罹患している。1分以下で射精が起こるという診断基準は，性的指向の異なるすべての男性に当てはまる。

 早漏の診断

　以下のような場合に診断がなされる。
・パートナーとの性行為の間に腟挿入から約1分以内で，その人が望む前に射精が起こる。
・少なくとも6か月間は持続しており，性行為においてほとんどいつも（約75〜100％）経験される。

　こうした症状は大きな苦痛を生じさせている。これらは性関連以外の精神疾患，対人関係や他の生活の領域におけるストレス，他の身体疾患，違法薬物，アルコール，治療薬の使用によるものではない。

◆ リスク因子

以下のような因子が早漏のリスクを高める。
- **気質**：不安症，特に社交不安症（社交恐怖）をもつ男性に多くみられる。
- **遺伝・生物学**：生来型の早漏は遺伝的なものかもしれない。獲得型の早漏は甲状腺疾患や薬剤の離脱症状でも起こりうる。

◆ 治療

早漏の治療は高い成功率がある。薬物療法や行動療法の手法が用いられる。薬物の使用は多くの研究がなされ，効果が示されてきた。行動療法も広く用いられる治療手法である。

SSRIの抗うつ薬〔fluoxetine（本邦未承認），パロキセチン，セルトラリン〕やクロミプラミンを処方されることもある。こうした薬物治療の副作用として多くみられるのは射精遅延であるが，その他の副作用はほとんど生じない。SSRIを処方する際には，医師は前立腺や甲状腺の機能異常がないことを確かめる必要がある。他の選択肢として，リドカインを含む局所麻酔クリームを用いる。陰茎への感覚を減らして射精を遅らせるよう助ける。この方法では同時にパートナーの感覚も減らしてしまうので，内服のほうが好まれる。

行動訓練では，射精しそうになって本人が合図するまでパートナーが刺激をする。合図があったらパートナーは刺激を止め，本人の興奮レベルが下がると再開する。これを繰り返し，男性は射精のコントロールを徐々に得ていく。他の方法に，圧迫法がある。本人が射精したくなった時に，パートナーが陰茎末端を握って，射精の衝動が過ぎるまで数秒間圧迫する。練習をしていき，男性は射精を遅らせる方法を学んでいく。

女性オルガズム障害 Female Orgasmic Disorder

この障害をもつ女性は性的興奮と刺激の後にオルガズムに達することに困難がある。性的興味や興奮にも障害があることもある。治療薬や手術などの身体的な要因や，夫婦間や家族内の葛藤といった心理的要因と関連することもある。

年齢，文化，その障害が持続する長さは様々ではあるが，約10〜42％の女性がオルガズムを得ることが困難であると報告している。こうした数字はこの障害によって苦痛があるかどうかは反映していない。思春期の前から成人に達するまでの間いつでも女性が初めてオルガズムを得ることが起こりうる。女性のうち約10％は一生涯のうちで一度もオルガズムに達することがない。

女性オルガズム障害の診断

　以下のような場合に診断される。
- 以下の症状のいずれかが存在し，性行為においてほとんどいつも（約75〜100％）経験される。
  - オルガズムの著しい遅延，低頻度，または欠如。
  - オルガズムの感覚の著しい強度低下。
- 症状は少なくとも6か月は持続している。

　これらの症状は本人に大きな苦痛をもたらしている。これらは性関連以外の精神疾患，対人関係の重度なストレス（例えば，パートナーからの暴力），他の身体疾患，違法薬物，アルコール，治療薬の使用によるものではない。

◆ リスク因子

　以下のような因子が女性オルガズム障害のリスクを高める。
- **気質**：不安や夫婦間のストレスなど，様々な感情的要因がオルガズムを得る能力を阻害する。
- **環境**：対人関係，身体的健康，メンタルヘルスにおける問題は女性のオルガズム障害に強く関連する。厳格な性役割の文化的信念や，性的快楽や活動に対する宗教的規律も影響する。
- **遺伝と生物学**：身体疾患や治療薬によって引き起こされることもある。多発性硬化症，骨盤神経損傷，脊髄損傷などである。SSRIなどの治療薬もオルガズムの遅延や阻害が起こる。

◆ **治療**

　女性オルガズム障害の治療は，マスターベーションによってオルガズムを得る方法を訓練することがある。他の方法には，感覚集中法（気持ちのいいことに集中して皮膚を触る方法で，セッションが進むまで性器や生殖器には触らない），陰核刺激，ケーゲル体操（腟周囲の骨盤底筋を引き締めたりリラックスさせたりする）などがある。自己刺激でオルガズムを得たら，パートナーに最も心地よい方法で刺激することを教える。治療はカップル間の親密さやコミュニケーションを改善する方法を教えることも含んでいる。

 ## 他の性機能不全群

　これらも男性にも女性にも大きな苦痛をもたらす。これらの障害の診断には，症状は少なくとも6か月続く必要がある。対人関係における重度のストレス（パートナーからの暴力）や，違法薬物やアルコール使用によるものではない。ここには射精遅延，性器-骨盤痛・挿入障害，女性の性的関心・興奮障害，男性の性欲低下障害が含まれる。メンタルヘルスケアの専門家は，薬物，他の精神疾患，他の身体疾患が症状の原因でないことを確かめる必要がある。

◆ **射精遅延** Delayed Ejaculation

　射精遅延は，パートナーとの性行為において性的絶頂や射精に長い時間がかかることを指す。場合によっては射精したいと思っても全くできない人もいる。

　遅延について，そして絶頂に達する適度な時間についての正確な定義はない。男性とそのパートナーはオルガズムに達するのに時間がかかるようになり，疲れや痛みのために努力を止めてしまうと報告している。パートナーが射精を簡単にはできないので，性的魅力も感じなくなっていると報告するパートナーもいる。50歳以上の男性は加齢による変化のために罹患リスクが高まる。以下の症状のいずれかが，パートナーとの性行為において，ほとんどいつも経験されるときに診断される。

・射精の著明な遅延。

・射精がきわめて稀,または欠如している。

　治療には,薬物療法,リラクゼーション法,精神療法がある。認知行動療法では,当面の間,オルガズムに至るすべての性行為を控えるようにする。パートナーとの性的な訓練として,マスターベーションやバイブレーターが用いられることもある。

◆ 性器-骨盤痛・挿入障害 Genito-Pelvic Pain/Penetration Disorder

　この障害のある女性は,性行為や婦人科の検査やタンポン使用などの腟への挿入時に痛みがある。強烈な痛みは,ヒリヒリする,切られるよう,撃たれたよう,ズキズキするなどと表現されることが多い。

　このような痛みをもつ女性は性交や挿入に対して恐れるようになり,性行為を避け始める。性器-骨盤痛・挿入障害のある女性の数はわかっていないが,米国女性の約15％が性行為中に痛みがあると報告している。以下のうち少なくとも1つの再発性の問題がある時に診断される。

・性交の腟挿入
・腟性交またはその他の挿入を試みる際の,外陰痛または骨盤の痛み
・挿入の予期,最中,またはその結果起こる外陰痛または骨盤の疼痛に対する恐怖
・腟挿入の際の骨盤底筋の緊張または締め付け

　治療の選択肢には,認知行動療法(集団もしくは個人)とセックス療法(性教育,感覚集中法,骨盤底筋を鍛えるケーゲル体操など)がある。腟を拡張させるのを助ける身体療法も役立つことがある。痛みを伴う性交の原因となる敏感な組織を取り除く手術も用いられ成果を上げてきた。治療は個人に合ったものを選び,異なった領域のヘルスケアの専門家(例えば,メンタルヘルスと婦人科)がかかわるべきである。

◆ 女性の性的関心・興奮障害 Female Sexual Interest/Arousal Disorder

　この障害のある女性は,6か月間以上にわたって性欲が低下しているか欠如

している。パートナーよりも性的欲求の水準が低いだけでは十分な診断の根拠とならない。しかし，この症状について女性自身が苦痛を感じていることは診断を促すことになる。生活上の出来事によって短期に性的興奮や関心が変化することがあっても，これはよくあることで，機能不全を表しているのではない。

　この障害をもつ女性は性行為の間に快楽を得ていないかもしれない。彼女らは自分自身を無感覚であると表現することが多い。性的な心的外傷，妊娠の恐怖，性機能不安，身体イメージの問題，夫婦の不仲などが要因になる。糖尿病や甲状腺機能異常もリスクを高める。以下のうち3つ以上で明らかになる性的関心・興奮の欠如，または低下がある場合に診断される。
・性行為への関心の欠如・低下
・性的・官能的な思考または空想の欠如・低下
・性行為を開始することがない，または開始することが減っており，パートナーの求めに受容的でない。
・ほとんどすべての性行為での興奮や快楽の欠如・低下
・性的な（例えば，文章の，言語的な，視覚的な）手がかりに反応した性的関心の低下・欠如
・ほとんどすべての性的な活動における性器または身体の感覚の欠如・低下

　治療にはたくさんの選択肢があり，組み合わせることもできる。これは新しい障害であるが，性欲や興奮についての問題はこれまでに以下のような方法で治療されてきた。セックス療法では性教育，感覚集中法，しばらくの間，性交を控えることなどが行われる。カップル療法ではお互いの感情的なつながりを築くように手助けし，いかなる不和にも対処する。認知行動療法では女性が自身や性について役立たないという考えに対処することに効果があることが証明されている。これにより女性の性的快楽や満足が増えることが示されてきた。

◆ 男性の性欲低下障害 Male Hypoactive Sexual Desire Disorder

　この障害では6か月以上にわたって性的な空想や性的行為への関心が欠如する。パートナーの性欲のレベルより低いということだけでは診断に十分な根拠

> **BOX　あなたの性的健康向上のために**
>
> 健康的な性機能は良好な全般的健康の一部をなす。性的な問題の原因が複雑である場合，いくつかの生活習慣を変えることで性生活や健康を向上させることができる。
> - **運動の機会を増やすこと**：定期的な身体運動を増やすことで，スタミナや持久力を増加させ，気分を高めて，自尊心を向上させる。
> - **アルコールを減らすこと**：アルコールは性行為への反応を鈍らせる抑制作用がある。
> - **喫煙をやめること**：喫煙は性器への血流を減らして，性的興奮を低下させる。
> - **ストレスに対処すること**：日々のストレスを減らす活動を探すことで，性行為を集中して楽しめるようになる。
> - **コミュニケーションを向上させること**：感覚や好みを話し合ったり共有したりすることで，お互いの喜ぶものが何かを学ぶことができ，信頼感や親密感を得ることができる。

ではない。症状がどれくらい続いているかが診断に重要である。短期的な生活上の出来事（例えば，関係を終わらせようと思っている時にパートナーの妊娠を心配する）に反応して性欲が低下する男性はいる。

　リスク因子としては，気分や不安の症状，アルコール使用，幼少期の心的外傷体験がある。18〜24歳の男性の約6%，66〜74歳の男性の約40%が，性欲についての問題をかかえている。少なくとも6か月間にわたって性的活動への関心や欲求が欠如もしくは低下していると診断される。

　治療としては，問題の性質に基づいて，個人の精神療法もしくはカップル療法が行われる。テストステロンが正常以下の場合には，副作用を注意深く評価しながら，貼り薬や塗り薬でテストステロン補充療法が行われる。テストステロンの内服は肝機能障害のリスクがあるため用いられない。（必要であれば）体重の減量や欲求を高めるために性的活動を変えてみることも役に立つこともある。

キーポイント

- 性行為は人全体でかかわるものであり、大きな喜びをもたらしうる。性機能不全群では性的活動に反応する能力や性交を楽しむ能力が障害される。
- こうした障害は様々な理由で生じ、その理由によって診断や治療の方法が影響を受ける。多くの場合、1つ以上の因子が性機能不全の原因になっている。健康問題、治療薬、否定的な身体イメージ、低い自尊心、対人関係の問題（信頼の欠如やコミュニケーションの欠如）などである。
- 性機能不全の治療には障害を引き起こしうるすべての因子を考慮に入れ、本人とそのパートナーに特定のものが選ばれる。服用すべき、もしくは変更すべき治療薬、治療するべき身体疾患、学ぶべき手法、信頼やコミュニケーションを築くために役立つ行動がある。
- 違法薬物、アルコール、タバコは性的な反応を弱める。アルコールは性交への反応を鈍らせる抑制作用がある。喫煙は性器への血流を遅らせて、性的興奮を低下させる。こうした物質を中止するか減らすことで性行為を改善させることができる。
- 性的な健康を向上させる他の方法は、定期的な運動をすること（スタミナや気分や自尊心を向上させる）、ストレスに対処すること（それにより性行為から気を散らすことがなくなる）、感覚や好みを共有すること（親密感を醸成し、お互いを喜ばせることを学ぶ）である。

第14章
性別違和
Gender Dysphoria

　多くの人にとって，自身の性別は疑問に思うものではなく，アイデンティティの葛藤の要因とはならない。一方で，反対の性別に属すると自信をもって認識している人たちがいる。彼らは身体的な性別が自分の考えているものや，感じているものと合っていないことに大きな苦痛を抱いている。この苦痛や葛藤の感覚は性別違和と呼ばれる。彼らが感じているものと合う性別を，「体験する/表出するジェンダー」と呼び，産まれもった性別を「指定された/出生のジェンダー」と呼ぶ。

　性別違和は子どもの頃に始まることもあれば，10代や成人になってから始まることもある。症状は年齢のグループによって様々である。不快や苦痛は必ずしも長い間続くわけではないが，指定されたジェンダーと体験するジェンダーとの不一致感がある程度は続いていく。

　子どもでは，反対の性別である，もしくはそうなりたいという強い主張があることによって診断される。彼らの行動は望むことを反映している。こうした行動は，性別に特有な行動を示したり，興味をもったりし始める年齢である，2〜4歳ぐらいに始まることが多い。

・女の子が男の子になりたいと言い，男の子の服や髪型，男の子の遊び仲間，荒々しい遊びやスポーツを好むかもしれない。こうした徴候を示す女の子は，この年齢では「おてんば娘」といわれる。こうした行動はとてもありふれたもので，必ずしも性別違和とは限らない。性別違和と診断するためには，その女の子が自分は本当に男の子であると強く考えている必要があり，女の子らしく振る舞うように言われると動揺するようになる場合である。

・男の子が女の子になりたいと思い，女の子の服装をすることを好み，ままご

と遊びやお人形遊びをするかもしれない。彼らは荒々しい遊びやスポーツをたいてい避ける。陰茎をもっていないかのように振る舞い，排尿を座ってする男の子もいるかもしれない。こうした行動はよくみられるものであり，必ずしもその子が性別違和であることを意味しない。

10代の青年や成人では，彼らの苦悩は体験するジェンダーと指定されたジェンダーとの間の葛藤にさらに基づいている。10代の青年や成人は第一次性徴と第二次性徴による動揺が大きいかもしれない（**BOX**を参照）。
- 思春期が体の変化をもたらすと，性別違和のある少女は，だぼだぼの服を着たり，乳房を隠すために縛ったりするかもしれない。少年は発毛の最初の徴候のある時に体の毛を剃ることもある。こうした行動で苦悩は和らぎ，見た目が感じている性別と合った場合に改善する。
- 性別違和のある成人は，身体的性別の特徴を取り除きたいと思い，反対の性別の行動，服装，振る舞いをしたいと思うことがある。不快な症状を減らそうと，職場，外見，社交場面において，できるだけ体験するジェンダーで生活しようとする。

性別違和をもつ子どもたちが情動や行動の障害を合併することがよくある。多くはうつ病，不安症，秩序破壊的・衝動制御・素行症群である。子どもたちが10代の青年になるにつれて，仲間たちにからかわれたり，対立したりすることが多くなり，問題が大きくなる。10代の青年や成人では不安症やうつ病の罹患リスクが高くなる。

BOX **性徴：成長が変化をもたらす**

性別違和をもつ人たちは，子どもから成人に成長すると，1つもしくは両方の性徴によって苦しむことになる。
- **第一次性徴**は生まれつきもっていた生殖器に起こる（例えば，子宮や陰茎）
- **第二次性徴**は思春期に現れる（例えば，体毛や乳房）

性別違和の診断

少なくとも6か月，以下のような症状が続いている場合に診断される。

子どもの性別違和

- 体験するジェンダーと指定されたジェンダーとの間の明らかな不一致が，以下のうちの6つ以上によって示される（その中の1つはリストの最初の項目によって示される）。
  - 反対のジェンダーになりたいという強い欲求，または自分とは違うジェンダーであるという主張。
  - 男の子の場合，女性の服を身につけることを強く好む。女の子の場合，男性の衣服のみを身につけることを好み，女性らしい衣服を着ることへの強い抵抗を示す。
  - ごっご遊びや空想遊びにおいて，反対のジェンダーの役割を強く好む。
  - 反対のジェンダーに使用されたりまたは行われたりするおもちゃやゲームまたは活動を強く好む。
  - 反対のジェンダーの遊び友達を強く好む。
  - 男の子の場合，男の子らしいおもちゃやゲームを強く拒み，荒々しい遊びを避ける。女の子の場合，女の子らしいおもちゃ，ゲームまたは活動を強く拒む。
  - 自分の性器の構造を強く嫌悪する。
  - 自分の体験するジェンダーに合った第一次（性器）および/または第二次性徴（乳房，顔ひげ）を強く望む。
- その状態が，大きな苦痛を引き起こしており，社会，学校，または他の重要な領域における機能が障害されている。

青年および成人の性別違和

- 体験するジェンダーと指定されたジェンダーとの明らかな不一致が，以下のうち少なくとも2つによって示される。
  - 体験するジェンダーと第一次および/または第二次性徴との間の明らかな不一致。
  - 体験するジェンダーとの著しい不一致のため，第一次および/または第二次性徴から解放されたいと強く望む。

- 反対のジェンダーの第一次および/または第二次性徴を強く望む。
- 反対のジェンダーになりたいと強く望む。
- 反対のジェンダーとして扱われたいと強く望む。
- 反対のジェンダーに定型的な感情や反応をもっているという強い確信。
- その状態が大きな苦痛をもたらしており，社会，職業，その他の重要な領域における機能を障害している。

リスク因子

以下のような因子が性別違和に影響すると信じられている。
- **気質**：就学前の年齢で自分のジェンダーの特徴にないふるまいをする子どもたちは性別違和になりやすい。
- **環境**：性別違和をもつ男性は兄をもつことが多い。性別違和を10代の青年や成人になってもつようになる男性は，女性であるという空想によって性的興奮を得たことがある。
- **遺伝**：性的な発育の障害（出産時に性別が不明確な稀な障害）のある性別違和は，遺伝子異常と関連がある。

 妻と離婚し，女性として生きることを望む52歳男性

　52歳の販売員であるクリストファーはジェンダーを女性に変更する法的手続きを始めた。新しい名前はクリスティンである。
　クリストファーは男性器をもって生まれ，男の子として育てられた。子どもの頃に他の子どもたちから「女っぽい」と思われるまで，両親も何も変わったところは気がつかなかった。クリストファーは学校で女友達を求めて，女の子が多く所属する活動やクラブを選んだ。体が接触するスポーツをやりたがらず，父親を失望させた。クリストファーはテニスが上手で，スポーツとして競技したため父を喜ばせた。
　クリストファーは自分の感じ方や考え方が女の子のものだと感じ始めた。自

分は「クリストファー」ではなく「クリスティン」であると感じた。厳格な父がこうした考えを受け入れるはずがないとわかっていたので，そのことは話さなかった。

　クリストファーは大学でも成績優秀であり，とても好きな長年の女友達がいた。彼女に性的には魅力を感じなかったが，彼は父を喜ばせたいと思っていたので，大学を卒業すると彼女と結婚した。結婚生活には満足していたが，家族を喜ばせるために生活してきたことをわかっていた。自分の生き方が内面で感じていることとは一致していなかった。自分をクリスティンであると考えるほうが気持ちが落ち着いた。妻が家にいない時には，彼女の洋服を着ることもあった。

　結婚生活が数年たつにつれて，クリストファーは自分の人生の目的や，妻や家族に誠実ではないことを不幸せに感じるようになり，自分自身に怒りを覚えるようになった。彼はメンタルヘルスケアの専門家から治療を受けようとした。これまでの人生を詳細に語った後，自分は「クリスティン」であると感じており，家族をがっかりさせるのが怖いと話し始めた。治療場面では「クリスティン」として，さらに個人的な感情を語り始めた。女性として自分を表現することは恐れる必要のないことと感じるようになり，親密な友人の一部には彼を「彼女」と呼ぶように頼み始めた。

　しばらくして，彼女（クリスティン）は，女性として公然と生きない限り，望んでいる生活の質を得ることはできないとわかり始めた。数か月が経ち，彼女はメンタルヘルスの専門家と協力し，離婚したいと妻に勇気を出して言うことにした。ホルモン治療と手術について説明してくれる専門家を紹介してくれるよう依頼した。身体的な外見を女性に変えたい場合，こうした選択肢を将来探すことになるが，大きな決断になることは彼女もわかっていた。まず第一歩は，自分の状況を家族や友人のすべてにどのように伝えるかを学ぶことであり，女性の役割に合わせるように生活を変える方法を決めることであった。彼女は，自分の妻にとってとても難しい変化になることがわかっていたので，この過程を支援してくれる性別違和の専門家を探した。クリスティンの父は，この診断を受け入れるのは困難であったし，クリスティンが女性としての人生を生きることができるようにすることが重要である理由を理解することも難しかった。

治療

　多くの子どもたちは自分の好き嫌いを学びながら行動の段階を体験する。正常な子どもの発達の一部として，時に「おてんば」や「女々しい」といったふるまいをすることもある。多くの場合は，彼らが最も楽しめる活動，おもちゃ，服装を選ぶように，ただ援助して励ましてあげることが役に立つ。指定されたジェンダーのためのトイレを使うことを拒むといった，学校でも苦痛や問題の徴候があれば，性別違和の治療をするメンタルヘルスケアの専門家に相談してみることも役に立つ。

　性別違和は，本人だけではなく，残りの家族が本人がどのように感じているかを知って適応するために支援が必要となる。家族や友人は，実際の状況やこの障害の意味することを受け入れることは難しいかもしれない。家族教育は，本人が不安などの行動や情動の障害を起こすことを防ぐことになる。

　治療は，本人が症状にどのように取り組んでいるかによって変わる。性別違和が成人にまで続いている時には治療の選択肢も変わってくる。体験するジェンダーを尊重してくれる関係性の中で生活でき，本人にとって自然な活動や生活スタイルを追求できれば，うまくいく人たちもいる。一方で，身体的性別を体験するジェンダーに一致させるために行う手術である，性別適合手術を選択する人たちもいる。これには豊胸手術や陰茎除去，人工腟作成などが含まれる。米国では，性別適合手術を希望する人は，医療チームが手術を行う前に1年間以上反対の性別の一員として生活してみることを要求される。外見を変え，完全に反対の性役割で生活を始めると，性転換者と呼ばれる。性別適合手術を選択するしないにかかわらず，性転換者として生きることはできる。

　男性から女性に性別を変更する場合，外見を変えるため最初にホルモン剤が処方される。女性ホルモンを男性に与えると，乳房が大きくなり，体つきが女性らしくなる。本人がホルモンに適応した後に，男性器を除去する手術が行われる。手術には人工腟を作成することが含まれることもある。時に，体験するジェンダーを反映する顔貌に合わせる手術も行われる。

　女性から男性に変更する場合，ホルモン剤が与えられると，筋肉量を増やして声が太くなる。手術では乳房，子宮，卵巣が取り除かれる。人工陰茎を作成

することを選択する人もいる。手術の後に精神療法によって，新しいジェンダーに適応することを助ける。

　精神療法は，性別適合手術を選択しない人たちが，性別違和が引き起こす様々な問題に対処することを支援することもできる。性別適合手術を受けなくとも性転換者として生きることで，性別違和にうまく対処して幸せに生活する人たちもいる。反対のジェンダーの服装をして生活するが，自分のアイデンティティとの不一致を苦痛に感じない人たちもいる。こうした人たちは性別違和という診断はされないことになる。治療を要するかどうかを計るひとつの方法は，大きな苦痛や頻繁に感じる不幸せな感情の存在である。クリスティンの症例の場合では，もう少し早く助けを求めて障害について話すことができたら，長年苦しまずに済んだかもしれない。

 キーポイント ●●●

- 性別違和の人たちは，反対の性別の一員であると強く認識している。生物学的な性別が自分の考え方や感じ方と一致しないことを大きな苦痛と感じている。
- 性別違和は子どもの頃に始まることもあり，10代の青年や成人になってから発症することもある。子どもではこの障害をもたなくとも正常な成長の一部として，時に「おてんば」や「女性らしい」ような振る舞いをすることはある。
- 性別違和の治療には，家族が本人の感じ方を学んで適応することも含まれる。家族教育によって，性別違和によって引き起こされる本人の不安症やうつ病などの精神疾患の発症リスクを減らすこともできる。
- 性別違和が成人になるまで続くと，治療の選択肢は変わってくる。性別適合手術を選択する人たちもいる。性別適合手術を選択するしないにかかわらず，外見を変えて，反対の性役割で生活し始めることはできる。手術をしなくとも，性別違和にうまく対処して，生活に幸せを感じている人たちもいる。
- 精神療法によって性別違和の人たちが障害によって生じる様々な問題に対処できるように支援する。治療が必要かどうかを計る1つの方法は，大きな苦痛と頻繁に感じる不幸せな感情の存在である。

第15章
秩序破壊的・衝動制御・素行症群
Disruptive, Impulse-Control, and Conduct Disorders

　子どもや青年は誰でも，時に不作法に振る舞うことがある。同胞の出生，家族の離婚や死などといったストレスが，行動で示すことにつながるのかもしれない。秩序破壊的・衝動制御・素行症群は，通常の行動化よりも長期間にわたって続く，より重篤な障害である。この障害のある人たちは自分の怒りの感情をコントロールするのが難しく，敵対的な行動を示すことがある。この障害があると他人やその所有物に攻撃的になったり，ルールや法律を破ったり，権威的な人に対して服従せずに反抗することがある。

　本章では，反抗挑発症，間欠爆発症，素行症，放火症，窃盗症を紹介する。これらすべての障害は子どもや10代の青年で発症することが多く，女児よりも男児に多くみられる。例えば，素行症は10代の青年にみられる最も多い精神疾患の1つである。成人にまで続くものや成人になって初めて診断される場合もある。

　これらの障害は，行動が注目を集め，すべての人が「外に」見えるようになるので，外在化障害と呼ばれることが多い。心理的苦痛が怒りという他人に影響を与える行動を通して表現される。逆に，うつ病や不安症などの内在化障害では心理的苦痛が「内に」保たれて自身に向かう。こうした障害では他人との衝突を引き起こすことは少ない。

　多くの因子がこれらの障害の発症リスクを高める。厳しすぎる養育態度や一貫しない養育態度，親からのネグレクト，養育者の頻繁な変更，身体的・性的虐待，管理監督の欠如，犯罪歴や薬物中毒，アルコール依存症のある親などである。うつ病，双極性障害，物質使用障害，ADHDなどの他の精神疾患と併存することもある。

治療

　早期治療をすることで，障害による心理的苦痛は早く弱まり，子どもや青年の人生への影響は小さくなる。治療を始めるのが早ければ，症状や行動が改善する可能性も高くなる。しかし，治療は難しい課題にもなりうる。子どもや青年は治療に抵抗し，協力せずに，成人への恐れや不信をあらわにするかもしれない。新しい態度や行動パターンを学ぶには，かかわるすべての人にとって時間と忍耐が必要となる。

　（対面式や，集団や家族のいる設定のいずれであっても）行動療法と精神療法は子どもや青年が自分の怒りを表出したりコントロールしたりするのを助ける。治療の目的は，自分の行動や，その行動が及ぼす他人への影響に気づくことを手助けすることにある。親へのトレーニングでは，子どもや青年の良好な行動を支援し，うまく関係づくりをする技術が伝えられる。ADHDやうつ病，双極性障害をもつ子どもや青年では，これらの障害への薬物療法が感情をいくらか和らげてくれることで，破壊的な行動が減ることになる。

反抗挑発症/反抗挑戦性障害 Oppositional Defiant Disorder

　この障害のある子どもや青年は，かんしゃく，口論好き，怒り，破壊的な行動といった扱いにくい行動を示す。両親と口論し，大人の要望やルールに従うこと（例えば，部屋を掃除することや，帰宅の門限を守ること）を拒否し，怒って他人に憤慨することが頻回にある。こうした行動は，少なくとも6か月続き，家庭や学校の生活が乱れると通常の不作法の範囲を超えている。

　これらの行動は同胞間でよくみられ，他人との接触においてもみられる。症状は本人がよく知っている成人や友人にもよく示される。こうした行動は医師やメンタルヘルスの専門家との面談の中では現れないかもしれない。

　この障害の症状は他人との関係性の中にある問題を起こすパターンを反映していることが多い。自分では怒りっぽく，反抗的で，挑発的だとは考えていない傾向がある。その代わりに，不公平な要求や出来事に対する反応として，自分の行動を正当化することが多い。最初の症状は，就学前に出現する傾向があ

> **BOX 親たちへのヒント**
>
> - 反抗的で破壊的な子どもや青年を育てることは，親たちにとって特別な挑戦となりうる。小さな子ども（2〜4歳）や青年が，断固とした反抗的な行動をとるのは通常のことである。親は落ち着いた態度で，子どもの良い行動を褒めるようにし，子どもと1対1の関係を保つようにする。
> - 重度で持続し，家族や学校生活を乱すような不作法がある場合は，子どもや青年を専門とするメンタルヘルスケアの専門家に支援を求めるべきである。他の子どもや動物など他者に危害を加えて危険にさらすいかなる行動がある場合も，緊急の援助が必要になる。
> - 不作法な振る舞いをする子どもや青年は，自身の行動に責任をもち，その行動や選択のもたらす結果を受け入れることを学ぶ必要がある。親は賢く対処し，子どもに強く主張するときに最も役立つルール（例えば，安全のためのルール）を決める必要がある。親は確固たる態度でそれに従い，その結果に対応する。
> - 場合によっては，親が子どもの不作法な振る舞いに対処する新しい技能を学ぶことが有益になることもある。親は自らモデルとして健全な行動を示し，子どもにもそのような行動を促すことで，間違いに対処することができる。

り，10代初め以降に発症することは稀である。

親へのマネージメント訓練は反抗挑発症に有効であることが示されており，素行症の改善にも役立つ。この方法では両親に子どもの行動を管理する方法を教えて，子どもが従わない時や従う時の対応の仕方を改善させる。これは親子関係を築いて，明確な指示や行動の結果を与える方法を教える。これを家で実践することが重要である。

✓ 反抗挑発症の診断

以下のような場合に診断がなされる。

- 怒りっぽく/いらだつ気分，口論好き/挑発的行動，または意地悪/執念深さなどのパターンが少なくとも6か月間は持続し，以下のカテゴリーのいずれ

かが少なくとも4つの症状が示される。この行動は同胞以外の少なくとも一人以上の人物とのやりとりにおいて示される。

怒りっぽく/いらだつ気分
・しばしばかんしゃくを起こす。
・しばしば神経過敏またはいらいらさせられやすい。
・しばしば怒り，腹を立てる。

口論好き/挑発的行動
・しばしば権威のある人物，または子どもや青年の場合では大人と口論する。
・しばしば権威のある人物からの要求，またはルールに従うことに反抗または拒否する。
・しばしば故意に人をいらだたせる。
・しばしば自分の失敗，または不作法を他人のせいにする。

意地悪/執念深さ
・過去6か月に少なくとも2回，意地悪で執念深かった。

　こうした行動が身近な生活環境（例えば，家族，同世代の仲間，仕事仲間）で本人と他者の心理的苦痛を引き起こしており，社会的，学業的，職業的，または他の重要な領域における機能に否定的な影響を与えている。こうした行動は何らかの精神病性障害，物質使用障害，抑うつ障害，双極性障害によるものではない。

間欠爆発症/間欠性爆発性障害 Intermittent Explosive Disorder

　この障害をもつ人たちは，すぐに怒り，力強い爆発性で反応する。それは状況に不釣り合いなもので，例えば，最愛の家族や友人からの穏やかな批判にも反応する。この行動爆発が続くのは30分以下であり，かんしゃく発作，激しい非難，喧嘩，暴力といった形をとる。
　こうした症状は何年間も継続しうる。人生の最初の20年間に身体的・情動

的な心的外傷体験を経験した人たちは発症リスクが高い。この障害は35〜40歳以下の若い人々や高等教育を受けていない人々に多い。

認知行動療法は間欠爆発症の治療に役立つ。そこにはリラクゼーション法の訓練，対処スキル，怒りや攻撃に関連する思考パターンの変容などが含まれる。

薬物療法も効果がある場合のあることがわかっている。SSRIの抗うつ薬や気分安定薬である（こうした治療薬の詳細は第20章「治療の要点」，292頁を参照）。

 間欠爆発症の診断

以下のような場合に診断される。
- 反復性の行動爆発は攻撃的（怒り，敵意，暴力）衝動のコントロール不能を示す。以下のいずれかに現れる。
    - 言語面での攻撃性（例えば，かんしゃく発作，激しい非難，口論），または所有物，動物，他者に対する身体的攻撃性が3か月間で週に約2回起こる。身体的攻撃性は所有物の損傷や他者を負傷させることはない。
    - 所有物の損傷，および/または身体的攻撃に関連する行動爆発が1年間で3回起きる。身体的攻撃は動物や他者を負傷させることに関連する。
- 行動爆発の強さは挑発の原因または本人のもついかなるストレスの程度を超えている。
- 反復する攻撃性の爆発は，（前もって計画されたものでなく）衝動的であり，何らかの目的（例えば，金銭，権力，恐怖）を達成しようとするために行われたものではない。
- 反復する攻撃性の爆発は，本人に大きな苦痛を生じさせており，職業または対人関係の機能の障害，または法的もしくは経済的な損失（例えば，逮捕や罰金）がある。
- 少なくとも6歳である。

反復する攻撃性の爆発は，他の身体疾患，または違法薬物，アルコール，治療薬の使用によるものではない。暴行や攻撃的行動が症状となる他の精神疾患

（双極性障害，精神病性障害，反社会性もしくは境界性パーソナリティ障害など）は除外する必要がある．いつもは健康的な人に，爆発性を伴う急激な行動変化があった場合は，器質的脳疾患や頭部外傷を示唆していることもあるため，こうした疾患の除外も必要になる．

症例 怒りのコントロールができず，妻から離婚を求められた32歳男性

　32歳の造園技師であるサムは，自分の怒りのコントロールを改善するためにメンタルヘルスケアの専門家に助けを求めた．予約に一緒に来た妻は，サムはいつも怒りっぽいと言った．彼が怒ってばかりいるので，彼女や2人の子どもたちにいつか暴力をふるうようになるのではないかと妻は心配していた．

　最近では，サムが仕事で疲れて帰ったところ，食事がテーブル上になかったことで言い争いが始まった．台所に入って新聞を読んでいる妻を見ると爆発して，どれほどの悪妻かと暴言を吐いた．妻が彼女の長い一日を説明しようとすると，サムは妻を罵り，グラスや椅子を壊した．驚いた妻は台所から走り去り，子どもたちを抱えて，数マイル先の母親の家に帰った．翌日，妻はサムにすぐに専門家の助けを求めるか，さもなければ離婚の用意をするよう伝えた．彼女は我慢の限界に達していた．

　サムは，このように怒りが爆発するのは子どもの頃に始まったが，13歳になるまで問題になることはなかったと語った．その頃から級友と頻回にケンカをするようになり，時に校長室に呼び出されることになった．ケンカをしていない時には，社交的でまじめな学生だった．

　最近は週にだいたい4回は怒りの爆発を呈しており，それは多くは欲求不満や，予想外の要求や侮辱に反応してのことだったとサムは言った．彼は2か月に1回は暴力行為をしていたと述べた．例えば，暴れだすとコンピュータを部屋に投げたり，子どもの一人が泣き止まないと，壁を蹴って穴を開けたり，母親と言い合いをしている間に携帯電話を壊したりした．隣人やたくさんの見知らぬ人たち，造園会社の従業員たちを殴る寸前にまでいくが，10代の時以来，体を使った格闘は避けてきた．彼の会社は彼の短気のために離職率が高かった．誰かを身体的に傷つけてしまうのではないかとサム自身が心底恐れていた．

サムが言うには，彼の怒りは数秒以内にピークに達し，めったに数分以上は続かなかった。その怒りのエピソードとエピソードの間は，問題のない晴れやかな気持ちでいると述べた。自分自身の行動を不安に思っており，妻に対する怒りの爆発やそれに伴う行動を申し訳ないと思っていた。サムは付き合い程度に飲酒したが，彼も妻もアルコールと彼の怒りの爆発を結びつけようとはしなかった。

　サムが言うには，少なくとも2人の家族が大きな「怒りの問題」を抱えていた。彼の父は感情的に罵倒しやすく，要求が厳しい人であり，彼の姉も怒りやすかった。彼の姉の3回の離婚は，感情的に罵倒する行動によるものだったとサムは言った。

　サムは間欠爆発症と診断された。サムにとって治療は結婚生活のためだけなく，子どもたちへの暴力の連鎖を防ぐためにも大切なことである。

素行症/素行障害 Conduct Disorder

　素行症では，家庭，学校，職場における規範や規則を破るような憂慮すべき行動が子どもや10代の青年に頻回に繰り返される。武器を使ったり，いじめたり，他人の家に侵入したり，他人や動物に身体的に残虐な行為をしたりする。素行症のある人たちは，他人の権利を侵害する。他の人たちが自分たちに対して敵意をもっていると誤解したり，脅威に対して正当に振る舞っていると感じていたりすることもある。彼らは自分たちの行動を拒否したり，引き起こしている損害の程度を軽く見積もったりしがちである。

　就学前から始まることもあるが，最初の深刻な徴候が現れるのは，児童期から10代半ばにかけてが多い。少年では，喧嘩，窃盗，公共物の破壊行為，学校での規律違反などがよくみられる。少女では，嘘をついたり，学校を無断欠席したり，家出をしたり，場合によっては他の同級生たちより早く性的に活発になることもある。16歳以降にこの障害があることは稀である。

　反社会性パーソナリティ障害は素行症と似たような症状があり，18歳以上の人に診断がされる。後悔の念もなく，他人をだましたり，傷つけたり，虐待をしたり，他人の権利を軽視したりする（詳しくは第18章「パーソナリティ

障害群」，264頁を参照）。素行症は，反社会性パーソナリティ障害の子ども時代の警告サインであると考えられている。しかし，素行症のある若者が必ずしも反社会性パーソナリティ障害に進展するわけではないことも知っておく必要がある。早期診断と早期治療が重要であり，健全な考え方や行動の仕方を学び，怒りの感情をコントロールする方法を学ぶことができる。

　素行症に役立つ治療は，（反抗挑発症で紹介した）親へのマネージメント訓練や機能的家族療法 functional family therapy（FFT）である。いずれもおおよそ12週間続けられる。FFTでは，問題について家族のもつ健全ではない信念に取り組み，関係性や肯定的な養育の技能を築いて，再発を防ぐ地域保健サービスの活用計画を手助けする。

 素行症の診断

以下のような場合に素行症は診断される。
- 他者の基本的な人権または社会的規範または規則を侵害することが反復し持続する行動様式で，以下の15の行動のうち少なくとも3つが過去12か月の間に存在し，基準の少なくとも1つは過去6か月の間に存在したことによって明らかとなる。

人および動物に対する攻撃性
- しばしば他人をいじめ，脅迫し，または威嚇する。
- しばしば取っ組み合いの喧嘩を始める。
- 他人に重大な身体的危害を与えるような凶器を使用したことがある（バット，ナイフ，煉瓦，銃など）。
- 人に対して身体的に残酷であった。
- 動物に対して身体的に残酷であった。
- 被害者の面前で盗みをしたことがある（路上強盗，ひったくり，凶器を用いた強奪）。
- 性行為を強いたことがある。

所有物の破壊
- 重大な損害を与えるために故意に放火したことがある。

・故意に他人の所有物を破壊したことがある（放火以外の方法で）。

虚偽性や窃盗

・他人の住居，建造物，車に侵入したことがある。
・物または好意を得たり，または義務を逃れたりするため，しばしば嘘をつく（他人をだます）。
・被害者の面前ではなく，物品を盗んだことがある（万引き，ただし破壊や侵入のないものなど）。

重大な規則違反

・親が禁止するにもかかわらず，しばしば夜間に外出する。
・親の家に住んでいる間に，一晩中，家を空けたことが少なくとも2回，または長期間にわたって家に帰らないことが1回あった。
・しばしば学校を無断欠席することが13歳未満から始まる。

　この行動が大きく社会的，学業的，職業的機能を障害している。この診断を18歳以上に適用するためには，反社会性パーソナリティ障害の基準を満たさないことを確認する必要がある。素行症をもつ人々は自分の行動への後悔や罪責感はなく，他人の感情への配慮はなく，学校や職場での義務や役割について関心がないこともある。症状の数やもたらす危害の程度に基づいて，軽度・中等度・重度と重症度を評価する。

症例　盗みや暴力への後悔を一切もたない12歳少年

　12歳の少年トーマスは，食料品店に侵入して逮捕された後，怒りながらメンタルヘルスの専門家に会うことに同意した。母親は自分は疲れ果てており，規則を守らない男の子を育てるのが困難だと述べた。
　小さな子どもの頃，トーマスはよく攻撃的になり，他の子どもたちをいじめて，物を奪ったこともあった。母親や継父，学校の先生の前でも，悪態をついて殴りかかり，罰を与えられることも気にしなかった。
　トーマスも母親も先生たちも，彼が一匹狼であって，同年代の子どもたちに

あまり好かれていないことは，一致した意見だった。性的もしくは身体的な虐待を受けたことはなかった。

彼が逮捕される前の年に，トーマスは学校のロッカーから携帯電話，ジャケット，ノートパソコンを盗んでいるところを見つかった。また同じクラスの子の財布を力ずくで奪ったり，身体的な喧嘩をたくさんしたりした後に停学処分になった。トーマスはこうした行為に後悔は一切なく，自分が盗んだり喧嘩したりしたのを他人のせいにし，他人の気持ちに無頓着だった。自分の行為を叱られた時も，「何がしたいんだよ，俺を撃ちたいのか？」と言い返した。こうした行動のパターンのため，トーマスは素行症があると診断された。

他の秩序破壊的・衝動制御・素行症群

これらの障害群は，内的な緊張を和らげるためにとるある行動に対する衝動制御が困難なことが特徴である。例えば，放火症，窃盗症がある。こうした障害は，素行症，双極性障害の躁病エピソード，精神病性障害の幻覚や妄想，反社会性パーソナリティ障害などによるものではない。

◆ 放火症 Pyromania

放火症では自己の喜びや満足のために故意に放火を繰り返す。この障害をもつ人たちは火事に対して異常な関心や興味があることが多い。わざと警報を鳴らしたり，地域の消防署で時間を費やしたり，近所で火事を見たりしていることも多い。放火をする行為は10代の青年男性に多く，社会的な技能が不足していたり，学習障害があったりする人々に多い。放火症が発症する年齢は知られていないが，米国で放火罪で逮捕される人たちの40％以上が18歳以下である。放火症は以下のような場合に診断される。

・2回以上の意図的な放火をしたことがある。
・放火行為の前に緊張感や感情的興奮がある。
・火事に魅了され，好奇心をもち，惹きつけられている。
・放火した時，もしくはそこで起こった騒ぎを見る時に快感，満足感，解放感がある。

放火は，金銭的な利益のためや，社会的・政治的な見解を表現するため，犯罪を隠ぺいするため，生活水準を向上させるため，判断力の低下の結果のため，などの理由で行われるものではない。

対立解決技能，問題解決技能，両親教育，グラフィングなどを含めた，認知行動療法がこうした行動やその要因を防ぐために効果がある。グラフィング（グラフ化）では，出来事，感情，行動をグラフ上に本人と家族が一緒に描く。これによって感情や行動の原因・結果を視覚化しやすくなり，感情自体に気づき，その感情の反応としてなされた有害な行動を置き換えることを促す。防災安全教育や，やけど治療室の訪問も効果があるとされている。

◆ 窃盗症 Kleptomania

窃盗症をもつ人たちは，個人用に用いる必要もなく，金銭的価値のためでもないものを盗もうとする衝動に抵抗できない。その行為が間違っており無分別なことであるとわかっているが，その衝動を制御することができない。盗みで捕まることを恐れており，窃盗をやめられないことで落ち込んでいたり，罪責感を抱いていたりする。男性に比べて女性は3倍窃盗症に罹患しやすい。10代の青年の頃に初発することが多い。窃盗症は以下のような場合に診断される。

- 個人的に使用しない，もしくは価値のないものを盗もうとする衝動に抵抗できないことが繰り返される。
- 窃盗に及ぶ直前に，緊張の高まりがある。
- 窃盗に及ぶ時に快感，満足感，または解放感がある。

窃盗症の治療には，窃盗への衝動や快感を減らすnaltrexone（本邦未承認）という治療薬が使われることもある。精神療法には，曝露・反応妨害法（窃盗のことを考えるが，実際にはしない練習をする），潜在的感作（窃盗のことを考えながら，嘔吐などの否定的な結果を頭に描く），認知行動療法（窃盗が心理的な苦痛を和らげるという考えを変える）などがある。

キーポイント

- 秩序破壊的・衝動制御・素行症群は，子どもや10代の青年に，ストレスの強い生活上の出来事のために時々起こるような通常の不作法からは一線を越えている。これらは，しばしば怒りの感情を制御できず，敵対的な行動を示す，より重度な障害である。衝動的に行動して，他の人の所有物を損害したり，他の人に金銭的な損失を負わせたりする。
- これらの障害はすべて子どもや青年の頃に始まる傾向があり，少年に多くみられる。そのうちいくつかは成人になっても持続し，その時点で初めて診断されることもある。これらの障害は，他人に影響を与えるような怒りによる行動によって表現される心理的な苦痛を反映しているのかもしれない。
- 様々な因子がこうした障害群の発症リスクを高める。厳しい，もしくは一貫性のないしつけ，ネグレクト，養育者の頻回な交代，身体的もしくは性的虐待，管理監督の不行き届き，薬物やアルコールに依存した親，うつ病，双極性障害，ADHDなどの他の精神疾患の存在などがある。
- こうした障害群に対する早期治療ができると，心理的苦痛は早く弱まり，子どもや青年の人生に対する障害の影響も小さくなる。治療が早ければ早いほど，症状がより良く改善する可能性が高くなる。
- 子どもや青年たちが自身の怒りを表現し制御するために，行動療法と精神療法（1対1でも集団でもいずれであっても）が必要となる。治療の目的は，若者たちが自身の行動が他人にどのように影響を及ぼすのかを自覚し，理解するのの助けにあることある。親に対する訓練では，良い行動をうまくサポートする方法や，子どもや青年たちとの関係づくりの方法などの技法が教えられる。うつ病やADHDも同時にもっている子どもや青年たちには，これらに対する薬物療法も，悪化させていた感情の一部を軽減することによって破壊的な行動を減らすことになる。

第16章
物質関連障害および嗜癖性障害群
Substance-Related and Addictive Disorders

　飲酒，違法薬物使用，ギャンブルは，多くの場合，社交の場，もしくは楽しみの追求として文化の中に織り込まれている。アルコール，違法薬物，ギャンブルは脳内の報酬系と呼ばれる部位にすぐに影響を与えているようである。これによって強烈な快感（「ハイな状態」になる）とその快感をまた得たいという渇望をもたらす。そうした物質や行動への渇望は，脳と体の両方に物質や快感が必要であるというメッセージを送る。最初は害がないように思えることだが，次第に害を及ぼすようになることがある。嗜癖をもつ人たちは，ある物質（アルコールや違法薬物など）を使うことやある活動（ギャンブルなど）をすることに，人生を左右するほどまでに強く集中している。

　物質関連障害および嗜癖性障害群をもつ人たちは，使用する物質やギャンブルをするお金を得るために，多くの時間と労力を費やす。このお金を得ることが，他人の価値を尊重することや生活の義務を上回り始める。嗜癖によって，主な役割（例えば，職場や子育て）に問題が生じることがある。金銭問題や家族問題もしばしば生じてくる。最も深刻な嗜癖をもつ人たちは，自身の渇望や衝動を満たすために，時に規則を破る。いくつかの嗜癖性の薬物は違法であるか，違法な経路で手に入れることになる。この障害群をもつ人たちは自身の嗜癖によって起こる問題を認識しているかもしれないが，自身では止めたくても止められない。嗜癖は日常で交流する周囲の人々にも心配や苦痛を引き起こす。

　本章で紹介する物質関連障害および嗜癖性障害群は，10個の異なる種類の物質（**表16-1**）への嗜癖によって引き起こされている。物質関連障害および嗜癖性障害群には，物質使用障害，物質中毒，物質離脱，物質・医薬品誘発性

表16-1　10種類の物質の分類

物質	例
アルコール	ビール，ワイン
カフェイン	コーヒー，コーラ
大麻	
幻覚薬	フェンシクリジン（PCP），LSD，サルビア
吸入剤	塗装用シンナー，膠，エアゾール・スプレー
オピオイド	ヘロイン，コデインやオキシコドンなどの鎮痛薬
鎮静薬，睡眠薬，抗不安薬	バルビツール酸系薬剤，ベンゾジアゼピン系薬剤
精神刺激薬	コカイン，アンフェタミン
タバコ（ニコチン）	巻きたばこ
その他	処方薬，市販薬

精神疾患が含まれる。ギャンブル障害が（衝動制御障害としてではなく）嗜癖性障害としてDSMに初めて含められた。

　良い知らせとしては，嗜癖からは回復することができるということである。回復への道のりの第一歩は，そこに問題があると知ることにある。しばしばこの過程が問題の否定や物質乱用，嗜癖についての知識の欠如によって妨げられる。このような場合，関係する友人や家族が介入することで治療が促進することもある。

　この場合の介入とは，嗜癖をもつ本人，家族，友人，その他の関係者による入念に計画された会合である。みんなで集まって，嗜癖について本人と話しあい，心配していることを伝え，嗜癖によって引き起こされる行動や問題の例を挙げ，明確な治療計画を描いて，本人が治療を受けない場合にそれぞれがするべきことを率直に言う。一人の人が計画の作成を先導して，その会合をリードする。その会合の前後に，メンタルヘルスの専門家にアドバイスや支援を求めることも大切である。

BOX　あなたが支えている人に飲酒，薬物，ギャンブルの問題がある場合

　嗜癖をもつ人々は行動に流されて，障害をもたない人たちと同じようには明確に物事を見ることができない。彼らが健康的な方法をとっていくため，自身に正直であるために，世話をしてくれる人が必要である。ここに援助の仕方をいくつか挙げる。

・説教をしたり，非難したり，叱ったりしても助けにはならない。
・本人がハイな状態にある，中毒になっている，ギャンブルをしている時には，問題に対処しようとしないこと。
・嗜癖が生じている活動や状況に参加しないこと。
・率直に，ある行動に焦点を合わせて意見を伝えること。（例えば，「あなたは息子の野球の試合に行くと約束したでしょう。あなたが来なかったので，心配したわ。そして，夜の間ずっとバーで飲んでいたことを知って動揺したわ。あなたが来なかったのを私たちの息子はとても悲しんでいたのよ。」）
・その障害とその影響についてできるだけ学ぶこと。自分の住んでいる地域で回復や支援のために使える保健サービスを探すこと。メンタルヘルスケアの専門家に助けを求めること。
・嗜癖は，脳や体だけでなく，家庭，学校，職場，人間関係，金銭面で痛ましい問題を生じる。こうした痛みが嗜癖をもつ人たちが助けを求めることにつながることもある。彼らの嗜癖による現実的な結果を取り除いてしまうと，変化を求める理由も取り除いてしまうことになる。以下のようなことはしてはいけない。問題を隠すこと，彼らにお金をあげること，彼らのために言い訳をすること，彼ら自身の行動による結果から守ること，彼らの嗜癖に責任を感じること，彼らの行動に罪責感を感じること，これらはしてはいけない。
・援助や心配や感情的な支援を示し続けることは諦めないこと。嗜癖のある人たちが体調を良くするには手助けが必要であるが，回復はしばしばその場しのぎでない時間のかかる一連の過程である。
・嗜癖をもつ人たちを無理にやめさせることはできないと知っておくこと。助けを求めるように促すことはできる。彼らが助けを得ようと選択する場合，変わっていく過程をサポートしてあげること。
・嗜癖が子どもに影響を与えている場合は，子どもたちが危害やネグレクトから安全であるよう対策を講じること。
・自分自身の支援も求めること。自分の金銭，感情，健康を守るようにすること。自分だけで他人の嗜癖性障害に対処しようとしないこと。孤独であると，

恐怖や絶望が生じることがある。

出典：Missouri Department of Mental Health ; National Council on Alcoholism and Drug Dependence

治療

　嗜癖は，心臓病，高コレステロール症，高血圧症などと同じく，生涯続く慢性疾患である。嗜癖をもつ人たちは再発のリスクがあるが，治療や支援を受けながら健康的で充実した生活を送ることもできる。再発とは，しばらくの間，乱用が止まり日常生活に戻って元気に暮らしていたが，たった一度でも嗜癖行動が再び始まることを指している。こうした違法薬物やギャンブルに再び手を出すことで嗜虐に引き戻されてしまう。再発は失敗ではなく，回復への努力を強めることもある。再発のきっかけに気がつくことで防ぐことができる。嗜癖は生活の様々な側面に影響を与えるので，治療も組み合わせて行われることが多い。ほとんどの場合，薬物療法と，個人または集団の精神療法の組み合わせが最も効果的である。

　薬物療法は，違法薬物の渇望を制御し，離脱（物質やギャンブルを止めたり減らしたりした際の体や脳の反応の仕方）の重篤な症状を緩和することができる。こうした薬物療法では，naltrexone（本邦未承認）やベンゾジアゼピン系薬剤が用いられる。離脱症状はそれぞれの薬物によって異なり，本章の「物質中毒と離脱」で記述する。

　精神療法は，嗜癖をもつ人たちが自身の行動と薬物やギャンブルを用いる理由について学ぶことができる。薬物やギャンブルを止めて，嗜癖をすることなく生活を建て直し，自尊心を高められるようになり，ストレスに対処していくことを助ける。他には，薬物のない制限された環境を提供する入院治療，外来プログラム，地域社会環境で行われることがある。

　自助グループも嗜癖をもつ人たちを支援してくれる。こうしたプログラムでは，禁酒会に基づいた治療の12ステップに従って行われることが多い。他の物質（コカインなど）やギャンブルに依存した人たちのための組織や家族会もある。これらのグループは嗜癖をもつ人たちを支援するシステムを提供してお

り，治療で学ぶ内容を強固にすることに役立つ。

物質使用障害 Substance Use Disorder

　カフェイン以外の**表 16-1** に挙げた何らかの薬物で物質使用障害を発症することがある（カフェインによる物質使用障害は，現在は診断としては存在しない。市場で高濃度のカフェインを含む飲み物や内服薬があるため研究されている。**表 16-2** に示したように，カフェイン中毒やカフェイン離脱にはなることがある）。物質使用障害をもつ人たちは，思考，行動，身体機能の障害が同時に起こり，問題が生じるとわかっていても物質を使い続けている。

　これらの物質は脳機能に有害な変化を起こしうる。これらの変化は中毒がなくなった後にも長く続くこともある。中毒 intoxication とは，強い快感，落ち着き，感受性の亢進，ハイな状態，などをもたらす薬物の最近の使用を指す。同時に，機能や行動に問題も生じさせる（中毒症状は薬物によって異なり，本章の「物質中毒と離脱」，233 頁で紹介する）。

　脳や身体の変化は強い薬物使用や頻回な薬物使用をした人たちに，より強くみられる。脳内の配線の変化は，薬物への強い渇望を引き起こし，薬物使用をやめにくくする。この渇望が強くなりすぎると，他のことを考えられなくなることもある。薬物への渇望は以前に使用した場所にいると最も強く起こる。渇望が強まることは，回復後の再発への警告サインになりうる。

　物質使用障害の人たちは物質を得て，使用し，その影響から回復するために多くの時間を費やす。重度の物質使用障害では，すべての生活が薬物を中心に展開することになる。

　この障害をもつ人たちは，しばらくすると物質に対する耐性 tolerance をもつようになる。これが生じると，ハイな状態になるために，より多くの量の薬物が必要になる。耐性は人によって様々である。物質の種類や性別や体重によっても大きく変わる。

　物質使用障害の症状は，様々な薬物に共通するチェックリストがある。症状は薬物使用の影響の仕方によって，制御困難，社会的問題，リスクのある使用法，薬物の影響といったグループに分けられる。12 か月間，こうした問題が

続くと物質使用障害と診断される。障害の重症度は，いくつの症状をもっているかによって決まる。

> **BOX　回復を手助けするヒント**
>
> 　以下に紹介するヒントは，「飲酒を考え直す」という米国の国立アルコール乱用依存症研究所のウェブサイト（http://rethinkingdrinking.niaaa.nih.gov）から引用したものである。飲酒の問題に対するヒントであるが，他の嗜癖にも適応でき，回復が始まってから再発を防ぐために有効である。目指すゴールは，コントロールをし続け，拒絶する技術を学んで用い，嗜癖のない新しい生活を築いていくことである。
>
> - **きっかけを避けること**：あなたの嗜癖への衝動を引き起こすきっかけは何であろうか？　ある人たちや場所によって，本当はしたくないのに，あなたがお酒を飲んだり，薬物を使用したり，ギャンブルをしたりすることになっていたら，それらを避けるようにする。もしある活動や一日のうちの時間，感情がそうさせている場合は，それ以外に何かすることを計画する。
> - **衝動に対処する計画を立てること**：きっかけとなることを避けられずに衝動が出てきたら，以下のような選択をしてみる。
>   - 変わらなければいけない自身の理由を思い出す（書き出して持ち歩いたり，すぐに見ることのできる電子メッセージに保存しておいたりすることも役立つ）。
>   - 信頼できる人にそのことを話してみる。
>   - 健康的な別の活動を行う。例えば，嗜癖に関連しない身体的運動や趣味を行う。
>   - その感情と闘うのではなく，受け入れて，屈することなく切り抜ける。その衝動は波のように頂点に達した後にすぐに終わることを知っていることが役立つ。
> - **「No」と断る覚悟をすること**：本当はしたくなくても，嗜癖のきっかけとなった古い友人といると，飲酒や薬物やギャンブルを誘われる機会があるかもしれない。丁寧に，断固として「結構です，ありがとう。」と言う姿勢を貫く。起こりそうなことを振り返り，それに対する自分の反応を台本として書いておくことも役に立つ。そうした誘いに対して「No」と言うことが早ければ早いほど，あなたが屈することは少なくなる。もし断るのがためらわれるなら，言い

訳を考える時間を少しおいてみるとよい。場合によっては，「No」と答えることができないような状況や人は避けることが最善のこともある。
・**嗜癖なしに生活を建て直すこと：**
  ・家族や友人に障害について伝え，嗜癖についての情報を彼らに知らせておく。彼らの支援を得て，変化と回復の過程で自分が必要なことを伝えておく。
  ・新しい関心や社会的な付き合いを作る。
  ・嗜癖にかかわらない時間を過ごすことで報われる方法を探す。
  ・他の人たちに支援を求める。
  ・複雑な計画や新しい義務といった新しくやらなければいけないことは断る。
  ・支援グループに参加することを検討する。定期的にこうしたグループに参加して回復している人たちは，参加していない人よりも調子が良い。グループは様々異なるので，最も心地よく参加できるグループを見て回って探すとよい。身元保証人を得たり，他のメンバーに援助の手を差し伸べたりしてかかわるようになると，より多くのものを得るようになる。

BOX　薬物使用と10代の青年たち

知っていましたか？
・12歳以上の約2,400万人の米国人（人口の9％）が，過去1か月間に違法薬物（多くが大麻）を使用したことがあり，治療薬に依存したことがある。
・高校3年生のうち，過去1か月間に，約40％がアルコールを飲んだことがあり，21％が大麻を使用したことがある。
・高校生のうち，60％が頻回な大麻使用をしても有害ではないと考えている。過去数年で大麻の強度は増しており，これまでと比べて，現在は日々使用されている大麻が健康に与える影響が大きくなっていることを意味している。
・処方されるオピオイド鎮痛薬や市販の咳止め薬，デキストロメトルファンを含む風邪薬などが，高校生の間で，（大麻とアルコールの次に）最もよくみられる依存性のある物質である。
・処方薬に依存している10代の青年たちの多くは，友人や家族から無料で手に入れている。

出典：National Institute on Drug Abuse ; Substance Abuse and Mental Health Services Administration

物質使用障害の診断

大きな障害や心理的苦痛をもたらす物質使用障害は，1年間以内に以下のうち少なくとも2つが起こることで示される。

制御困難
・物質を意図していたよりもしばしば大量に，または長期間にわたって使用する。
・物質の使用を減量するまたは制限することに対して，持続的な欲求もしくは努力の不成功がある。
・物質を得るために必要な活動，その使用またはその作用から回復するのに多くの時間が費やされる。
・物質を使用することへの渇望，つまり強い衝動がある。

社会的問題
・物質の反復的な使用の結果，職場，学校，家庭における重要な役割を果たすことができなくなる。
・物質の作用により，持続的または反復的に社会的または対人的問題が起こり，悪化しているにもかかわらず，その使用を続ける。
・物質の使用のために，重要な社会的，職業的，または娯楽の活動を放棄，または縮小している。

リスクのある使用法
・しばしば危険な状況でも物質の使用を反復する。
・物質の使用により身体的または精神的問題，またはその両方が起こり，悪化していると知っているにもかかわらず，物質の使用を続ける。

薬物の影響
・耐性，以下のいずれかによって定義される。
　・中毒またはハイな状態に達するために，より多くの量の物質が必要である。
　・同じ量の物質を使用しても効果が弱くなっている。
・離脱，以下のいずれかによって明らかになる。
　・離脱症状がある（症状は物質によって異なるため**表16-2**を参照）。これらの症状は，物質使用の中止または減量によって体内の物質量が減った時

に起こる。
・離脱症状を回避または軽減するために，物質を摂取する。

> ### 症例　毎日大量に飲酒し，家族に連れてこられた45歳男性
>
> 　45歳の配管工のキースは，大量飲酒を心配した家族によって精神科に紹介されてきた。受診する3日前から飲酒をやめていた。
>
> 　高校を卒業してから20年間，キースは週に5日，夕方に3〜5本のビールを飲んできた。最近7年間は，平日の夜は6杯，週末や休日は12杯のビールをほとんど毎日飲んでいた。妻は繰り返し彼に対して飲み過ぎていると懸念を伝えていた。アルコール摂取を制限しようと努力したが，キースは週末のほとんどを飲酒して過ごし，時に家族の集まりを欠席したり，夕方はテレビを見ながらしばしば酔いつぶれたりしていた。仕事上では生産的で，病気であるとは言われたことがなかった。キースはここ4年間で，2回だけ1か月間飲酒をやめることができた。いずれも妻が心配するので，急に断ち切ったと言った。いずれの時もアルコール離脱の症状はなかったと言った。
>
> 　キースは18年前に結婚し，17歳の一人娘がいた。彼は高校卒業後，地域の短期大学に2年間通った。彼の経営する配管工事会社は成功しており，精神科医を受診したことはなかった。
>
> 　キースはアルコール使用障害と診断された。飲酒の減量の失敗，一日のうちほとんどを中毒状態または中毒から回復する過程の中で過ごしていること，家族の集まりに出席できないこと，問題が生じているにもかかわらずアルコールを頻回に使用していること，これらはすべて障害の基準を満たす。

> ### 症例　膝痛のため痛み止めを乱用した46歳男性
>
> 　スタンは牧師をする46歳の既婚男性である。慢性的な右膝痛に対するオピオイド鎮痛薬の乱用とうつ症状のため，かかりつけ医から精神科外来に紹介されてきた。

スタンは 17 か月前にバスケットボールをしていて右膝を痛めた。彼の母が背部痛のために使っていた hydrocodone（本邦未承認）-アセトアミノフェンの錠剤をいくつか手渡し，彼は楽になった。錠剤を使い果たすと痛みが再び続き，彼は救急外来を受診した。彼は軽い捻挫と診断され，同じ薬を 1 か月分処方された。1 か月内服をしたところ，痛みはなくなった。

しかし，薬を飲むのを止めたところ，スタンは膝に再び痛みを感じ始めた。彼は整形外科医を受診し，画像検査では大きな損傷はないとわかった。同じ薬をさらに 1 か月分処方された。しかし，今回は痛みを和らげるために決められた以上の薬を飲む必要があった。薬を飲まないと，悲しい気持ちになり，痛みも感じた。もっとオピオイド鎮痛薬をほしいと「渇望」していたと述べた。整形外科医を再び受診すると，痛み専門外来を紹介された。

スタンは恥ずかしくて痛み専門外来に行くことができなかった。信念と精神力で痛みに打ち勝つべきだと信じていた。薬を止めた時の痛みのため，痛み止めなしに生活できなくなっていることに気がついていた。彼はハイな状態を楽しみ始めており，強烈な渇望を感じていた。彼はオピオイド鎮痛薬をもっともらうために頻回に救急外来を受診し始め，右膝の痛みのタイミングや性質を偽って訴えることも多くなった。母親から薬を 2 回も盗みとることさえあった。オピオイド鎮痛薬を得ようとすることが常態化して，仕事や家庭生活にも支障が出てきた。しばらくして彼はオピオイド使用と悲しみをかかりつけ医に伝えると，医師は彼を精神科外来に紹介受診させた。

精神科での面接で，スタンは嫌な気分が続いていると言った。幻覚や妄想の症状は否定し，自身や他人を傷つけようとする考えもないと言った。

スタンはオピオイド使用障害と診断された。処方薬のオピオイドに依存した人たちの数は，物質使用障害の中で 2 番目に多い。スタンの場合，制御の利かないオピオイド乱用に至っており，生活に悪い影響を与えていた。

物質中毒と離脱 Substance Intoxication and Withdrawal

表 16-2 のリストにある物質を使用する際，物質中毒もしくは離脱になることがある。中毒は直近に物質使用した場合に起こる。離脱は物質使用を中止もしくは減量した場合に起こる。

中毒になった場合，物質を摂取した直後に，行動面，身体面，心理面での変

表 16-2 中毒と離脱の症状

物質	中毒症状	離脱症状
アルコール	不明瞭な発語，協調運動失調，歩行不安定，速い眼球運動	発汗，頻脈，手の震え，入眠困難，吐き気，嘔吐，幻覚，不安
カフェイン	落ち着きのなさ，緊張，興奮，入眠困難，顔面紅潮，胃のむかつき，排尿増加	頭痛，倦怠感，眠気，不機嫌，いらつき，悲哀感，集中困難
大麻	目の充血，食欲亢進，口渇，頻拍	不機嫌，いらつき，緊張，入眠困難，食欲減退，落ち着きのなさ
幻覚薬	フェンシクリジンの場合：早い上下左右の眼球運動，頻拍，筋肉の協調性のなさ， その他の幻覚剤の場合：瞳孔散大，頻拍，発汗，かすみ目，震え	特になし
吸入剤	ふらつき，速い眼球運動，協調運動失調，不明瞭な発語，不安定な歩行，反射低下，かすみ目	特になし
オピオイド	瞳孔縮小もしくは散大，眠気，昏睡，不明瞭な発語，不注意，記憶力低下	悲哀感，吐き気，嘔吐，筋肉痛，瞳孔散大
鎮静薬	不明瞭な発語，協調運動失調，不安定な歩行，速い眼球運動，不注意，記憶力低下	発汗，頻脈，手の震え，入眠困難，吐き気，嘔吐，幻覚，不安，けいれん
精神刺激薬	頻脈もしくは徐脈，瞳孔散大，血圧の上昇もしくは低下，発汗，寒気，吐き気，嘔吐	倦怠感，入眠困難，鮮やかな悪夢，食欲亢進
タバコ	特になし	不機嫌，いらつき，集中力低下，食欲亢進，落ち着きのなさ，悲哀感，入眠困難

化が生じる。物質中毒は，知覚，覚醒，思考，判断，身体運動，行動に障害をきたすことが多い。攻撃的になったり，気分が変わりやすくなったりすることもある。

　物質の使用法によって，血流にどれだけ早く吸収され，どの程度の中毒状態になるかが決まってくる。例えば，煙を出して吸うこと，鼻から吸い込むこと，静脈注射することで，より強い中毒を起こす。こうした方法は，さらに頻回に物質を使用することになりやすい。また，検査では体内に検知されなく

なった後も，物質は影響が持続することもある。

物質中毒の診断

物質中毒が起こるのは以下のような場合である。
・直近の物質使用。
・物質の摂取中または摂取後すぐに，中枢神経系への影響のために行動，身体機能，思考，感情に大きな障害が発現する。
・物質を摂取した後に特定の症状が発現する（**表 16-2**）。
・症状は他の身体疾患や精神疾患によるものではない。

物質の使用を中止または減量すると，物質離脱が起こることがある。離脱症状は社会的，職業的，または他の活動で機能障害を引き起こしうる。物質離脱のある人たちのほとんどは，離脱症状を軽減するために再び物質を使い始めたいという衝動をもつ。

物質離脱の診断

物質離脱が起きるのは以下のような場合である。
・物質の使用を中止または減量。
・物質使用の中止または減量の後，特定の症状が発現する（**表 16-2**）。
・その症状は大きな苦痛をもたらし，社会的，職業的，または重要な領域での日常生活で障害を引き起こしている。
・その症状は他の身体疾患や精神疾患によるものではない。

一般人口の中では，18〜24歳の若者がアルコールや他の物質使用障害に最も罹患率が高い。アルコールやタバコを使用する12〜17歳の若者では，違法薬物も使用する確率が15倍高い。中毒は最初の物質関連障害であることが多く，ほとんどが10代で始まる。離脱は頻繁に長期間，物質を使用している限り，何歳でも起こりうる。

中毒や離脱が起こる時には，幅広い様々な症状が生じることがある。特定の薬物に対する中毒と離脱症状の例は**表 16-2** に示した。

物質・医薬品誘発性精神疾患群
Substance/Medication-Induced Mental Disorders

違法薬物や治療薬の使用で，時に特定の精神疾患の症状が生じることがある。こうした精神疾患は多くの場合，原因薬物の使用を止めた後，数日もしくは数週間で改善する。例えば，アルコール誘発性抑うつ障害は，アルコールによって引き起こされる抑うつ障害である。

表 16-1 にある薬物の中で，タバコは最も精神疾患を引き起こすことが少ない。タバコからの離脱（禁煙）によって睡眠障害（入眠困難）が起こることはある。

表 16-1 にある他の薬物では，もっと重篤な精神疾患が引き起こされることもある。例えば，鎮静を引き起こす薬物（例えば，鎮静薬，睡眠薬，アルコール）の中毒によって，物質誘発性の精神病性障害，双極性障害，抑うつ障害，睡眠障害，性機能不全に至ることがある。同じ薬物からの離脱では，物質誘発性のパニック症や不安症が起こることがある。刺激をもたらす物質（例えば，コカインやアンフェタミン）では，物質誘発性の精神病性障害，双極性障害，抑うつ障害，睡眠障害，不安症，性機能不全をきたしうる。

ある身体疾患を治療するために用いた治療薬によって，ある精神疾患を発症するリスクをもたらすこともある。神経認知障害群は，例えば，麻酔薬，抗ヒスタミン薬（鼻づまりやアレルギーに対する治療薬），降圧薬などの薬物によって生じうる。神経認知障害群は，アルコール，オピオイド，鎮静薬，睡眠薬によっても引き起こされる。心血管系治療薬やステロイドでは精神病症状が起こることがある。

薬物を使うことで物質誘発性精神疾患を発症しやすい人たちが存在する。こうしたリスクを高めるのは，頻回で大量の物質使用である。薬物によっては，少量を一度使っただけでも，脳と身体に急激に重篤な有害作用を及ぼすものもある。

物質・医薬品誘発性精神疾患の診断

以下はこの障害に共通する特徴である。
・特定の精神疾患と同様の明らかな症状を示す。
・病歴，身体診察所見，検査所見から以下の両方の証拠がある。
  ・物質・医薬品中毒または離脱の期間中またはその直後1か月以内に出現した。
  ・その物質・医薬品はその精神疾患を引き起こすことが可能である。
・その障害は，物質・医薬品誘発性ではない独立した精神疾患によるものではない。独立した精神疾患であるという証拠に以下のものが含まれる。
  ・症状が物質・医薬品使用による重篤な中毒，離脱，曝露の開始に先行する。
  ・その精神疾患が，物質・医薬品使用による重篤な離脱，中毒，曝露が終わった後，かなりの期間（例えば，少なくとも1か月間）は持続する。
・その障害は，せん妄（物質，治療薬，身体疾患などによって起こる錯乱や不注意）の経過中に起こるものではない。
・その障害は，大きな苦痛をもたらし，社会的，職業的，または他の領域における日常的生活機能の障害を引き起こしている。

 ギャンブル障害 Gambling Disorder

　ギャンブルはいつの時代も世界中のあらゆる地域で行われてきた。多くの文化で，ゲームやスポーツの試合がギャンブルの対象となり，ほとんどは楽しみのためにするもので問題になることはない。しかし一部の人たちは，ギャンブルが抵抗し難い嗜癖となってしまう。これが生じると，大きな問題に発展する。例えば，家族や夫婦の不和（ギャンブルに費やすお金や時間をめぐるケンカ），金銭的な危機（請求書の不払い），職場での問題（遅刻や欠勤）に至る。
　ギャンブル障害をもつ人たちは，アルコールや薬物の使用障害をもつ人が飲酒や薬物使用から得ているのと同じ効果をギャンブルから得ている。ギャンブルは彼らの気分を変えてしまい，習慣として維持して，同じ効果を得続けようとする。ギャンブルをしている時は，能力，コントロール感，自信を感じてい

ることもある。ギャンブル中毒になった人たちは，物質を渇望し始める人たちと同じように，ギャンブルを渇望し始める。ギャンブルをする人たちは，アルコールや他の薬物に依存することもある。

　ギャンブル障害をもつ人たちは，賭けでお金を損した後に，さらに大きな賭け金を使ってしまうというサイクルに入ってしまうことが多い。そして，負けた分を勝って取り戻そうとする。このことによってギャンブルを続ける差し迫った必要性ができてしまう。これを「深追い」と呼ぶ。

　ギャンブル障害の人たちは，お金を資源として考えており，彼らの問題の答えであると考えていることもある。彼らは家族や他人にいくらギャンブルで使ったかを隠すために嘘をつき始めるかもしれない。ギャンブルを続けるためのお金を得るために，偽造や窃盗などの不法行為に手を染めることもある。また，ギャンブルをするお金を貸してくれるよう頼んだり，借金を返すよう頼んだり，金銭的危機を助けてくれるよう頼んだりすることもある。

　ギャンブル障害のある若者では，男性が多く，カードゲームやスポーツ試合のような活動的なものに賭ける傾向がある。年齢が上の人たちはスロットマシンを使ったり，ビンゴゲームで賭けたりすることが多い。高齢者のギャンブル障害では女性に多くみられるようになり，この場合より急激に重篤になることがある。

　ギャンブルはストレスの多い時期に増えることがある。生活に大きな問題を引き起こすようなギャンブルを繰り返す時期の後に，全くギャンブルをしない時期と，制御が効いていて問題のない時期が続くこともある。ギャンブル障害をもつ人の中には，自身で完全に止めると決めて，成功する人もいる。一方で，メンタルヘルスケアの専門家の支援が必要な人たちもいる。自分たちは回復したのだと考えて，その再発リスクを知らない人たちもいる。問題なく数回ギャンブルをした後，もう影響を受けなくなったと考えてギャンブルを続けると，ギャンブル障害に戻ってしまうだけである。

ギャンブル障害の診断

　以下のような場合に診断される。

- 機能障害や心理的苦痛を引き起こす持続的かつ反復性のギャンブルで，1年間で以下のうち少なくとも4つの症状を示している。
  - 興奮を得るために，賭け金の額を増やしてギャンブルをする要求。
  - ギャンブルをするのを中断もしくは中止しようとすると，落ち着かなくなる，またはいらだつ。
  - ギャンブルをするのを制限，中断，中止する努力をするができない。
  - ギャンブルのことを常に考えている（例えば，過去のギャンブル体験を考えること，次の賭けの計画を立てること，ギャンブルをするための金銭を得る方法を考えること）。
  - ストレス（無力感，罪悪感，抑うつ）を感じた時にギャンブルをすることが多い。
  - ギャンブルで金をすった後，別の日にそれを取り戻そうとする（深追いする）。
  - ギャンブルへののめり込みを隠すために嘘をつく。
  - ギャンブルのために，重要な人間関係，仕事，教育，職業上の機会を危険にさらし，または失ったことがある。
  - ギャンブルによって失った金を埋め合わせるため，他人に金を出してくれるよう頼む。
- ギャンブル行動は躁病エピソードによるものではない。

ギャンブル障害の重症度は，いくつ症状があるかによって決まる。上述の項目のうち4〜5項目に当てはまれば軽度，6〜7項目に当てはまれば中等度，8〜9項目に当てはまれば重度である。

 ## リスク因子

以下のような因子がギャンブル障害の発症リスクを高める。
- **気質**：子どもの頃や10代初期にギャンブルを始める人たちや，反社会性パーソナリティ障害や抑うつ障害や双極性障害をもつ人たちは発症リスクが高い。
- **遺伝と生理学**：家族内で障害をもつ人がいると発症リスクが高くなる。これ

は遺伝と環境（家庭内でのギャンブルへの曝露）の両方による可能性がある。

 キーポイント •••

- 特定の薬物とギャンブルは，報酬系と呼ばれる脳の部位に素早く影響を与えるようである。これによって強烈な快感（ハイな状態）に至り，その快感を再び体験しようという渇望が出てくる。物質関連障害および嗜癖性障害群をもつ人たちは，使用する物質やギャンブルをするお金を得るために多大な時間と労力を費やす。これが他人の価値や生活の中ですべき義務より上回りはじめる。

- 嗜癖は家庭，学校，職場，人間関係，金銭面，脳，身体に痛ましい障害を引き起こす。同時に嗜癖が引き起こした苦悩によって助けを求めることになる。嗜癖のある人たちは自身で良くなることを選択しなければならない。彼らが変わることを強制することはできない。多くの場合，自分で止めたくとも自身では止めることができない。彼らには適切な支援が必要になる。

- 薬物療法で渇望を制御し，離脱の重篤な症状を緩和することができる。精神療法で，自身の行動やそれにかかわる理由を学び，嗜癖なしに生活を建て直し，自尊心を高めて，新しい健康的な対処技能を身につけてストレスに対処できるようにする。自助グループやサポートグループが嗜癖のある人たちの回復に大きな役割を果たす。彼らは家族のために貴重な指導や支援をしてくれることもある。

- 嗜癖をもつ人たちやその家族にとって，この障害とその影響についてできるだけ学ぶことが大切である。本人と家族たちは他者からの支援を得るべきである。家族が本人の嗜癖を取り繕ったり，言い訳をしたり，責任を負ったりしないようにすることが最善である。

- 再発が起こるのは，しばらく嗜癖を中止し，日常生活に戻ってうまくこなしているが，嗜癖行動が再び始まる時である。再発を防ぐのに役立つヒントとして次のようなものがある。嗜癖のきっかけを学ぶこと，そのきっかけを避けること，嗜癖への衝動に対処する計画を立てること，嗜癖にかかわる誘いに「No」と断る覚悟をもつこと，嗜癖を他の報いのある活動や人間関係に置き換えること。

第17章 神経認知障害群
Neurocognitive Disorders

　認知症は，日常生活に支障が出るほど重篤な精神機能の低下が起こる。記憶や，思考や計画に障害が生じる。認知症はそれ自体が疾病ではないが，記憶力低下や人格変化などの症状群である。こうした症状は様々な疾病によって引き起こされることがあり，こうした要因によって認知症にも様々な種類がある。

　ストレス，不安，抑うつといった感情面の問題でも忘れやすくなることはあり，認知症と間違われることもある。例えば，最近仕事を引退した人や最愛の人の死に向き合っている人は，悲しかったり，寂しかったり，不安だったり，退屈だったりすることがある。こうした生活の変化に対処しようとすることで，混乱したり忘れっぽくなったりする人たちもいる。こうした記憶障害は，多くが短期のもので，感情が落ち着くと改善されてなくなる。こうした感情や記憶の障害が持続する場合は，医師や他のメンタルヘルスケアの専門家に相談してみるほうがよい。

　記憶障害の中には，治療可能な身体的な健康問題と関連していることがある。治療薬の副作用，ビタミンB_{12}欠乏，アルコール依存症などである。甲状腺，腎臓，肝臓の障害でも記憶障害に至ることがある。医師はできるだけ早期にこのような身体疾患を治療する。こうした疾患が原因で認知症に至るものもあるが，至らないものもある。早期診断と治療により記憶障害を食い止めて対処しやすくすることができる。

　アルツハイマー病は，認知症の原因として最も良く知られているもののひとつである。認知症は，脳卒中，パーキンソン病，頭部外傷などでも起こりうる。認知症は時間とともに悪化していくことが多い。症状の悪化していくスピードは，人によって異なる。

DSM-5では，認知症やその他の記憶障害は，新しく神経認知障害群というグループにまとめられた。こうした障害は記憶，思考，推論に影響する脳の部位に障害が起こっている（医師が評価する脳機能については**表17-1**を参照）。異なった医学的要因によって以下の9つの障害名がある。アルツハイマー病，前頭側頭葉変性症，レビー小体病，血管性疾患，外傷性脳損傷，HIV感染，プリオン病，パーキンソン病，ハンチントン病。せん妄と呼ばれる10番目の障害は，短期間，錯乱と注意力低下をきたした状態である。せん妄は，認知症を有する人に起こることもある。他の障害と異なり，せん妄は改善して消失する一時的な状態であり，他の神経認知障害群は（症状のいくつかは治療可能であるが）持続する。

　医学的な要因による9つの神経認知障害群は，重症度によって認知症と軽度認知障害のいずれかに診断される。診断するには，せん妄が存在せず，他の精神疾患（うつ病や統合失調症など）の結果ではない場合でも障害は存在する必要がある。認知症と軽度認知障害の特徴的な点は以下のように定義される。

認知症 Major Neurocognitive Disorder

- 1つ以上の精神機能の領域（注意，計画や意思決定能力，記憶と学習，言語，運動など）において大きな低下がある。機能低下は，本人をよく知る者，医師によって懸念される，もしくは神経心理学的検査により確認される。
- 精神機能の大きな低下によって日常生活をこなす能力が低下もしくは障害されている。例えば，請求書を支払ったり，内服薬を飲み続けたりすることにも援助が必要である。

軽度認知障害 Mild Neurocognitive Disorder

- 1つ以上の精神機能の領域（注意，計画や意思決定能力，記憶と学習，言語，運動など）において軽度の低下がある。機能低下は，本人をよく知る者，医師によって懸念される，もしくは神経心理学的検査により確認される。
- 精神機能の軽度の低下は，援助がなくとも日常生活で必要なこと（例えば，請求書を支払ったり，内服薬を飲み続けたりすること）をこなすことができる。

表 17-1 脳機能（神経認知領域）

認知領域	ありうる症状の例	
	重度	軽度
複雑性注意	周囲のもの（ラジオ，テレビ，会話）ですぐに混乱する。教えてもらった電話番号のような，新しい情報を保持できない。	通常の作業が以前よりも時間がかかる。ラジオ，テレビ，会話があると，容易に思考ができない。
実行機能 （計画性，意思決定，ワーキングメモリー）	一度に1つの作業に集中することが必要になる。日常生活の作業の計画や意思決定に他者の援助が必要になる。	一度に1つ以上の作業をこなすことや，訪問者や電話で中断した作業を再び終わらせることは困難である。整理，計画，意思決定に余分な努力を要するため疲れるようになったと不平を言うこともある。
学習と記憶 （即時記憶，近時記憶，長期記憶）	しばしば同じ会話の中で同じ内容を繰り返す。買い物や一日の予定を計画しても，その短いリストを思い出すことができない。	最近の出来事を思い出すのに苦労し，リストの作成やカレンダーにますます依存する。数週間にわたって同じ人に同じ内容を繰り返すこともある。
言語 （呼称，文法，単語の定義）	「あれ」とか「何を言いたいかわかっているよね」と言ったあいまいな語句を使う。人の名前でなく，一般的な代名詞を使う。冠詞，前置詞，動詞を省いたり，間違えたりして，会話中に文法の誤りが起こる。	正しい言葉をみつけるのに苦労する。友人の名前を呼ぶのを避けるかもしれない。
知覚-運動 （視覚と手の協調が必要な品物を集める作業や，身振りを真似ること）	簡単にできたこと（道具使用や自動車運転）や，以前から慣れたところでの活動が困難になる。	行き先について地図やそのほかの物に頼る必要が増える。組み立て，縫い物，編み物などの作業により大きな努力を必要とする。
社会的認知 （他人の情動や精神状態の認知）	社会的な規範から逸脱した振る舞いをする。服装の節度または会話における宗教的，政治的，性的な話題についての適切さに無自覚になる。	行動または人格における微妙な変化がある。顔の表情を読む能力や共感する能力の低下。

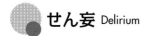 せん妄 Delirium

　せん妄は，錯乱や注意の減退を引き起こす一時的な状態で，違法薬物，アルコール，治療薬，毒素，病気や感染などの身体疾患によって起こる。アルコールや違法薬物による中毒や離脱によっても起こることがある。せん妄では，注意の維持や集中が困難になる。正常な脳内の信号伝達が機能していないと，せん妄が起こる。急激に発症し，多くの場合は数時間や数日以内でおさまる。せん妄を理解するには，こころここにあらずという感じ，はっきりと目覚めていない状態，高熱が出る病気にかかっている場合，麻酔から目覚めつつある時などを考えてみるとよい。

　せん妄状態にある人は，精神機能が障害されており，周囲の環境への意識が減衰し，記憶障害や混乱した思考を引き起こす。注意散漫で，質問に答えられないこともある。日中には眠気があり，夜には起きてしまうこともある。他には不安，恐怖，抑うつ，いらつき，怒りなどの症状をもつ場合もある。また，特に夜中に，叫んだり，大声をあげたり，悪態をついたり，うめき声を出したりすることもある。

　入院，特に集中治療を要するような身体疾患では，せん妄の発症リスクが高まる。入院した人のうち14～24％は，せん妄を発症する。集中治療室に入院した高齢者では70～87％の高率となる。

 せん妄の診断

・注意の障害および意識の障害。例えば，ある話題への注意の維持の困難，話題を転換する能力の低下。通常の作業が以前よりも時間がかかる。ラジオ，テレビ，他の人の会話などにより注意がそれると，容易に思考ができない。
・その障害は短期間のうちに出現し（通常数時間から数日），一日の経過で重症度が変動し，夕方に悪化する傾向にある。
・記憶欠損，失見当識（場所・時間などがわからない状態），言語障害，形や大きさの判断の障害といった精神機能の障害。

上記の1番目と3番目の障害は，他の神経認知障害によるものではない。せん妄を起こしうる他の身体疾患，アルコールや違法薬物による中毒や離脱，毒物や治療薬への曝露によるものだという（例えば，血液検査，身体診察，本人や他者からの報告による）証拠が必要である。せん妄は，数時間であったり，数日や数週間であったり，数か月続くこともある。

◆ リスク因子

次のような因子が，せん妄の発症リスクを高める。

- **環境**：動かないこと，転落した既往，動かない生活スタイル，気分や行動を変容させる違法薬物や治療薬の使用で，せん妄の発症リスクは高まる。この治療薬には，アルコール，（ひきつけやけいれんの治療をする）抗コリン薬，（アレルギーの治療をする）抗ヒスタミン薬，喘息薬，睡眠薬，鎮痛薬なども含まれる。
- **遺伝と生物学**：認知症と軽度認知障害では，せん妄の発症リスクは高まる。高齢者や高熱を有する病気をもつ子どもでもリスクが高まる。

◆ 治療

せん妄をもつほとんどの人たちは，治療をしてもしなくても完全に回復するが，早期診断と治療をすればその症状のある期間を短くすることができる。せん妄は，その原因が治療されないままだと，昏睡，発作，急死に至ることもある。治療の最初の目標は，使用している薬剤や物質を中止するなどして，その根本的な原因に対処することである。そのために，医師たちはせん妄の考えられる原因を医学的な検査で評価する必要があるだろう。可能性のある原因を調べるために様々な検査がある。例えば，せん妄の原因となっていた感染が治ると，せん妄も収束に向かうことになる。

アルツハイマー病 Alzheimer's Disease

アルツハイマー病は，脳内の神経細胞を徐々に死滅させることによって神経

認知障害を引き起こす。記憶や学習，推論，判断，会話，日常活動の遂行などの能力を障害する。

　アルツハイマー病は2014年には米国人のうち約520万人がかかっており，神経認知症群の中でも最もよくみられる様式の1つである。65歳以上では約500万人で，それ以下の年齢で若年発症している人は約20万人である。米国疾病予防管理センター Centers for Disease Control and Prevention（CDC）の発表する米国の死因リストでは，アルツハイマー病は第6位の死因である。

　アルツハイマー病をもつ人は，年齢とともに起こるような正常な変化とは異なる人格変化や記憶障害が，最初の軽微な症状として現れる（247頁の**BOX**を参照）。これによって，より簡単に不安になりやすくなり，通常の趣味や活動をやらなくなるかもしれない。こうした変化にうまく対処もしない。例えば，いつもと同じ道順を行くことはできるが，新しい場所へ旅をすると混乱してしまい，すぐに迷ってしまう。この障害の他の早期徴候は，判断や意思決定における変化である。例えば，身繕いをし自身を清潔に保つことに気を配らなくなることもある。

　この障害の初期には，うつ病の発症リスクも高い。この障害があると，治療薬への反応や，生活環境の変化によって悪化することもある。アルツハイマー病は人生の後半に起こるので，配偶者や近親者を失くすことが本人の苦痛を増すことになる。

　記憶障害が悪化すると，アルツハイマー病をもつ人は同じ質問を何度も繰り返し，長年の友人の名前も忘れ始めることがある。社会生活が困難となり，次第に孤立化していく。アルツハイマー病が進行すると，身体的な協調運動が困難になり始め，着替え，入浴，歩行などに介助が必要になることもある。

　アルツハイマー病をもつ人たちのほとんどが高齢者である。彼らは多くの身体疾患にかかっていることもあり，診断する過程をさらに複雑にする。他の身体疾患が，アルツハイマー病の進行スピードや健康全般の悪化の程度に関与することもある。

BOX アルツハイマー病なのか，通常の加齢なのか？

　記憶，思考，推論の能力に何らかの変化があることは，アルツハイマー病の早期の警告サインであるが，多くの変化は通常の加齢の一端でもある。アルツハイマー病の徴候に気づいた場合は，評価のために早めに医師の診察を受けたほうがよい。

アルツハイマー病の徴候	通常の加齢に関連した変化
日常生活に支障をきたす記憶障害（最近の情報や重要な日付や予定を忘れる）。	名前や予定を時に忘れるが後で思い出す。
計画や問題解決に困難が出る（慣れ親しんだ食事のレシピや月の支払いを覚えていられない）。	時に誤ってしまい，小切手帳の残高を超えて使ってしまう。
家庭，仕事，余暇における慣れ親しんだ作業をうまくこなせない（仕事の経費のやりくりに苦労する，好きなゲームのルールを忘れてしまう）。	電子レンジの設定の仕方やテレビ番組の録画の仕方などを時に尋ねる必要がある。
時間や場所について混乱してしまう（今日の日付や季節がわからなくなる）。	今日が何曜日かを忘れてしまうが，後で思い出すことができる。
視覚イメージや空間関係が把握できない（距離や色彩がわからなくなる）。	白内障による視覚変化。
書き物や会話の際に言葉遣いに問題が出る（文章を繰り返す，間違った名前で呼ぶ）。	時に正しい言葉を探すことが難しいことがある。
物を間違った場所に置き，次に探すことができなくなる。	時々物忘れをする。
判断力が低下，もしくはなくなる。	時々悪い判断をしてしまう。
職場や社会的な場面にもはや参加しない，またはめったにしない。	時に，職場，家庭，社会的な義務に参加することにうんざりしている。
気分や人格に変化が生じる（困惑する，疑い深くなる，抑うつになる，不安がちになる）。	物事のやり方が決まっており，決まっていたことが変わるといらいらする。

出典：Alzheimer's Association

 アルツハイマー病による神経認知障害の診断

・認知症または軽度認知障害の基準を満たす。

- 障害は潜行性に（ほとんど症状がない状態で）発症し，記憶や思考が緩徐に低下する。
- 以下の2つのうちいずれかを満たす。
  - 家族歴または遺伝子検査からアルツハイマー病の証拠がある。
  - 以下の3つのすべてが存在している。
    - 詳細な病歴または神経心理学的検査に基づいた，記憶，学習，および少なくとも1つの他の認知領域（注意や言語など）の低下の証拠がある。
    - 進行性で緩徐な認知機能低下がある。
    - 認知機能低下を引き起こす可能性のある他の疾患の証拠がない。
- 障害は，アルコール，違法薬物，治療薬による影響のためではない。

◆ リスク因子

以下の因子が，アルツハイマー病の発症に役割を果たしている。
- **環境**：外傷性脳損傷（深刻な頭部外傷）は発症リスクを高める。
- **加齢**：年齢はこの障害の最もよく知られたリスク因子である。アルツハイマー病の発症オッズは，65歳以降は5年ごとに2倍になる。
- **遺伝**：この障害は家系内に遺伝する。この障害をもつ第一度親族（両親や同胞）がいる場合は，発症リスクが高まる。アポリポプロテインE4と呼ばれる遺伝子変異がアルツハイマー病の発症リスクを高めることがある。

症例　退職後，家に引きこもりほとんど寝て過ごすようになった71歳男性

　ロジャーは71歳の男性で，治療薬に反応しない抑うつ症状のために，かかりつけ医から精神科医に紹介されてきた。ロジャーの妻は，退職して約1年たった68歳の時に彼は変わり始めたと言った。それまで何十年と楽しんでいたゴルフやカードゲームをしなくなった。外出することも楽しみにしなくなり，他の人と会うことも拒否した。その代わり，一日中長椅子に座ってテレビを観たり，うたた寝をしたりしていた。妻によれば，彼は通常は7時間の睡眠だったのが，今では一日10～12時間ほど寝ているという。

退職したことでロジャーに抑うつ症状が生じたと妻は心配になり始め，かかりつけ医にその心配を伝えた。その医師は抗うつ薬を処方した。ロジャーの症状は治療薬でも改善せず，かかりつけ医は精神科での評価のために紹介した。
　ロジャーの弟はうつ病があり，精神療法と抗うつ薬の治療で改善した。彼の母は70歳代で認知症を発症した。
　ロジャーはビジネスの学位で大学を卒業し，企業経営者として成功し，67歳で引退した。妻とは45年間結婚しており，夫婦間の大きな問題はなかった。3人の子どもと4人の孫がおり，皆元気だった。彼自身は社交的で，活力があり，元気のあるまめな人だった。
　ロジャーは高血圧症と高コレステロール症のために治療薬を内服していた。検査によれば，意識ははっきりしており，協力的だった。会話はしっかりしていたが，ゆっくりしたものだった。ロジャーの感情表現は限定されており，悲しみや罪悪感はないと言ったが，引退は早過ぎたと感じていた。妻が心配していることに彼も気づいており，以前よりも活力が少なくなり活動的ではないことに同意した。そうした変化は引退したせいだと言った。
　診察の間，ロジャーは今年が何年かは言えたが，この診察日の月や曜日は言えなかった。3つの物のうち1つを2分間覚えており，5つの引き算のうち3つは正解した。4つの通常の物の名前は言うことができ，複雑な文章を間違えなく復唱できた。時計とその数字を正確に描くことができたが，2時10分を指す針を正確に描けなかった。
　ロジャーはアルツハイマー病と診断された。彼は3年にわたって徐々に，社会的な引きこもりに至っていた。家族歴として，うつ病の弟と認知症の母がいた。主な症状としては，思考力が遅くなっており，その能力の低下に無自覚で，睡眠時間が増加していた。検査の結果は，記憶力，集中力，計算，時計の描画などで問題があった。

◆ 治療

　アルツハイマー病に治癒はないが，2種類の治療薬で短期間は記憶症状を和らげることができることがある。コリンエステラーゼ阻害薬は，記憶，思考，言語，判断といった症状を治療するために初期段階に処方されることが多い。この薬を飲んだ人の約半数で，6～12か月間の記憶症状の進行が遅れる。別の治療薬メマンチンは，記憶，注意，推論，単純作業の能力の低下を減らす場合

がある。抗うつ薬も気分症状に用いられ，幻覚，興奮，激しい敵意には抗精神病薬が用いられることもある。

薬物療法だけがアルツハイマー病の治療ではない。患者やその家族は，サポートグループやカウンセリングの手助けが必要なこともある。患者に記憶障害がある時には，安全を保つために必要な支援サービスを受けることで家族は助かる。精神療法によって，本人がアルツハイマー病に対処しながら生活するために，家族が助ける方法を学ぶことができる。さらに，アルツハイマー病をもつ人を介護するストレスを減らす対処技能を学ぶこともできる。

必要な時に介護サービスにおいてグループ支援を利用することで，患者とその家族はアルツハイマー病とその進行に対して心の準備をすることができる。この障害には治癒はないが，患者とその介護者を支援し，生活の質（QOL）を高めることはできる。

外傷性脳損傷 Traumatic Brain Injury

頭部への衝撃や，頭蓋内の脳の急激な動きによって外傷性脳損傷は起こる。転落，乗り物事故，頭部への打撃によってほとんどの外傷性脳損傷が起こる。

外傷性脳損傷は，外傷後に起きた意識喪失や健忘や錯乱の長さによって，軽度，中等度，重度と評価される。対戦相手の体に接触するスポーツにおける頭部への衝撃や叩打も軽度の外傷性脳損傷になると考えられている。軽度であれば，症状は3か月以内に消失するか，大きく改善する。軽度の外傷性脳損傷を繰り返すと，長期間にわたって障害を残すこともある。重度の外傷性脳損傷の場合，けいれん発作や，情動障害，片麻痺（身体の片側の脱力），視覚の問題などを引き起こすこともある。

米国では，毎年170万人が外傷性脳損傷を起こしており，140万人が病院の救急外来を訪れている。27万5,000人が入院し，5万2,000人は亡くなっている。外傷性脳損傷のおおよそ60％は男性である。

外傷性脳損傷のために次のような障害が起こりうる。
・急な意気消沈，いらつき，不機嫌，緊張，不安などの情動障害。
・敵意，意欲消失，疑い深さなどの人格変化。

BOX 介護する人へのヒント

アルツハイマー病やその他の認知症をもつ人を世話することは,ストレスの多い作業になりうる。介護者として,自身を大切にするためにアルツハイマー病協会による以下のヒントも役に立つ。

- **利用可能な知識を得ること**:障害のステージに応じて必要な介護が異なっていることを学ぶ。デイサービスの日中プログラム,家庭内の訪問支援,訪問看護師は,日々の課題に対処するのに役立つサービスの一例である。地域の利用できる支援サービスを探してみるとよい。
- **支援を得ること**:すべてを自分だけで行おうとしないほうがよい。その他の家族や友人に支援を頼むこともよい。支援団体や地域のサポートグループに連絡してみると,苦悩を和らげることにつながることもある。
- **リラクゼーション法を練習してみること**:瞑想,呼吸法,ヨガ,視覚化はストレスを緩和するのに役立つ方法の一部である。
- **自分自身の時間を大切にすること**:あなたのためだけに何かをする時間をみつけるのは難しいことかもしれないが,自分が楽しめる活動を毎週行ったり,友人や家族に会うようにしたりすることが健康や幸福のために重要である。そこには,短い散歩でも良いので運動をする時間と健康的な食事を含めるようにする。

- 頭痛,倦怠感,光過敏,睡眠障害,めまいなどの身体症状。
- 思考の遅延,集中困難,通常活動の遂行能力の低下などの認知機能障害。

 ## 外傷性脳損傷による神経認知障害の診断

- 認知症または軽度認知障害の基準を満たす。
- 外傷性脳損傷の証拠があり,以下のうち1つ以上を伴う。
  - 意識喪失
  - 外傷後健忘
  - 失見当識(場所や時間などがわからない状態)および錯乱
  - 神経学的徴候(てんかん発作,嗅覚脱失,片麻痺など)
- この障害が脳損傷後の発生後すぐ,または意識の回復後すぐに認められ,急性の受傷後の過程を過ぎても残存している。

◆ リスク因子

次のような因子は発症リスクを高める。

- **外傷性脳損傷**：4歳以下の子ども，10代後半，65歳以上の高齢者がリスクが高い。転落が最もよくみられ，乗り物事故が2番目である。子どもや10代の青年，成人早期におけるスポーツによる脳震盪もリスクを高める。
- **外傷性脳損傷後の神経認知障害**：脳震盪を繰り返すと神経認知障害へ進行しやすい。

症例　4年前の交通事故以降，性格が変わってしまった19歳女性

　19歳のオリビアの両親は精神科医の診察を受けるように娘を説得した。オリビアは「医師に診察を受けるのは私じゃないわ。医師の助けが必要なのは正気じゃない両親のほうよ」と言い，「私の生活はすべてうまくいっているし，友達もたくさんいて，ほとんど毎晩出かけているわ。いつもとても楽しいし。」と続けた。

　オリビアは面談に両親も参加することに同意し，両者は全く異なった話をした。両親は涙を流しながら，娘は怒りっぽくなり，生産的でなく，好戦的になったと告白した。彼女の部屋には，マリファナ，アルプラゾラム（抗不安薬の一種），コカイン，精神刺激薬の処方箋などが見つかった。最近の数年間でオリビアの性格が大きく変わってしまったと両親は述べた。オリビアの態度や行動は，家族のなかでは異質だとも言った。彼女の姉は最上位の大学に通っており，弟は私立高校に優秀な成績で在籍した。両親も放射線科医師としての仕事を楽しんでいるようだった。

　両親が言うには，オリビアの急激な変化は4年前に始まった。15歳の時には勉強が好きで，生き生きとしたユーモアのセンスをもっており，素晴らしい友人に囲まれていた。しかし，ほとんど一夜にして，長年の友達を避けるようになり，落ちこぼれや反抗する子たちと付き合うようになり，交通違反切符をもらって，学校で居残りをさせられるようになった。成績も最上位から最下位へ落ちた。両親はこうした不意の劇的な変化を説明することができずに困っていた。

　学校での成績の変化があったので，精神科医はオリビアにいくつかの神経心理学的検査を受けるように頼み，そのテスト結果を数年前の私立高校を受験す

る時に受けたテストの結果と比較しようとした。オリビアが再び受けたのは2つの高校入学のテストであった。幅広い思考の能力を検査する the System for Assessment and Group Evaluation（SAGE）と，推論，綴り，知覚の能力に焦点を絞った the Differential Aptitude Tests（DAT）である。

SAGE では，彼女の平均得点は13歳の上位10％から，下位20％に落ちていた。13歳でDATを受けた時，オリビアはすべての指標で，中学3年生で最上位の得点をとっていた。19歳で再検査した結果は，すべての指標で高校生の平均得点を下回っていた。

磁気共鳴映像法（MRI）による脳画像検査で，脳の左側に明らかな損傷の痕跡を認めた。これは以前に損傷がその領域にあったことを示していた。

彼女が変化をきたした時期についてさらに尋ねている間に，オリビアは前の彼氏であるマークと交通事故に遭ったことを明らかにした。オリビアはこの事故をそれほどよく覚えていなかったが，頭を打って，その後数週間ひどい頭痛が続いたことを覚えていた。オリビアには出血もなく，車に損害もなかったので，マークとオリビアはどちらも誰にもこの事故のことを言わなかった。オリビアの許可を得て，精神科医はその事故をよく覚えているマークに問い合わせた。「オリビアは頭をとても激しく僕の車のダッシュボードに打ちつけました。彼女は全く意識がなくなったわけではなかったのですが，ぼーっとした状態でした。だいたい3時間は，とてもゆっくりとしゃべり，頭がとても痛いと言っていて，混乱していました。2時間ぐらいはどこにいるのか，今日が何日なのか，いつ家に帰らねばならないかもわからなかったのです。彼女は2回嘔吐しました。私はとても怖くなったのですが，オリビアの両親はとても過保護なので，彼女は彼らを心配させたくなかったのです。それから彼女は私と別れ，それ以来ほとんど話すこともなかったのです。」

オリビアは，外傷性脳損傷による軽度認知障害と診断された。オリビアの高校の能力・適性検査をもう一度受けさせたことで，テスト得点の劇的な低下が明らかになった。生活歴の詳細を聞いたことで，オリビアの症状の開始となった車の事故を見つけることになった。

事故によってオリビアは外傷性脳損傷を発症し，診断の4つの中核症状のうち2つに当てはまった。彼女は事故の後数時間は失見当識（場所や時間などがわからない状態）で混乱しており，事故のことをよく思い出せなかった（外傷後健忘）。

◆ **治療**

ほとんどの外傷性脳損傷への治療には，短期間の入院や自宅での経過観察を要する。重度の損傷では数か月の特別な入院治療が必要になる。オリビアの場合，外傷性脳損傷による症状には，人格変化と思考力の変化の両方があった。人格の変化には，時には治療が必要な不安や抑うつ症状も伴うことがある。また，衝動性が高くなる，怒りやすくなる，意思決定が困難になる，違法薬物やアルコールを乱用しがちになる，といったこともある。個人によって治療の方法も異なるが，脳損傷による症状に基づいて行われる。

パーキンソン病 Parkinson's Disease

パーキンソン病は身体の動きに影響が出る神経系の障害である。脳内の神経細胞が身体の動きをコントロールするドパミンと呼ばれる化学物質を作るのを止めてしまう時に起こる。この障害はゆっくりと進行し，多くの場合は片手の小さな震えや揺れで始まる。時間がたつにつれて，障害をもつ人は，動きがこわばり，ゆっくりと動くようになり，平衡感覚や歩行に問題が出てくることもある。また，錯乱が生じ，会話が遅くなり，思考力が低下し，顔の表情がなくなることもある。

米国では毎年，5万～6万人の新しいパーキンソン病患者が診断されている。現在約100万人の人たちがこの障害をもっており，CDCは米国で14番目に多い死因と発表している。この障害の症状は多くの場合，60～90歳の間で発症する。

パーキンソン病による神経認知障害がある場合，動作障害が出現して数年後までは思考力の低下は起こらないことが多い。そのため，パーキンソン病と最初に診断された時には，神経認知障害を伴わない。思考障害が始まる時には，主な症状は思考の遅延であり，新しい情報の処理や新しい出来事を学ぶのに長い時間がかかる。記憶，計画，集中持続にも問題が生じることがある。

パーキンソン病による神経認知障害の診断

・認知症または軽度認知障害の基準を満たす。
・その障害は，パーキンソン病の診断が確定された状況で起こる。
・その障害は潜行性に（ほとんど症状がなく）発症し，緩徐に機能低下が進行する。
・その障害は他の身体疾患や精神疾患によるものではない。

◆ リスク因子

次のような因子がパーキンソン病の発症リスクを高める。
・**環境**：除草剤や殺虫剤への曝露。
・**生物学**：パーキンソン病による神経認知障害の発症リスクは，高齢になるとともに高くなる。

◆ 治療

　パーキンソン病には治癒はないが，治療はその症状を減らすことに役立つ。ほとんどの治療には薬物療法が含まれ，その障害によって失われている脳内のドパミンを置換しようとするものである。
　こうした薬物療法によって動作障害に関連した症状は治療される。最も効果的なものの1つはレボドパであり，脳内に移行するとドパミンに変換される。ドパミン作動薬といわれる治療薬が処方されることもあり，これらは脳内でドパミンのもつ作用を模倣する。プラミペキソールとロピニロールといったドパミン作動薬は，動作障害の改善には役立つが，パーキンソン病による神経認知障害には効果がない。時にドパミンを増やす治療薬が，パーキンソン病による神経認知障害をもつ人に副作用を引き起こすこともあり，過剰なドパミン作動薬で幻覚や錯乱を引き起こすこともある。
　それほど一般的ではないが，手術も症状を緩和する選択肢となることもある。脳深部電気刺激法といわれる手法では，動作をコントロールする脳領域に電気刺激する器具を留置する。この治療法は薬物治療が無効であった場合に初めて行われる。この手術は動作障害には効果が出る場合もあるが，パーキンソ

ン病発症後に起きた思考力の低下には効果がない。パーキンソン病による神経認知障害を緩和する治療法は存在していない。作業療法は，日常生活に用いる作業（着替えなど）や，転落の避け方を学ぶことに効果がある。

前頭側頭型神経認知障害 Frontotemporal Neurocognitive Disorder

　脳の前頭葉と側頭葉における神経損傷によって起こる神経認知障害を前頭側頭型神経認知障害と呼ぶ。脳のこうした領域は，計画，判断，感情，会話，ある種の動作をコントロールしている。

　この障害では重度の人格変化が起こりうる。例えば，これまで落ち度のない人が下品で，がさつな人になるかもしれない。この障害の行動症状をもつ人は社会的な感覚を失い，場違いの行動をしてしまうこともある。例えば，人に近づきすぎたり，柄にもない無礼な発言をしたりする。また言語能力が低下することもあり，例えば，物の名前を言ったり，正しい文法を使ったり，意味のある言葉を見つけたりすることが困難になる。

　前頭側頭型認知症は10万人当たり2〜10人に起こる。この種類の認知症は65歳以下で発症することも多い。この症状は60歳代でも，それ以下（めったにはないが30歳代）でも発症するので，もっと高齢になってから発症する認知症よりも職業や家庭生活を障害する場合が多い。

前頭側頭型神経認知障害の診断
・認知症または軽度認知障害の基準を満たす。
・その障害は潜行性に（ほとんど症状はなく）発症し，緩徐に進行する。
・行動障害または言語障害が主な症状となる認知機能の低下を示し，記憶，学習，運動，視覚の機能が比較的保たれている。
・その障害は，脳卒中などの他の疾患のためではなく，治療薬，違法薬物，アルコールの影響によるものでもない。
・行動障害型または言語障害型が存在する。

行動障害型
- 以下の行動症状のうち，少なくとも3つが存在する。
  - 行動の脱抑制（社会的抑制の喪失）
  - 情動の消失もしくは無気力
  - 思いやりの欠如または共感の欠如
  - 強迫的行動
  - 口唇傾向（不適切なものを口に入れること）および食行動の変化（持続的に食べ過ぎる，奇妙な物を食べる）
- 社会的認知（自己管理，社会的交流への関心，個人的責任への関心など）および実行能力（計画，整理，意思決定など）の顕著な低下

言語障害型
- 言語能力（発語，呼称，読字，書字など）の顕著な低下

◆ リスク因子

　前頭側頭型神経認知障害をもつ人の約40％が，早発型の神経認知障害の家族歴がある。遺伝子突然変異が多いと発症リスクが高まる。

◆ 治療

　前頭側頭型神経認知障害に治療は存在しない。この障害は多くの場合に行動と人格に変化を生じるので，最も大切な治療は，この疾患を理解するためのカウンセリングや，家族・介護者への支援となる。この障害をもつ人たちは多くの場合，家族による監督と介護が必要になる。重度の行動症状として興奮や敵意があると，抗うつ薬や抗精神病薬による薬物治療がこうした症状に効果があることがある。

レビー小体病 Lewy Body Disease

　レビー小体病を伴う神経認知障害 neurocognitive disorder with Lewy bodies（NCDLB）は，時間がたつと脳細胞に障害をきたす脳内の微細な異常

沈着物によって生じる神経認知障害の一種である。この障害は，1900年代初期に脳内の異常沈着物を発見した神経学者フレデリック・H・レビーの名前から名づけられた。

　脳細胞に生じる障害は，徐々に思考や推論の能力低下に至る。この障害では錯乱や，日内で大きく覚醒度が変化することがある。この障害をもつ人は，しばしば転倒し，意識消失発作を起こすこともある。食事をしたりトイレを使ったりすることも困難になることもある。症状は60〜90歳の間に発症することが多い。

　NCDLBの症状の中には，パーキンソン病の症状と似ているものもある。NCDLBをもつ人はパーキンソン病でもみられるのと同じ運動障害があり，例えば，歩行や会話がゆっくりとなり，顔の表情がなくなる。

　この障害をもつ人々には他の認知障害ではみられない2つの主な症状がある。それは幻視（存在しないものが見える）とレム睡眠行動障害（詳細は第12章「睡眠-覚醒障害群」，169頁を参照）である。NCDLBをもつ人々の50%は，抗精神病薬に対して重篤な反応と副作用があるため，正確な診断が必須である。

　高齢者の0.1〜5%がNCDLBをもつと推測されている。この障害は，アルツハイマー病と血管性認知症に続いて3番目によくみられる認知症の原因であり，認知症全体の約30%を占める。

レビー小体病を伴う神経認知障害の診断

- 認知症または軽度認知障害の基準を満たす。
- その障害は潜行性に（ほとんど症状なく）発症し，緩徐に進行する。
- この障害は重症度が幅広い。以下の症状のうち少なくとも1つでも存在すれば医師に診察を受けるべきである。
  - 認知の動揺性とともに著しく変動する注意および覚醒度
  - 明確で詳細な，繰り返し出現する幻視
  - パーキンソン病症状（振戦や筋緊張）と認知機能低下（理解，判断，記憶など）

- レム睡眠行動障害の症状
- 抗精神病薬に対する重篤な副作用（過敏性）
・この障害は，脳卒中などの他の疾患によるものではなく，治療薬，違法薬物，アルコールの影響によるものでもない。

◆ リスク因子

　いくつかの遺伝子があると，NCDLBの発症リスクが高まることがわかっている。しかし，この障害をもつほとんどの人は，この障害の家族歴もない。60歳以上の男性は発症リスクが高い。

◆ 治療

　現時点ではNCDLBに対する治療は存在しないが，いくつかの症状に対して治療薬が処方される。一般的に，NCDLBをもつ人たちは，あらゆる種類の薬物療法に副作用がとても起こりやすい。このため，医師たちは処方薬に大いに注意する必要がある。NCDLBに伴う覚醒度の変化も薬物治療で大きく悪化することもある。例えば，ドパミンを増やす治療薬を用いて筋緊張や動作緩慢を治そうとするが，幻視を悪化させる悪影響が出ることもある。コリンエステラーゼ阻害薬は時に，アルツハイマー病症状の記憶や思考を改善させるために用いられるが，NCDLBをもつ人たちに効果があるかどうかは明らかではない。うつ症状や睡眠障害を改善するために，副作用に気をつけつつ慎重に処方されることがある。

　NCDLBに最も役立つのは，混乱を引き起こしかねないことを避けることにある。家の中をガラクタや騒音がないようにしておくことで，集中力を維持し，雑念を避けることに役立つ。そうすることで幻覚の発症リスクを減らせるかもしれない。決まりごとを作ることで一日の仕組みを作り，課題を明確にすることができる。複雑な作業を細かい単純なステップに分けることも役に立つ。

血管性神経認知障害 Vascular Neurocognitive Disorder

　血流を供給する血管の障害によって，脳への血流低下によって引き起こされるのが血管性神経認知障害である．脳の一部が障害を受け，酸素や栄養の欠乏によって死滅する．

　この障害の最もよくみられる原因が脳血管障害（脳に血液を供給する血管の疾患に伴う脳障害）である．これには脳卒中や一過性脳虚血発作がある．認知機能の変化は，時にこれらに続いて起こる．思考の障害は穏やかに始まるかもしれないが，複数の小さな脳卒中や，微細な血管に障害を起こす他の疾患の結果，時間とともに悪化しうる．人格変化，気分の変動，抑うつ，動作緩慢なども起こることがある．

　米国では，65～70歳の人たちの0.2%が，80歳以上の人の16%が血管性神経認知障害をもつと推定されている．脳卒中があって3か月以内に，20～30%の人々がこの障害と診断される．

 ### 血管性神経認知障害の診断

- 認知症または軽度認知障害の基準を満たす．
- 臨床症状が以下のいずれかに示されるような，血管性の問題を反映している．
  - 認知障害の発症が1回以上の（脳卒中などの）脳血管性発作と関係している．
  - 認知機能低下が記憶，問題解決，推論，計画で顕著である．
- 病歴，身体診察，脳画像所見から，脳血管障害の存在を示す証拠がある．
- この障害は，他の脳障害や全身性疾患によるものではない．

◆ リスク因子

以下のような因子はこの障害の発症リスクを高める．
- **環境**：血管性脳損傷の影響をうまく克服できるかどうかは，脳の一部が死滅

した後に，脳がうまく新しい接続を作るかどうかによる。生涯を通じて，教育，身体的運動，社会的つながり，精神活動を続けることが役立つ。
- **遺伝と生物学**：脳血管性疾患に至る因子（高血圧，糖尿病，喫煙，高コレステロール，肥満）は発症リスクを高める。

◆ 治療

血管性認知症の症状を治療する薬物療法として認められているものはない。最も重要な「治療」は，予防することである。健康的な食事，運動，体重コントロールや，ストレスを減らすことで，血圧，血糖，コレステロールを下げることができる。こうした生活スタイルを変えることで，血管性認知症のリスクを大きく減らすことができ，進行を抑制することもできる。禁煙も役立つ。時にアルツハイマー病に用いられる治療薬が処方されることがあるが，血管性認知症に効果があるのかははっきりしていない。

他の神経認知障害と記憶障害
Other Dementia and Memory Problems

以下の神経認知障害は，HIV感染，プリオン病，ハンチントン病によるものである。診断のためには，認知症または軽度認知障害の基準を満たす必要がある。これらの障害は他の身体疾患や精神疾患によるものではない。これらの障害による記憶障害，思考障害，気分症状を治療する薬物療法もある。いずれの障害にとっても最善の介護は，家族や介護者によって，その障害をもつ本人へ思いやり，忍耐，尊敬，尊厳を示すことである。

◆ HIV感染による神経認知障害 Neurocognitive Disorder Due to HIV Infection

ヒト免疫不全ウイルス（HIV）は免疫細胞に感染し，感染した人の一部は神経認知障害を発症して，記憶，計画，意思決定，学習に障害が起こる。HIV感染の段階によって，33〜50％の人には少なくとも軽度の神経認知障害が生じる。HIV感染による神経認知障害を予防し軽減するには，血液脳関門（血中物質が脳に到達するのを制限して脳を守っている関門）を通過する薬物治療を

探すことが重要になる。HIV 感染による神経認知障害の症状には次のようなものがある。
・HIV による感染の証拠がある。
・その神経認知障害は二次的脳疾患などの HIV 以外の疾患ではうまく説明できない。

◆ プリオン病による神経認知障害 Neurocognitive Disorder Due to Prion Disease

　プリオン病は，人間と動物の両方に感染する稀なグループの病気である。プリオンは神経組織に感染し，6 か月以内に急速な脳損傷と重篤な神経認知障害を引き起こす。倦怠感，不安，食行動障害，睡眠障害，集中困難などで始まるかもしれない。数週間後には，視覚，協調運動，歩行に変化が出てきて，けいれん様の動きが出てくる。この障害は常に死に至る。感染した神経組織に曝露すると感染してしまうようだが，多くの場合は明らかな感染源がわからずに発症する。プリオン病のよくみられる一種は，クロイツフェルトヤコブ病（狂牛病）である。プリオン病による神経認知障害の症状は以下のようなものである。
・潜行性に（ほとんど症状なく）発症し，急速な進行をする。
・筋けいれん（ミオクローヌス）や協調運動失調などプリオン病に特徴的な運動症状が存在する。

◆ ハンチントン病による神経認知障害
Neurocognitive Disorder Due to Huntington's Disease

　ハンチントン病は家系内の遺伝で引き継ぐ稀な病気であるので，本人は自身でそのリスクがあることを知っていることが多い。制御できないガタガタとした動きで発症して診断される。この運動障害は舞踏病と呼ばれ，ハンチントン病は昔は「ハンチントン舞踏病」と呼ばれていた。同時に思考障害や情動障害も引き起こす。その他の症状としては，硬い動き，落ち着きのなさ，運動課題（文字を書く）の困難，歩行困難，興奮，不安，抑うつ，意欲低下，衝動性，発語困難，食行動障害，嚥下障害などがある。
　ハンチントン病と診断される平均年齢は約 40 歳であり，このあたりから初

期症状が出始める。ハンチントン病による神経認知障害の症状は以下のようなものである。
・その障害は潜行性に（ほとんど症状なく）発症し，緩徐に進行する。
・ハンチントン病の診断が臨床的に確定されているか，または家族歴や遺伝子検査に基づいたハンチントン病の発症リスクを認める。

キーポイント
- 誰もが時には忘れることがある。記憶障害は通常の加齢の一部である。ストレスや悲しみ，薬物の副作用，ビタミンB_{12}の欠乏，違法薬物やアルコールの使用，身体疾患によっても起こりうる。背景にある要因を治療するか，情動的な出来事が過ぎ去ると，記憶障害はほとんど消失する。
- 神経認知障害は日常生活が障害されるほど重篤な認知機能の低下を指す。記憶，思考，計画にも障害が生じる。アルツハイマー病がその要因として最もよくみられる。
- せん妄は，神経認知障害をもつ人にも起こる。他の神経認知障害と異なり，せん妄は錯乱と注意障害を起こす状態であり，短期間で消失するが，他の神経認知障害は持続する。治療はせん妄の要因に焦点をあてて症状の消失を早めることにある。
- 神経認知障害では，認知機能の低下の水準に基づいて，「認知症」と「軽度認知障害」のいずれかに診断される。小切手帳の管理や内服薬の自己管理など，支援なしに日常の精神活動ができなくなると認知症と診断される。まだ日常の精神活動はこなせるが，遂行するには余分な時間，仕組みや覚え書きが必要になる場合は，軽度認知障害と診断される。
- 神経認知障害をもつ家族を介護することはストレスの多いことである。利用できるサービス資源を知っておくことは役立つ。サポートグループ，家族，友人などからの支援を求めること，リラクゼーション法を実践すること，自分自身のための時間を作ることなどが役に立つ。認知症をもつ人に対して，思いやり，忍耐，尊敬，尊厳をもつことが，良い介護をする際に大切である。

第18章
パーソナリティ障害群
Personality Disorders

　パーソナリティ（人格）とは，人の振る舞い方，考え方，ものの見方，他の人との関係の作り方のことを指している。パーソナリティ障害をもつ人は，その考え方や振る舞い方に柔軟性がなく，極端で，強烈であることが多い。彼らは生活の変化や必要性に対して健康的な方法で応じることができない。仕事や学校，社交場面において，自分自身を価値づける方法がわからない，もしくは混乱しており，目標の設定や達成が困難であり，他の人との関係性を保つことが難しい。それらの障害をもつ多くの人は，自分の考え方や振る舞い方が通常ではないことをわかっておらず，多くの場合，自分たちの問題で他の人たちを責めてしまう。

　すべての人がパーソナリティ特性をもっており，そのことによって独特で，他の人たちと違う存在になっている。こうした特性は，周囲の世界，他者，自身についての考え方や関係のつくり方の持続的な様式のことである。社交的な人もいるが，内向的な人もいる。気兼ねしない人もいれば，謙虚な人もいる。こうした特性は，それぞれの人にとってはうまく役に立っているが，強く表現されると人間関係の中で困難をもたらすこともある。

　パーソナリティ障害は，より深く深刻な困難を反映しており，その人の考え方，感じ方，生き方，働き方，理解の仕方，愛し方などに大きな悪影響を及ぼす。パーソナリティ障害をもつ人たちは，他人を信じることが困難であることが多く，自身の安全や，他人の安全のリスクを気にしないことがある。ためにならない方法で振る舞うことがあり，それによって自身を傷つけたり，法を破ったりすることもある。

　10～15％の人がパーソナリティ障害に罹患している。小児期に発症すること

> **BOX　パーソナリティ障害の特徴**
>
> すべてのタイプのパーソナリティ障害には，以下のような共通する特徴がある。
> - その人の属する文化から期待されるものより著しく偏った行動の様式。この様式は以下のうち2つの領域に現れる。
>   - 自己，他者，および出来事を知覚し解釈する方法
>   - 様々な場面で感情の持ち方や示し方。情動反応の範囲や強さを含む。
>   - 対人関係機能。
>   - 感情や行動の制御（衝動の制御）。
> - その様式は，個人的および社会的状況の幅広い範囲に広がっている。
> - その様式は，顕著な心理的苦痛，社会的，職業的，または他の重要な領域における機能の障害を引き起こしている。
> - その様式は，10代の青年期または成人早期に始まる。
>
> その行動は他の精神疾患や物質，身体疾患による影響によるものではない。

が多く，10代の青年期や成人期になってから症状が明らかになる。

　これまでのDSMと同様にDSM-5では，パーソナリティ障害はその特徴と症状に基づいて，いくつかの群に分けられる（**表18-1**）。本章では反社会性，境界性，統合失調型については詳細を述べ，他のパーソナリティ障害は簡潔に紹介する。パーソナリティ障害をもつ多くの人は，純粋な単一の障害だけをもつわけではなく，本章で述べる他のパーソナリティ障害の特徴をいくつか併せもっていることもある。

　パーソナリティ障害をもつ多くの人たちは，治療によって時間がたつと良くなっていく。年をとることで改善していく人もいる。自分自身ではめったに治療を受けようとしないタイプのパーソナリティ障害をもつ人たちもいる。治療を受ける場合には，多くの場合は有益である。これらの障害に対する治療は多くの場合，精神療法であり，個人の場合も集団の場合もある。様々な精神療法が，境界性パーソナリティ障害（顕著な機能障害があり，リスクの高い行動をすることのある障害）をもつ人にも効果がある。

表18-1 パーソナリティ障害のDSM-5クラスター（群）

群と特徴	パーソナリティ障害
A群—奇妙で風変わりにみえる（奇妙で変わった思考，感じ方，行動が特徴）。	猜疑性パーソナリティ障害 シゾイドパーソナリティ障害 統合失調型パーソナリティ障害
B群—大げさで，感情的で，不安定にみえる（劇的に感情が極端に変化することや，正常の範囲を超えて行動が頻繁に変化することが特徴）。	反社会性パーソナリティ障害 境界性パーソナリティ障害 演技性パーソナリティ障害 自己愛性パーソナリティ障害
C群—不安で怯えているようにみえる（恐怖や心配が特徴）。	回避性パーソナリティ障害 依存性パーソナリティ障害 強迫性パーソナリティ障害

　いかなるパーソナリティ障害に対しても，主要な治療，もしくは単独の治療として承認された薬物療法はない。しかし，症状の一部の治療として薬物療法がなされることもある。例えば，境界性パーソナリティ障害をもつ人によくみられるような，抑うつ傾向や衝動的な行動をしやすい傾向に対して処方されるかもしれない。パーソナリティ障害の症状に役立つ薬物療法には以下のようなものがある。
・抗うつ薬は，抑うつ気分，絶望感，罪責感，無価値感に役立つ。
・気分安定薬は，極端な気分や気分の変動を減らすことに役立つ。
・抗精神病薬は，統合失調型パーソナリティ障害の場合などに，奇妙な考え，他者への不信感，誤った信念などを改善することに役立つ。

　パーソナリティ概念とパーソナリティ障害の診断法についてはこれまでにも多くの議論があった。パーソナリティ特性とパーソナリティ障害との境界を引くには多くの課題がある。パーソナリティ障害は複雑であり，研究の成長分野である。

境界性パーソナリティ障害 Borderline Personality Disorder

　境界性パーソナリティ障害をもつ人たちは，極端で頻回な気分の変動，悪い

自己イメージ，対人関係の問題をもっている。実際の問題（例えば，友人が遅刻する，会議が中止になるなど）の範囲を超えて，数時間持続する強烈な怒りや不安がある。彼らは，ほんの少しだけ悲しむ，ほんの少しだけ怒る，ほんの少しだけ心配するといったことはできない。それぞれの反応が極端になる。衝動的で，自己を傷つける可能性があり，他者の安全も気にしなくなる。こうした行動を防いだり制御したりすることは彼らにとって容易ではない。

家族や友人とのつながりも，気分や行動の顕著な不安定性のために緊迫したものとなり，ストレスの多いものとなる。境界性パーソナリティ障害の人は，強烈に誰かを理想化した後，急に激しい怒りやこき下ろしになることもある。これは，他者が自分に文句をつけている，もしくは気にいらないと思っていると彼らが（多くの場合誤って）信じてしまう場合に生じる。

境界性パーソナリティ障害は約2%の人たちが罹患しており，その診断を受

BOX パーソナリティ障害をもつ人と関係を保つヒント

- パーソナリティ障害をもつ人は，その行動が苛立たしく，対応が難しい場合であっても，敬意と思いやりをもって扱うほうがよい。
- パーソナリティ障害をもつ人は，他人の視点を受け入れたり理解したりするのが難しい。パーソナリティ障害をもつ人たちは，生まれつき強烈に彼ら自身のことだけに集中している。
- パーソナリティ障害をもつ人々にも多くの魅力的な特性をもち，大きな仕事の成功，その他の偉業を成す人がいる。
- 本人の行動とその対人関係への影響について正直な態度でいることが大切である。
- 有害な行動には制限を設定して，繰り返す暴言や虐待を防ぐ措置を講じておく。
- パーソナリティ障害の根本的な要因は複雑である。
- メンタルヘルスケアの専門家が，自身，自身の選択，パーソナリティ障害の人たちについて，さらに良く知ることを手助けしてくれる。

出典：Yudofsky SC : Fatal Flaws : Navigating Destructive Relationships With People With Disorders of Personality and Character. Washington, DC, American Psychiatric Publishing, 2005. Copyright © 2005 American Psychiatric Publishing. Used with permission.

けるほとんど（約75％）が女性である。この罹患率は高齢になると低下してくる。症状も30代や40代になると，少なくなり，より安定してくる。

境界性パーソナリティ障害の診断

対人関係の困難，自己イメージの不安定性および著しい衝動性の様式で，成人早期までに始まる。以下のうち5つ以上が存在する場合に診断される。

- 見捨てられることを避けようとする，なりふりかまわない努力。
- 不安定で激しい対人関係の様式（一時の理想化と，その後のこき下ろしとの間の極端な変化）。
- 著明で持続的に不安定な自己イメージ（大きな自信と著しく低い自尊心との間の極端な変化）。
- 衝動性と自傷を伴う危険な行動（浪費，危険な性行為，物質乱用，無謀な運転，過食など）。
- 自殺行動と自傷の繰り返し。
- 通常は数時間で，数日も続くことは稀な，強烈な悲しみや不安。
- 慢性的な空虚感（退屈，無意味や無目的な感覚）。
- 不適切な激しい怒り，または怒りの制御困難（取っ組み合いの喧嘩を繰り返す，かんしゃくを起こす，いつも怒っている）。
- 一過性のストレス関連性の妄想様観念（他者が自身に対して悪い意図や計画をもっていると疑う），または解離症状（現実感の消失や，自身や世界から離れた感覚）。

◆ リスク因子

境界性パーソナリティ障害は家系の中で遺伝する。境界性パーソナリティ障害をもつ人の第一度親族（両親や同胞）には一般より5倍多く認める。

症例　退職を繰り返し，自殺念慮をもつ33歳女性

　失業中で独身のマリアは，33歳の時に精神療法を受けようとした．何か月にもわたって，抑うつ気分，慢性的な自殺念慮，社会的交流の欠如があったためであった．彼女は直近の6か月は，アパートで一人で過ごし，ベッドに寝転がって，ジャンクフードを食べ，テレビを見ながら，支払える金額を超えるオンラインショッピングをしていた．

　マリアは豊かな移民家族の三人兄弟の二人目だった．父は何よりも仕事での成功に価値をおく人だった．父はしばしば子どもたち，特にマリアを罵り殴った．彼女は学生時代を通じて孤独を感じ，憂うつな気分であった．家族の中では，彼女は爆発的に怒ることが知られていた．高校では問題なく過ごしたが，ルームメイトや教授と問題を起こして大学を中退した．また大学に戻る希望をもっていくつかの仕事についたが，「上司が馬鹿だ」との理由で退職を繰り返した．こうした「トラウマ」がいつも，「自分は一人前に事務の仕事さえもできない」と後味の悪さを残し，「私だったらもっとうまく運営することができるのに」と上司に怒っていた．

　彼女が若い時，男性と付き合うと「完璧なパートナーを見つけられてこの上なく幸せな状態」という数週間を経て，男性が自分を十分に気づかってくれない場合，もしくはすぐに電話をかけ直してこない場合に傷つき，怒りを感じていた．さらに傷つけられる前に，彼女のほうからそうした恋愛関係を終わりにしていた．

　マリアは時々，空虚感や憂うつな気分から自傷行為（わざとナイフで自身を傷つけること）をした．1～2日ごとに何度も衝動的に自身の身を危険にさらすこと（薬物乱用と無謀な運転など）をしていた．こうした危険な行為によって，彼女の気分は良くなることが多かった．

　17歳から精神科での治療を受け，過量服薬で精神科病院に3回入院した．診察の中で，マリアは仕事で成功したことがないことを恥だと思っていると言った．彼女は自身が大変有能であり，人生でもっとうまくできない理由がわからないと思っていた．最初の診察の最後には，時計をちらっと見た医師に対して「もううんざりなんですね？」と尋ねて怒っていた．社会的交流という点では，彼女の住むビルにいる人たちを知ってはいるが，ほとんどは「詐欺師か敗者ばかりだ」と言った．一方で，「世界中で大きなことをやっている」と言うオンライン上の友達は何人かいた．

マリアは境界性パーソナリティ障害とうつ病と診断された。彼女は仕事や学校を続けられず，怒りのコントロールの問題，無謀な行為，自傷行為（リストカットなど），空虚感，猜疑的な考えなどをもっていた。マリアは「薬を飲むと感情がなくなるの。悲しい映画を見て泣くこともできなくなる。」と言って，処方された薬物を拒否した。その代わりに，弁証法的行動療法 dialectical behavior therapy（DBT）と呼ばれる精神療法を紹介された。これにより自身の考えや気持ちを知り対処することに役立ち，自身を落ちつける方法を学ぶことができる。DBT によってマリアは，空虚感や猜疑心をもった場合にも，極端な感情をコントロールする感覚をもつことを学んだ。彼女は自身や他人を判断することを止めることができるようになった。数か月後，彼女は仕事に就き，続けることができた。彼女は少しずつ女性とも男性とも健全な友人関係をもつことができるようになったが，未だに他人と良い関係を保つことに苦労していた。

反社会性パーソナリティ障害 Antisocial Personality Disorder

　反社会性パーソナリティ障害をもつ人たちは他人の権利を無視したり侵害したりし，法律を破ることもある。多くの場合，小児早期から虐待されたりネグレクトされたりした経験がある。彼らは世界がそのようなものであると期待するようになっている。喧嘩，うそ，ごまかし，盗みなどの彼らの行為に対して，生き抜くために必要なものと考えているので，良心の呵責や後悔の念をもつことはない。

　対人関係において，反社会性パーソナリティ障害をもつ人たちは，自分たちが引き起こしている他人の気持ち，辛さ，痛みを軽視していることが多い。パートナーを虐待したり，複数のパートナーをもったり，安全な性行為に注意を払わなかったりすることもある。自分の子どもに十分な食事，衣服，入浴，他の世話や慰めを与えず，ネグレクトすることもある。彼らは魅力的な話し手かも知れないが，緊張感や倦怠感に悩まされ，抑うつ障害，不安症，物質使用障害，ギャンブル障害などに罹患していることもある。

　米国の成人の約 1％が，反社会性パーソナリティ障害と診断されている。男性により多くみられる。アルコール使用障害をもつ人や刑務所にいる人の

70％以上がこの障害をもっている。この障害をもつ人は，若いころに極端な行動を示すことが多いが，40歳ぐらいに歳をとると，多くの場合は症状が少なくなる。

　反社会性パーソナリティ障害をもつ人たちは，ほとんどの場合，自分に何か障害があることに同意しない，もしくは信じようとしない。治療を受けようとしないことが多い。彼らの問題行動は，悪い選択をすることを防ぐような，しっかりとした規律や枠組みや規則がある状況では少なくなる場合もある。

✓ 反社会性パーソナリティ障害の診断

　15歳以降で，反社会性パーソナリティ障害をもつ人は生活の日常的な様式として，他人の権利を無視し侵害し，以下の反社会的行動のうち3つ以上が存在する場合に診断される。

・社会的規範や法律に従わない。これは逮捕の原因になる行為を繰り返し行うことで示される。
・繰り返し嘘をつく，偽名を使う，自分の利益や快楽のために人をだます。
・衝動制御に欠けている，および将来の計画を立てない。
・すぐにいらだつ，怒る，敵意をもつ。これは喧嘩または暴力を繰り返すことによって示される。
・自身または他人の安全を考えない，または気にしない。
・しばしば主な職務の責任を逃れたり，放棄したりする。これは仕事を続けない，または経済的な義務を果たさないことを繰り返すことによって示される。
・良心の呵責の欠如（他人を傷つけたり，いじめたり，他人のものを盗んだりすることを気にしない）。

　上記に加えて，以下の基準を満たす必要がある。
・少なくとも18歳以上である。
・15歳以前に発症した素行症の証拠がある（例えば，学校をさぼること，けんかや盗みなど，家庭や学校で規則を破ることや他人の人権を侵害する

こと）。
・双極性障害や統合失調症の経過中以外にも反社会的な行動が起こる。

◆ リスク因子

反社会性パーソナリティ障害は家系の中で遺伝する。第一度親族（両親や同胞）に障害をもつ人がいる場合は発症リスクが高まる。家族内での発症リスクは，男性よりも女性のほうが大きい。

> **症例** 偽造書類で入社した会社で多数の問題を起こした32歳男性
>
> 　32歳男性のリアムは，2週間働いた大きな建設会社の人事部によって精神科の治療に紹介された。リアムはそこで働き始める前，とても熱心に見え，高水準の技能と訓練を示す2つの木工専門学校の課程の修了証書を示した。リアムは雇用されると，しばしば欠席し，他の同僚と言い争い，仕事は下手で，他の人を傷つけかねない間違いを起こすことに彼の上司は気がついた。こうした問題について問われると，リアムは気にすることもなく，「木材が安もの」で「経営が悪い」のだと文句を言い，誰かが傷ついたとしたら「それはその人が愚かだからでしょう」と言った。
>
> 　人事部長がリアムを解雇しようとすると，彼はすぐに自分は注意欠如・多動症（ADHD）と双極性障害があると述べた。法律に基づく免責とみなさないならば，訴訟を起こすと言った。彼は精神科での検査を要求した。
>
> 　精神科での診察の間，リアムはその会社がどんなに不公平で，「そこの誰よりも自分はできる大工であるか」という話に終始した。彼の2回の結婚が終わったのは，彼の妻が嫉妬と疑惑を抱いたからだと言った。彼女たちはいつも自分に他にも女性がいると考えていたので，裁判官に嘘をついて自分が彼らを殴ったと言って接近禁止命令を得たのだと言った。彼が裁判官の命令を破ったので懲役となった際，彼は2人の子どもの養育費を支払うことを拒否した。リアムは，2人の少年は母親と同じように「小さな嘘つき」だろうからと，いずれとも会うことを望まなかった。
>
> 　リアムは，学校に半分しか出席しなかったのにC（優良可のうち「可」）の

成績がとれたのだから,「賢かったに違いない」と言った。14歳で刑務所で過ごしたのは,「テニスシューズのような子供用のものと,ほとんど空っぽの財布」を盗んだからだった。15歳で退学したのは,校長に「車を盗んだと無実の罪をきせられた」からだと言った。リアムが言うには,10代でマリファナを吸っていて,22歳で最初の結婚をした後,定期的にアルコールを飲むようになった。彼はいずれの物質使用も問題ではなかったと言った。

　リアムは診察が終わる際,医師に彼が双極性障害とADHDであると書くように言った。彼には「気分の上下の変動」があり,「すごく急に不機嫌になる」ので,「双極性障害」であると言った。「自分の息子たちがどちらもそう」なので,彼はADHDについても学んでいた。彼は薬物療法を希望し,2人の息子たちもADHDの治療のために受けている精神刺激薬が,唯一彼に有効なはずだと付け加えて,診察を終えた。

　精神科での評価の間,人事部長が身元調査を行ったところ,リアムは2つの木工訓練プログラムを追放されており,どちらの証書も偽造したものであることがわかった。上司と殴り合いをしたことで,ある建設会社を解雇されており,現場を無断で立ち去ったことで2番目の会社も解雇されていた。それらの記録によって,いずれも彼は同じ偽造の書類を提出していたことがわかった。さらに,彼が処方された薬物を同僚に現金で売ろうとしていることもわかった。

　リアムは反社会性パーソナリティ障害と診断された。彼はいずれの結婚でも一度ずつの計2回,パートナーに対する暴力で逮捕されており,刑務所で過ごしたことがあった。リアムは彼の大工としての学位を偽り,職場や対人関係の両方において喧嘩を繰り返し,すぐに怒ることを示す十分な証拠があった。彼は息子のいずれとも会うことを望まず,養育費を払うことを拒否している。彼の家族,職場の同僚,雇用者に害を与え,だますことに良心の呵責を示さない。しばしば仕事を辞めて,次のために将来に向けた計画をしていない。彼は反社会性パーソナリティ障害の7つの症状をすべて満たしている。

統合失調型パーソナリティ障害
Schizotypal Personality Disorder

　この障害の人は多くの場合,奇妙で,風変わりで,奇抜であるとされる。他の人に不信感を抱きがちで,奇妙な信念をもつ傾向がある。例えば,彼らは自

分たちが他人をコントロールする，他の人の心を読む，出来事が起こる前に予期できる，といった特別な力があると信じていることもある。彼らの感情は自身で対処するのが難しいので，他者に対してぎこちない，もしくは不器用に見えるかもしれない。

彼らが両親や同胞以外に親密なつながりをもつことは，あったとしても少ない。彼らは自身は周囲とうまく溶け込めないと感じているので，人と交わらないことを好む。彼らにとって，視線を合わせるなどの社会的合図をとらえることは難しい。社交場面で多くの時間を費やしても，周りの他人と打ち解けることはない。逆に，緊張が高まって，周りの人に対して不信感を抱くようになる。子どもや10代の青年の時の彼らは，孤立していることが多い，他人には奇妙に見えるのでからかいの対象になりやすい，社交不安をもちやすい，学校の成績が悪い，奇妙な考え，言葉，白昼夢をもつ，といった特徴もある。超常現象（精神世界）やテレパシー（他者と思考を使ってコミュニケーションをとること）について学ぶなど，普通ではない興味をもつことがある。

人口の約1％はこの障害をもつことがある。小児期や10代の青年期に初発することがあり，多少男性によくみられる。この統合失調型パーソナリティ障害をもつ人々のうち30〜50％は，うつ病を併発する。

文化や信念によっては，集団内では通常で受け入れられる慣習があるが，外部の人たちからは統合失調型の特徴とみえるかもしれない。こうした慣習には相手の心を読むことや，訳のわからないことを言うことが含まれる。こうした状況では，この障害は診断されない。

統合失調型パーソナリティ障害の診断

この障害は対人関係の欠陥の持続的な様式で，それは親密な関係に気楽でいられないこと，そうした関係を形成する能力が低下していること，および風変わりな思考と行動，現実感覚の歪曲などで示される。その様式は成人早期までに発症し，様々な状況で明らかになる。以下のうち少なくとも5つが存在する場合に診断される。

・実際はそうではないのに，日常的な偶然の出来事に特別な意味や自分にとっ

てのある特定のメッセージがあるという考え。
- 人は特別な力をもっているという奇異な信念（例えば，起こる前に出来事を予感すること，他の人の考えを読むこと，自分の考えを通じて他の人をコントロールすること，など）。
- 奇妙な知覚体験（例えば，実際には誰もいない部屋で他の人の存在を感じること，人の名前を呼ぶ声を聞くこと）。
- 奇異な考え方と話し方（例えば，あいまい，まわりくどい，奇妙な言葉遣い，奇妙な言葉のつながり）。
- 他者や他者の動機に疑い深い（例えば，他の人は自身に害を与えようとしている，もしくは仕事の地位を傷つけようとしているという信念）。
- 感情の平板化もしくは，状況や出来事に不適切な反応。
- 社会的規範にそぐわない行動または外見（例えば，視線を合わせないこと，洗濯した衣服があるのに汚れた衣服ばかり着ていること）。
- 第一度親族以外には，親しい友人はいない。
- 過剰な社交不安があり，それは慣れた状況でも消失せず，また自己卑下よりも疑い深いことによって生じている。

こうした行動の様式は，統合失調症，双極性障害，抑うつ障害，他の精神病性障害，または自閉スペクトラム症の経過中にのみ起こるものではない。

◆ リスク因子

統合失調型パーソナリティ障害は家系の中で遺伝する。第一度親族（両親や同胞）の中に統合失調症をもつ人がいる場合は発症リスクが高くなる。

他のパーソナリティ障害

その他のパーソナリティ障害として，猜疑性，シゾイド，演技性，自己愛性，回避性，依存性，強迫性といったものが診断されうる。その障害に関連する行動が成人早期に始まり，家庭や社交場面で広範に存在しており，大きな苦

悩を生じさせ，社会的，職業的，他の重要な領域の機能障害を引き起こしている場合に診断される。

◆ 猜疑性パーソナリティ障害/妄想性パーソナリティ障害
Paranoid Personality Disorder

　猜疑性パーソナリティ障害をもつ人たちは，他人に不信感を抱いており，他人の動機を疑っている。近親者であったり，日常的に会う人であったりしても，彼らは他人の行為を脅威として受け取る。理由なく，配偶者，友人，同僚が信用できるかどうか，もしくは誠実であるかどうかを疑っていることもある。彼らが他人と良い関係を保つことは困難で，その恐怖を打ち消す手がかりをみつけることは難しい。彼らは自身の過ちや誤解で起きたことで他の人と論争したり，不平を言ったり，責めたりすることもあり，周囲の人をコントロールしようとする。彼らは用心深く，友好的でなく，打ち解けず，考えを表に出さない傾向がある。この障害は，以下のうち少なくとも4つが存在する場合に診断される。

・理由なく，他人が自分を利用する，危害を与える，またはだますという疑いをもつ。
・友人または同僚の誠実さを不当に疑い，そのことに心をとらわれている。
・情報が自分に不利に用いられるという根拠のない恐れのために他人をなかなか信用しない。
・悪意のない言葉や出来事の中に，自分をけなす，または脅す意味が隠されていると読む。
・恨みを抱き続ける（侮辱されたこと，軽蔑されたことを許さない）。
・自分の評判や身分に対して他人にはわからないような攻撃を感じとり，すぐに怒って反応する。
・しばしば理由なく，配偶者や性的パートナーが浮気していると疑う。

　その症状は，統合失調症，双極性障害，抑うつ障害，他の精神病性障害の経過の中にのみ起こるものではなく，他の身体疾患によるものでもない。

◆ シゾイドパーソナリティ障害/スキゾイドパーソナリティ障害
Schizoid Personality Disorder

　シゾイドパーソナリティ障害をもつ人たちは，他の人と親密な関係をもちたいと思わず，社会的関係から離れており，感情表現の範囲が狭まっているようである。彼らは極端に孤独を求める。賞賛や批判には無関心にみえる。刺激されたとしても，彼らが怒りを表現することは難しい。目的なく人生を漂流しているようにみえ，生活上の出来事に対して抵抗していないようにみえる。友人が少なく，多くの場合結婚することはないが，一人でいる場合にはうまく仕事をしている。対人接触が少ない場所でする仕事を探す傾向にあり，仕事はとても良くこなす。その障害は，以下のうち少なくとも4つが存在する場合に診断される。

・相手が家族でさえも，他者と親密な関係を保ちたいと思わない，またはそれを楽しいと思わない。
・ほとんどいつも孤立した行動を選択する。
・他人と性体験をもつことに対する欲求が，もしあったとしても少ししかない。
・喜びを感じるような活動が，もしあったとしても少ししかない。
・第一度親族以外には親密な友人がいない。
・他人の賞賛，あらさがしや批判に対して無関心にみえる。
・情動的な冷淡さ，離脱，または平板な感情状態を示しているようにみえる。

　症状は，統合失調症，双極性障害，抑うつ障害，他の精神病性障害，自閉スペクトラム症の経過中にのみ起こるものではなく，他の身体疾患によるものでもない。

◆ 演技性パーソナリティ障害 Histrionic Personality Disorder

　演技性パーソナリティ障害をもつ人は，頻回に極端な感情を示し，持続的に関心や注目を引こうとする。演技性という言葉は，「劇的，芝居がかった」といった意味がある。この障害をもつ人々は，常に承認を求めて，外見，挑発的な行動や，その他の方法を用いて自身へ注意を引こうとする。男性にもある

が，演技性パーソナリティ障害は女性に多く診断される。この障害をもつ人たちは現在にとらわれて，そうしたい時にほしいものを得ることだけに夢中になる。彼らは自分が必要とするものは，他人のものよりも価値があると思っている。自分が注目の的でない時には，憂うつになったり，動揺したりすることもある。この障害は以下のうち少なくとも5つがある場合に診断される。

・自分が注目の的になっていない状況では楽しくない，もしくは価値がないと感じる。
・不適切でも，挑戦的な行動，または魅惑的な行動によって他者と交流する。
・感情がすぐに変化する。
・自分へ関心を引くために身体的外見を用いる（例えば，身繕い，髪，メイクアップ，おしゃれな服に多くの時間やお金を費やす）。
・とても曖昧で，詳細な内容のない話し方をする。
・過剰な感情を伴う行動をする，公衆の面前で誇張した感情表現，よく知らない人にも芝居がかった態度をとる（例えば，泣き続ける，かんしゃくを起こす）。
・他の人々，最近の流行，出来事の変化に影響を受けやすい。
・対人関係を実際以上に親密なものと思っている（例えば，たった一度だけあったことのある人を，「親愛なる友人」と呼ぶ）。

◆ 自己愛性パーソナリティ障害 Narcissistic Personality Disorder

　自己愛性パーソナリティ障害をもつ人たちは，自分が他の人たちより重要で才能があり，他の人は自分を賛美するべきだと信じている。彼らは他の人が必要としているものには無関心，もしくは関心が少ししかない傾向にある。賞賛されることを期待し，他の人が受ける恩恵は，自分たちが受けるべきであると感じている。彼らは実際よりも成功に対する手柄をとろうとし，それに値する他の人の手柄を認めようとしない。彼らは自分の言葉が他人を傷つけてしまうことがあることに気がつかないのかもしれない（例えば，病気にかかっている人の前で，自分の健康を自慢する）。大変な成功をしているにもかかわらず，彼らは自分の仕事を訂正したり改善したりするための批評を受け入れないために，仕事内容が劣ったものになることもある。この障害は以下のうち少なくと

も5つが存在する場合に診断される。
- 才能や業績を誇張する，他の人より優れていると認められることを期待する。
- 自身の大きな，限りない成功，権力，才能，美しさ，理想的な愛の空想にとらわれている。
- 自分が「特別」で独特であり，他の特別な，または地位の高い人々だけに理解される，もしくはそのような人たちとのみ関係を築くべきだと信じている。
- 常に過剰な賛美を他者に求める。
- 特別な取り計らいに値する（例えば，列に並ぶ必要がない），もしくは自分の期待に相手がすぐに応じるべきであると信じている。
- 自身の目的を達成するために，相手を不当に利用する。
- 他人の気持ちおよび欲求を認識しようとしない，または気づこうとしない。
- 他者の成功や報酬に嫉妬をする，または他者が自分に嫉妬していると思い込む。
- 尊大で傲慢な行動，または態度。

◆ 回避性パーソナリティ障害 Avoidant Personality Disorder

　回避性パーソナリティ障害をもつ人たちは，極端な恥ずかしがり屋で，しばしば不全感をもち，拒絶に対して傷つきやすい。その感情と恐れのために，他の人との親密さや接触を避ける。対人場面では，間違ったことを言ってしまう，恥をかかされる，からかわれる，または拒絶されることへの恐怖のために声を出して話すことを恐れることもある。彼らは社会的接触を求め，楽しみたいと思っているが，その過剰な恐怖と内気のために他の人と接触しようとしない。以下のうち少なくとも4つがある場合に診断される。
- 批判や拒絶に対する恐怖のために，対人接触のある職業を避ける。
- 好かれていると確信できなければ，人と関係をもちたがらない。
- 恥をかかされる，または嘲笑されることを恐れるために，親密な関係の中でも遠慮を示す。
- 社会的な状況で，批判される，または拒絶されることに心がとらわれている。

- 不全感のために，新しい対人関係状況で内気である。
- 自分は社会的に不適切である，または他の人より劣っていると思っている（低い自尊心）。
- 恥をかくかもしれないと恐れるために，新しい対人接触や他の活動に取りかかることに引っ込み思案である。

◆ 依存性パーソナリティ障害 Dependent Personality Disorder

　依存性パーソナリティ障害をもつ人は，面倒をみてもらいたいという持続的で過剰な欲求があり，そのために従属的でしがみつく行動をとり，別離に対する恐怖を感じる。支えてもらい，世話をしてもらいたいという過剰な欲求がある。受動的で，他の人からの助言がなければ日常的な選択（例えば，仕事に何色のシャツを着ていくか）にも困る。自身で生活することはできず，誰かに依存している必要があると信じている。彼らは問題の解決にも他の人を頼るので，自身だけで生きていく術を知らないことが多い。成人早期から彼らが依存している人が立ち去ってしまわないかと深刻な恐怖をもつ。以下のうち少なくとも5つが存在する場合に診断される。

- 日常のことを決めるにも，他の人からの助言と支援がなければならない。
- 自分の生活のほとんどの主要な領域で，他人に責任をとってもらうことを必要とする。
- 支持または承認を失うことを恐れるために，他人の意見に反対する考えを表明しない。
- 自信がないために，自分の考えで計画を始めたり，または物事を行ったりすることが困難である。
- 他人からの世話および支えを得るために，やりすぎてしまう（そうすることが希望に添ったものであっても，本当は嫌なことをするように，または虐待に耐えるように提案されるかもしれない）。
- 自分自身の面倒をみることができないという恐怖のために，一人になると苦痛や無力感を感じる。
- 1つの密接な関係が終わった時に，自分を世話し支えてくれる別の関係をすぐに探す。

・一人残されて自分で自分の面倒をみることになるという恐怖に，ずっととらわれている。

◆ 強迫性パーソナリティ障害 Obsessive-Compulsive Personality Disorder

　強迫性パーソナリティ障害をもつ人は秩序，完璧主義，自身の思考と関係する他者の行動をコントロールすることにとらわれている。結果として，予定にない変更は受け入れられず，自分の思い通りに物事が行われない場合には他人に助けを求めようとしない。自分でコントロールできないと怒りだすこともある。温かで穏やかな感情表現をすることはできないことが多い。以下のうち少なくとも4つが存在する場合に診断される。

・活動の主要なポイントが見失われてしまうまでに，細目，規則，一覧リスト，順序，予定表にとらわれている。
・自分自身の過度に厳密な基準が満たされないという理由で，1つの計画を遅らせたり中止したりする（例えば，細部にこだわりすぎて計画が完成しない）。
・娯楽や友人関係を犠牲にしてまで仕事と生産性にのめりこむ（例えば，外出のために休みをとらない，週末に気の休まる暇をつくらない）。
・道徳や倫理について過度に誠実で高い基準をもっている（そして，その厳しい規則に他人も従うよう強制する）。
・感傷的な意味をもたなくなっても，使い古した価値のないものを捨てることができない。
・自分のやるやり方どおりに従わない場合は，なかなか他人に仕事を任せない，または一緒に仕事をすることがない。
・自分のためにも他人のためにもケチなお金の使い方をする。将来の悪い出来事のために備えておくべきものと思っている。
・堅苦しさと頑固さを示す。

 キーポイント

・パーソナリティ（人格）とは，人々の振る舞い方，考え方，物の見方，他者との関係のつくり方のことを指している。すべての人がそれぞれを固有のも

のとするパーソナリティ特性をもっている。こうした特性は，考え方や自身・他者・世界との関係性についての持続的な様式である。パーソナリティ特性は，他者との親密な関係を築くうえで問題を引き起こすことも時にあり，解決する必要が出てくる。
・パーソナリティ障害は，考え方，感じ方，生活の仕方，仕事の仕方，把握の仕方，他者の愛し方に深く障害を与えることがあるので，より深い重篤な問題を反映している。この障害をもつ多くの人は，通常ではない有害な方法で考えたり行動したりしていることに気づいていない。多くの場合，自分でつくった問題を他人のせいにする。
・パーソナリティ障害をもつ多くの人は，治療によって時間をかけて良くなっていく。年をとることで改善していく人もいる。ある種のパーソナリティ障害をもつ人は，めったに自分からは治療を求めない。実際には治療を受けることで，彼らは利益を得られることが多い。
・この障害に対して行われる治療のほとんどが精神療法であり，個人と集団のどちらも用いられる。いずれのパーソナリティ障害に対しても，主要な治療もしくは単一の治療として認められている薬物療法はない。しかし，抑うつや衝動性などのパーソナリティ障害に併発する症状に対して薬物療法が行われることもある。
・メンタルヘルスケアの専門家が，パーソナリティ障害をもつ人と親密で頻回な連絡をとることで支援していくことができる。精神療法によって，自身や他者をよく知り，健康的な対処法をみつけていくことができる。

第19章 パラフィリア障害群
Paraphilic Disorders

　パラフィリア（性的倒錯）のある人には，通常の性的な基準（同意する成熟したパートナーとの性的刺激や抱擁）を超えた性的関心や嗜好がある。パラフィリアには，実際の性交を除外することが多く，自身や他者に危害を加えたり苦痛を与えたりはしない。様々なパラフィリアが存在し，1種類以上を同時にもっている人もいる。パラフィリアがあること自体が，パラフィリア障害につながるわけではない。

　パラフィリア障害群をもつ人には，大きな苦悩を引き起こし，職業的，社会的，または他の重要な領域で機能障害のあるパラフィリアがある。場合によってはそれによって自身や他人に危害を加えたり，そのリスクが生じたりする。反復性に強烈な性的空想があり，実生活でその空想通りに実行しようとする衝動がある。同意しない相手に行うことで危害を加えるリスクもあるため，パラフィリア障害の中には犯罪になるものもある。その危害には，身体的な痛み，精神的な苦痛，嫌悪や悲嘆などが含まれる。この障害をもつ人は多くの時間とエネルギーをその性的嗜好を満たすために費やし，仕事，結婚生活，その他の生活に問題が生じるようになる。

　DSM-5にある8つのパラフィリア障害を本章で紹介する。
・窃視障害（同意していない他人の私的な行動を見る）
・露出障害（同意していない他者に自分の性器を露出する）
・窃触障害（同意していない人に触ったり，身体をこすりつけたりする）
・性的マゾヒズム障害（性的興奮のために痛みや屈辱を求める）
・性的サディズム障害（性的興奮のために痛みや屈辱を与える）
・小児性愛障害（子どもへの性的興奮のために子どもと性行為をする）

- フェティシズム障害（性的興奮のために生命のない対象物を使用する，または生殖器以外の身体部位へ特異的な関心を寄せる）
- 異性装障害（性的興奮のために異性の服装をする）

治療

　パラフィリア障害群をもつ人は日々の日常生活機能を改善する治療を受けることができる。パラフィリア障害群の治療は多くの場合，精神療法が用いられ，自身の考えや行動に気づき，それらを再び制御できるようにする。認知行動療法（CBT）では，自身の興味や行為に対して制御できるようにし，健康的な方法で目的を達するように促す。治療の一部に取り入れられるリラクゼーション法の訓練では，パラフィリア障害が引き起こす不安やストレスを弱めることができる。再発予防訓練では，不適切な性行動による健康的でなく危害を及ぼすサイクルに戻るのを避けるように指導する。こうした方法によって，食行動，睡眠，社会機能などの問題に焦点を絞りやすくなることもある。

　パラフィリア障害群の治療に認められた薬物療法はない。しかしこの障害は抑うつや不安と関連していることが多いので，薬物治療でその症状を改善することには役立つ。これらの症状に対する薬物治療にはSSRIの抗うつ薬が使われることもある。抑うつ障害や不安症によってパラフィリア障害が増悪していることがあるので，これらの障害を治療することは最初のステップとして重要である。これによって自身の欲求や行動に対してコントロールを取り戻すことに役立つ。SSRIなどの薬物療法で，パラフィリア障害を増悪しうる空想や衝動が緩和されることもある。場合によっては，性行動をコントロールできずに他者に危害を加えてしまう男性に対して，テストステロンというホルモンを減らす治療が行われることがある。

窃視障害 Voyeuristic Disorder

　この障害をもつ人は，他人が裸になっている，衣服を脱いでいる，または性行為をしているのを見ることによって性的に興奮する。窃視（「のぞき」）は最

も一般的な法を犯した性行動である。約12％の男性と約4％の女性が生涯のある時点でこの障害をもつ（男性は女性の3倍多い）。

窃視障害の診断

- 少なくとも6か月間にわたり，警戒していない人が裸になっている，衣服を脱いでいる，または性行為をしているのを見ることから得られる反復性の強烈な性的興奮が，空想，衝動，または行動に現れる。
- 同意していない人に対してこれらの性的衝動を実行に移したことがある，またはその性的衝動や空想のために大きな苦痛が生じており，社会的，職業的，他の重要な領域で機能障害を引き起こしている。
- このような興奮を経験した，または衝動を実行した人は18歳以上である。

露出障害 Exhibitionistic Disorder

この障害をもつ人は同意していない見知らぬ子どもないし成人に自身の性器を露出する。露出障害をもつ人は，メンタルヘルスの治療に紹介されてくる性犯罪者の3分の1を占める。男性の約2～4％がこの障害をもち，女性では稀である。この障害をもつ人は危険ではなく，見せた人に対して性行動をしようとはしないことが多い。

露出障害の診断

- 少なくとも6か月間にわたり，警戒していない人に自分の性器を露出することから得られる反復性の強烈な性的興奮が，空想，衝動，または行動に現れる。
- 同意していない人に対してこれらの性的衝動を実行に移したことがある。またはその性的衝動や空想のために大きな心理的苦痛が生じており，社会的，職業的，他の重要な領域の機能障害を引き起こしている。

窃触障害 Frotteuristic Disorder

　この障害をもつ人は同意なしに他者を触ったり，身体をこすりつけたりする。混雑する歩道や地下鉄車内など，人が多い場所で他人の性器や乳房に触ることが多い。孤独で活動的ではない15～25歳の男性にこの障害は多く，女性には稀である。

 ### 窃触障害の診断

・少なくとも6か月間にわたり，同意していない人に触ったり，身体をこすりつけたりすることから得られる反復性の強烈な性的興奮が，空想，衝動，または行動に現れる。
・同意していない人に対してこれらの性的衝動を実行に移したことがある，またはその性的衝動や空想のために大きな心理的苦痛が生じており，社会的，職業的，他の重要な領域の機能障害を引き起こしている。

 ## 性的マゾヒズム障害 Sexual Masochism Disorder

　性的マゾヒズム障害では，打たれる，縛られる，辱められる，またはそれ以外の苦痛を受ける行為から性的興奮を得ている。この障害をもつ人は，窒息させたり，鋭利なもので刺したりして，自身に苦痛を負わせることもある。性行為の中でパートナーに，縛り上げられる，平手打ちされる，むちで打たれる，といったこともある。マゾヒズムの危険な様式としては，首を縄で縛ったり，顔にビニール袋をかぶせたりして，酸素を遮断することである。これらの行為によって，偶発的に死亡するリスクがある。

 ### 性的マゾヒズム障害の診断

・少なくとも6か月間にわたり，辱められる，打たれる，縛られる，またはそ

の以外の苦痛を受ける行為から得られる反復性の強烈な性的興奮が，空想，衝動，または行動に現れる。
・その空想，性的衝動，または行動で，大きな心理的苦痛が生じており，社会的，職業的，他の重要な領域の機能障害を引き起こしている。

性的サディズム障害 Sexual Sadism Disorder

　この障害をもつ人は，他者に痛み，苦痛，辱めを与えることで性的に興奮する。これには身体的に危害を加えたり，心理的な苦痛を与えたりすることが含まれる。この障害をもつ人は，怯えている被害者や同意をしていないパートナーを完全に支配したいと思っている。

性的サディズム障害の診断

・少なくとも6か月間にわたり，他者への身体的または心理的な苦痛から得られる反復性の強烈な性的興奮が，空想，衝動，または行動に現れる。
・同意していない人に対してこれらの性的衝動を実行に移したことがある，またはその性的衝動や空想のために大きな心理的苦痛が生じており，社会的，職業的，他の重要な領域の機能障害を引き起こしている。

小児性愛障害 Pedophilic Disorder

　この障害をもつ人は，子どもに対する強烈な性的関心や嗜好があり，その性的衝動を実行に移したことがある。小児愛者のほとんどは異性愛者である。子ども（通常は13歳以下）のポルノを見ることは，性的関心を反映しているので，この障害の強力な徴候である。こうした関心や衝動を実行に移すこと，または子どもと性行為をすることは犯罪行為である。

287

小児性愛障害の診断

- 少なくとも6か月間にわたり，子ども（通常13歳以下）との性行為に関する強烈な性的に興奮する空想，衝動，または行動が反復する。
- これらの性的衝動を実行に移したことがある，またはその性的衝動や空想のために大きな苦痛が生じており，または対人関係に問題をきたしている。
- その人は少なくとも16歳で，相手の子どもよりも少なくとも5歳は年長である。

 ## フェティシズム障害 Fetishistic Disorder

　この障害をもつ人は，女性の下着，ゴム商品，靴などの物品に性的に興奮する。フェティシズムの対象は，脚，つま先，髪などの身体部位であることもある。こうしたものに触れる（例えば，手にもつ，味わう，こすりつける）ことで，強烈に興奮してマスターベーションをする場合が多い。対象の望む物をたくさん集めている人もいる。その物がないと性機能不全に陥ることもある。パートナーとの性行動よりもその物との性行動を好むこともある。女性がこの障害をもつことは稀である。

 フェティシズム障害の診断

- 少なくとも6か月間にわたり，生命のない対象物の使用，または生殖器以外の身体部位への著しい特異な関心から得られる反復性の強烈な性的興奮が，空想，衝動，または行動に現れる。
- その空想や性的衝動，または行動で，大きな心理的苦痛を生じており，社会的，職業的，他の重要な領域で機能障害を引き起こしている。
- フェティシズムの対象物は，異性装に用いられる衣料品，または性器の刺激目的に作られた器具（例えば，バイブレーター）に限られるものではない。

女性用下着に強い性的興奮を覚える65歳男性

　大きな会社の販売員をしている65歳のレナードは，妻が彼のもとを去ってしまいそうだと言って精神科を受診した。知らない人に自分の問題を相談するのは恥ずかしいと言ったが，率直に彼の女性用の下着への性的関心を述べた。この性的関心は数年前から始まっており，この診察の6週間前に彼がマスターベーションしているのを妻に見られるまでは問題にはならなかった。

　女性用のパンティとブラジャーを着けている彼を見て，彼女は彼が不倫をしていると思って「怒り狂った」。彼が他の女性とは会っていないことを説明すると，彼女は「彼を締め出し」て，ほとんど話さなくなった。彼らが言い争った際，彼女は彼を「変質者」と呼び，彼が治療をしなければ離婚を考えているとはっきりと言った。

　このレナードの習慣は，妻が重度の関節炎とうつ病を患った頃に始まり，妻は全体的な活動性と性的関心を失っていた。彼のフェティシズムの対象を集めることは，退屈な出張旅行の間の唯一の楽しみの時間だった。彼は家でもマスターベーションをしたが，妻が家にいない時だけだった。彼は数年間にわたって集めたブラジャーとパンティを使ってマスターベーションを週に2回していた。妻との性行為は月に1回か2か月に1回に減っていたが，お互いそれで満足していたと彼は言った。

　レナードは結婚して30年経っており，2人の大きくなった子どもたちがいた。彼は，その年の後半には完全に引退することを計画していたが，「資産を2つに分けるか，一日中，変質者呼ばわりされながら家にいるか」を選ぶことになるとは思ってもみなかった。彼は妻を安心させようと，数枚の下着を捨ててみせたが，「お気に入り」と「なかなか買えないもの」は残しておいた。彼は離婚したくなかったし，彼のフェティシズムには害のあるものは何もないと思っていた。彼は「不誠実だったことはないし，悪いことも何もしていないんです。ただ私は興奮してしまうのです。きっと妻は週に何回もセックスをしたくはないでしょうから。」と言った。

　レナードは自分の性機能には何も問題はないと言い，女性用下着がなくても，勃起し快感を得ることができると付け加えた。10代の頃に女性の下着を触った時にとても興奮したことを覚えており，その経験からマスターベーションをしていた。妻と性行為をするようになって，その空想はなくなっていた。

　レナードはフェティシズム障害と診断された。彼は数年間にわたって，女性

用の下着から性的興奮を得ていた。妻に女性用下着を着けているのを見つかるまでは問題がなかった。その時点からレナードは苦悩を感じるようになった。妻が彼のフェティシズムの対象を認めてくれて，彼自身の苦悩がなくなれば，その時点でもはや彼は障害をもたないことになるだろう。

レナードは性的障害の専門家を紹介された。治療の中で，フェティシズム自体は誰も傷つけていないが，彼が自分に関心を失っていると思っていた妻が苦痛を感じていることをレナードは学んだ。レナードは妻とよく話し合って，お互いの欲を満たすことに集中するよう促された。レナードは，いまだに女性用の下着に興奮していたが，その空想を妻との性的関係の一部とするようになった。

異性装障害 Transvestic Disorder

この障害をもつ人は，異性の服装をすることで性的に興奮する。男性が女性ものの服装の1つか2つのもの（例えば下着）だけを着けることが多いが，下着から上着まで完全に女性の服装を着て，かつらやメイクアップもしている場合もある。この障害は小児期や10代前半に始まる傾向がある。

異性装障害の診断

・少なくとも6か月間にわたり，異性の服装をすることから得られる反復性の強烈な性的興奮が，空想，衝動，または行動に現れる。
・その空想，性的衝動，または行動で，大きな心理的苦痛が生じており，社会的，職業的，その他の重要な領域における機能障害を引き起こしている。

キーポイント

・パラフィリア（性的倒錯）は，成熟して同意を示した人との性器刺激や抱擁から得る性的関心や嗜好が通常と異なっている。パラフィリアには様々な種類があるが，パラフィリアをもつこと自体でパラフィリア障害に至るわけで

はない。
- パラフィリア障害をもつ人は，パラフィリアをもつことで，大きな心理的苦痛が生じており，職業的，社会的，他の重要な領域で機能障害が引き起こされており，自身や他者に危害を及ぼす，またはその恐れがある。この障害には反復性の強烈な性的空想や，実際の生活で行おうとする衝動がある。パラフィリア障害の中には，それに同意しない人に危害が及ぶリスクがあるため，犯罪になるものもある。その危害には，身体的な痛み，精神的な苦痛，嫌悪や悲嘆などが含まれる。
- この障害をもつ人は日々の生活機能を改善する治療を受けることができる。パラフィリア障害の治療には，ほとんど精神療法が行われ，自身の考えや行動に気づき，それらを再び制御できるようにする。認知行動療法が行われることも多い。
- パラフィリア障害の中には，精神療法によって他のパートナーに集中し，パートナーの性的欲求を満たすことになる場合もある。パラフィリアは存在し続けるかもしれないが，健全な性的関係の一部として用いられるようになることもある。
- パラフィリア障害の治療に対して認められた薬物療法はないが，この障害は抑うつや不安に関連することが多いので，それに対する治療によって役立つことがある。抑うつ障害や不安症はパラフィリア障害を増悪させることがあるので，こうした障害を治療することが，自身の欲求や行動を再び制御できるようにする最初のステップとして重要である。

第20章
治療の要点

　精神疾患は，他の身体疾患と同じように，うまく治療することができる。治療によって苦悩が取り除かれて，症状が改善し，問題にうまく対処できるようになる。多くの場合は希望を取り戻す援助が得られる。本書にあるすべての精神疾患は，これから紹介する方法のいずれかを用いて治療が可能である。

　援助を求める時期をどのようにして知ることができるだろうか。おおまかなやり方としては，何らかの問題が起きて誰かに迷惑をかけていることがどの程度であるか，どれくらい続いているかを考えてみることである。大変な苦悩を感じているか，仕事，対人関係など生活の重要な領域でうまくこなせていないようであれば，その時点で援助を求めることが賢明だろう。精神疾患と日常生活に起きる問題との境界は，それがどの程度極端なことで，どのくらい続いているかという点である。助けを求めるべき問題があり，治療が必要そうだ（警告サインについては293頁の **BOX** を参照）と知るのが早ければ早いほど，その症状が改善し回復し始めるのも早くなる。

誰が助けてくれるか

　援助を得られるメンタルヘルスケアやその専門家にはいくつか種類がある。

〔訳注：以下は米国での制度であり，日本の現状とは異なるものもあるが，別の形であっても同様のケアを受けることができる。〕

- 精神科医は，免許を受けた医師で，医学校を卒業後に，内科や神経学（人間の脳の研究）を含む1年間の研修と3年間の精神科専門研修を終えている。研修プログラムには精神薬理学（薬物が身体や脳にどのように働くか）や，

> **BOX** よくみられる警告サイン
>
> あなたや知り合いが，こころの健康に問題を抱えながら生活しているのかどうかはすぐにはわかりにくい。次に挙げるような感覚や行動が1つ以上あれば，こころの健康に問題があるという早期の警告サインかもしれない。
> - 食欲や睡眠が多すぎたり少なすぎたりする。
> - 周りの人やいつもする活動を避けるようになっている。
> - 活力がほとんどない。
> - 何事もなかったかのように茫然としている。
> - 説明のつかないうずきや痛みがある。
> - 無力感や絶望感を感じている。
> - いつもより喫煙，飲酒，薬物使用の量が増えている。
> - 困惑しやすい，忘れやすい，緊張しやすい，怒りやすい，興奮しやすい，心配しやすい，おびえやすい。
> - 家族や友人とケンカばかりしている。
> - 気分の変動が激しくて，人間関係に支障をきたしている。
> - 頭からずっと離れない考えや記憶がある。
> - その場にいない人の声が聞こえたり，現実にはないことを信じたりしている。
> - 自分や他人を傷つけることを考えている。
> - 日常生活（例えば，子どもの世話をすることや，職場や学校へ行くこと）が，こなせなくなっている。
>
> 出典：www.MentalHealth.gov

精神療法，病院と診療所での診療について掘り下げたトレーニングが行われる。精神科医は治療薬を処方することができ，心理師，免許のある臨床ソーシャルワーカー，結婚・家族療法士に精神療法を提案することができる。医師ではないメンタルヘルスケアの専門家も精神療法を行うことができるが，精神科医に助言を求めながら行うことになる。その際も，精神科医が薬物療法の必要性を判断し，効果，副作用や合併症について把握することになる。
- 心理師は，様々な精神療法や心理検査についての臨床トレーニング，実地研修，臨床経験を含む大学院課程を修了している。ほとんどの州では，治療薬の処方や入院させることはできない。心理師として治療するために，免許取

得の規定がある。学位としては Ph.D.（哲学博士）もしくは Psy.D.（心理学博士）のいずれかである。小児や家族を専門に扱う者もいる。
- 臨床ソーシャルワーカー（精神保健福祉士）は，2年の大学院課程で精神保健と社会福祉についての特別な教育を受ける。博士号をもつ者もいる。実務をするためには免許取得が必要である。
- 結婚・家族療法士は全員ではないが，免許を取得している場合もある。多くが心理学か類似の領域で修士課程か博士課程を修了している。実務をするためには，2年間の卒後臨床指導訓練と，州か国家の試験にも受かる必要がある。
- 精神科看護師は看護師課程を卒業し，試験に受かっている。通常はメンタルヘルスケアの特別な訓練と経験を受けているが，特別な免許や証明書は必要ない。
- 上級看護師や準医師資格者は，医師の監督のもとに患者を治療したり，治療薬を処方できたりする。

　メンタルヘルスケアの専門家を探すには，かかりつけ医に尋ねるか，知っている他の専門家に尋ねるか，専門家を知人に尋ねてみるとよい。サポートグループに尋ねると教えてくれることもある。健康保険をもっている場合は，その保険で受けられるメンタルヘルスケアの専門家のリストを請求してもよいだろう。

　何らかの健康問題がある場合，かかりつけ医に相談することもあるだろう。こうした健康問題のなか（例えば，睡眠障害）には，精神疾患と関連があるものもある。この場合，かかりつけ医はメンタルヘルスケアの専門家と協力して診療にあたったり，専門家に紹介したりすることもできる。

次に起こること

　メンタルヘルスの専門家にまず面談するには，電話をして予約をとる必要がある。訪問する前に，簡単な事情を聞かれる場合もあるかもしれない。

◆ 面接

　初回の訪問は，メンタルヘルスの専門家との「面接」になる。一緒に話をして，あなた自身やその問題について診察することになる。いくつか質問をしながら，あなたのもつ問題について話し合う。これは身体的な健康について医師が尋ねるのと同じアプローチの仕方である。ここでの話し合いが，あなたに合わせた治療計画を立てることに役立つ。最初の面接は45〜90分ぐらい続く。初回面接でよく聞かれるのは以下のようなものがある。

・今日ここに来られたのはどうしてですか？
・具合はどのようでしたか？
・何が原因でそのようになったか，もし考えがあれば教えてください。
・あなたを悩ませる症状はどのようなものですか？
・どのような問題が起きていますか？

　あなたが悩む問題や症状に基づいて，メンタルヘルスの専門家が次のようなことも聞くことになる。家族歴，職歴，教育歴，趣味，人間関係，価値観，文化的背景，既往歴，もしあれば過去の精神科既往歴，発達歴，過去の性的体験。

　さらなる情報（例えば，過去の診療録）を得てもよいか許可を求め，心理検査や血液検査を行うことを提案する場合もある。精神疾患の治療薬を処方したり，精神症状を起こし得る身体疾患などを除外したりする必要がある場合，かかりつけ医で身体的な精査をしてくるように依頼されるかもしれない。または，診断や評価をするために，さらに1，2回の面接が必要なこともあり，場合によっては配偶者や家族と面談する許可を求められるかもしれない。

◆ 診断

　続いて，メンタルヘルスケアの専門家は，DSM-5のガイドラインに基づいて診断をしようとする。そして，治療計画を作ることができる。DSM-5自体が治療の必要性や恩恵を決めるわけではないのであって，専門家と本人自身が決めていくことになる。

　パニック症と広場恐怖といったように，1つ以上の複数の診断がなされるこ

ともある。精神疾患をもつ人は，アルコールや違法薬物を使ってその苦しさを和らげようとするからかもしれないが，物質使用障害も併せもっていることが多い。場合によっては，アルコールや違法薬物自体が精神疾患を引き起こしたり，症状を悪化させたり，回復を遅らせたり，治療薬の効果を失くしてしまったりする。

◆ 治療

　メンタルヘルスケアや精神疾患の治療は，様々な場面で行われる。プライマリ・ケア外来や精神科クリニックが一般的である（つまり，メンタルヘルスケアの専門家のオフィスもしくはクリニックである）。

〔訳注：以下に述べる入院の要件などは日米では違いがある〕

　自身や他人を傷つけてしまうような緊急の場合や，機能の障害が著しい場合は，病院での治療が必要になることもある。このような場合，安全性を優先して本人の意思に反して治療が行われることもあり，通常は3日程度である。こうした処置は，あくまで症状が重症で安全な選択を自身ではできずに必要な治療を受け入れられない場合である。その期間が過ぎると，裁判官と2名の医師による診察があり，病院で治療を続けるべきか退院するかが決まる（州によってこの手続きは多少異なる）。非常に重症であったり，まだ自身や他者へ危害を加える可能性があったりする場合は，病院への非自発的な入院治療がさらに続くことになるが，その後にも裁判所による再評価があり，患者の人権は擁護される。

　入院での加療の後，入院の精神科病棟とつながっている部分的入院サービスに移行する。ここでのプログラムは，日々の診療に精神科医などの1対1の治療に加えてグループでの治療もある。おおよそ2〜4週程度の期間で症状が改善すると，精神科外来クリニックに紹介することになる。

　精神疾患が発症していても治療を受けずにいると，自殺のリスクが高まる。このため希死念慮がある場合，その家族は，自殺の危険性や警告サインについて学ぶ必要がある。死についての考えは看過するべきではない。297頁の**BOX**に挙げたいくつかのヒントが役立つだろう。

BOX 自殺について知るヒント

- いかなる自殺の徴候や自殺の考えを行動化したいという考えにも，大いに注意を払うべきである。何らかの援助を求めることから始まる。
- メンタルヘルスの専門家に相談できる方法をみつけること。自殺の危険性が高まっていると感じるならば，専門家にすぐに連絡をとることが大切である。
- メンタルヘルスの専門家と頻回に定期的な診察を受けることで，自殺リスクの程度を評価してもらうことができる。
- 何によって自殺の気持ちが出てくるのか探ってみること（例えば，解雇されたり，拒絶されたり見捨てられたりする恐怖かもしれない）。こうしたストレスをうまく扱ったり避けたりする方法がわかると，自殺したい気持ちがなくなることもある。
- 抑うつ障害，双極性障害，物質使用障害など，いかなる精神疾患に対しての薬物療法や精神療法も自殺を防ぐことに役立つ。
- 最終的な安全策を考えておくこと。自殺をしてしまう前に何らかの警告サインを伝えるために必要である。これによって自殺の考えが実際の行動に進んでしまうことを防ぐ。例えば，家族や専門家に連絡をすることも含めておくとよい。
- 家にある銃器や薬物，毒物などは鍵のかかる所にしまい，致死的な手段をとれないようにする。
- 今まさに自殺する危険な状態にある場合は，近くの救急外来のある病院に至急連絡をすること。そこにいる医師やメンタルヘルスケアの専門家などが，すぐに何らかの支援をしてくれるはずである。
- いのちの電話など電話相談窓口でも何らかの情報や助けを得られるはずである。

治療法

精神疾患の症状を改善させるためには，いくつかの治療の選択肢がある（**表20-1**）。治療を受けることで，精神疾患とうまく付き合うことができるようになり，充実した生活につながっていく。主な治療法には薬物療法と精神療法があり，単独で行ったり併用したりする。家族や関係者も，精神療法を受けることに

表 20-1　精神疾患の治療法

精神療法	精神科薬物療法
精神分析的精神療法	抗うつ薬
対人関係療法	抗精神病薬
支持的精神療法	睡眠薬・抗不安薬
認知行動療法	気分安定薬・抗てんかん薬
弁証法的行動療法	精神刺激薬
行動療法	**電気けいれん療法**
カップル療法，夫婦療法，家族療法	**経頭蓋磁気刺激療法**
集団療法	

よって精神疾患をもつ人へのかかわり方を知り，より良い対処方法を知ることにもなる。薬物療法が重症な症状を改善できない場合，電気けいれん療法や経頭蓋磁気刺激療法は安全で効果的な治療法である。

　ほとんどの精神疾患で，薬物療法で症状を和らげることができる。精神科治療薬を使って症状が改善し始めると，隠れていた（治療を受ける主な理由ではなかった）別の問題が現れてくることもある。症状に加わっている行動面に焦点を当てることもできる。精神療法はそうした問題の対処の仕方を学ぶことにも役立つ。どんなに深い心の傷や長年の苦しみに耐えてきた人でも，治療を進めていく中で，自分自身の強さに気づかされることもしばしばである。回復に向かって進み始めると，生きがいをもって生活できるようになり，自尊心をもち直すことになる。

◆ 精神療法

　精神療法とは，様々な種類のカウンセリングを指し，メンタルヘルスケアの専門家と治療を求めてきた人との間に築かれる特別な関係性の中で，言葉のやりとりに基づいて行われる。語りと傾聴の過程で，新しい洞察をもたらし，苦しみを生みだす症状が和らぎ，不健康で不適応な行動を変容し，生活の中でうまく過ごすことができるようになる。

　精神療法にもいくつかの異なった種類があるが，特定の疾患や対象に特に効果的なものもある。メンタルヘルスケアの専門家たちは，今日では複数の精神療法の訓練を受けており，助けを必要としている人の個別の問題，人格，必要

に合わせて用いる。場合によっては，いくつかの方法論を組み合わせて用いることもあり，それぞれの境界は明確ではなくなっている。専門家との間の関係が強固になっていくと，その関係は治療同盟と呼ばれる。こうした関係性のうえで信頼しあって協働することができる。専門家たちは倫理規定に基づいて，面談の中で話された内容は，同意なしには口外されないことになっている。ただし，その人自身や他者に危害が加わる可能性がある場合は例外である。

精神分析的精神療法

　精神分析的精神療法は，症状についての洞察を自身で得て，症状に変化をもたらすことを目的としている。洞察志向精神療法とも呼ばれるこのアプローチは，自由連想を用いる。これは思い浮かんだ考えをすべて声に出していくもので，子どもの頃にあって成人しても続いている無意識の葛藤を見出して理解するための手法である。専門家と1対1で面談し，治療同盟を築いた後に，本人が口にした内容を解釈して明らかにしていく。この治療法には，激しい感情を表現できる十分な知識や洞察力を本人がもっている必要がある。ある種のパーソナリティ障害や慢性的に続いている精神疾患（抑うつ障害や不安症など）に適用される期間は，25回以下程度の短いものから，数年続く長期間のものまである。

対人関係療法

　対人関係療法は，社会的な関係や交流を円滑にするために，対人関係スキルを向上させることを目的としている。安心させサポートすること，感情を明確にすること，コミュニケーションを円滑にすることなどが含まれる。抑うつ障害や夫婦関係の問題，対人関係を築くのが難しい場合，などに効果がある。12～16回のセッションを行うことが多いが，場合によっては再発を防ぐために維持療法としてその後も継続することもある。当初はうつ病の治療のために研究に導入されたもので，対人関係に焦点を当てて，気づきにくい自身の気持ちの扱い方を身につけることや，コミュニケーションのスキル向上に役立つ。精神分析的精神療法と異なり，精神症状の心理学的な根底を取り扱うのではなく，現在の対人関係の問題に焦点を当てるものである。

支持的精神療法

　支持的精神療法は，最も一般的なものである。本人の可能な限り高い生活機能レベルを回復させ維持することを目的としている。気遣いを示すこと，助言をすること，安心させること，提案すること，強化（報酬や罰のシステムを通じて望む反応を促す手法）すること，代わりの行動について話し合うこと，対人関係スキルを教えること，問題解決を手助けすることなどがこれに含まれる。かなりストレスの多い状況にある人，身体疾患が重症な人，他のアプローチでうまくいかなかった精神疾患の人にも適用される。治療期間は対象となる性質に基づいて，一度だけの場合や数日から数週間に数回行う場合のような短いものから，数年に至る長期間のものまで様々である。

　たいていの精神療法やカウンセリングで，安心感を与えて，共感を示し，何らかの知識を伝えることは行っており，支持的な要素は同じように含まれている。支持的精神療法の目的は，人格，直面する生活上の出来事，能力や疾患がいかなる程度であっても，可能な限り本来の生活機能レベルに回復することを手伝うことにある。

認知行動療法

　認知行動療法の目的は，思考のゆがみや問題行動を明確にして変容することにある。本人の信念や態度を明らかにすること，否定的な思考パターンや無用な行動パターンを見出すこと，他の考え方に気づかせること，頭の中でリハーサルすること（過去と異なる反応の仕方を頭の中で試してみること），家に帰ってからも行う宿題を出すこと，などが含まれる。抑うつ障害，不安症，摂食障害，物質使用障害，心的外傷関連障害などに適用とされる。期間はたいてい短いもので，15～25回のセッションになる。

弁証法的行動療法

　弁証法的行動療法 dialectical behavior therapy（DBT）は，認知行動療法の一種であり，自分の思考や感情を知って対処する方法を学び，こころを落ち着かせる方法を身につけることができる。極端な感情を制御する方法を学んでいくことになる。同時に，問題を引き起こす危険行為を自ら変えていく必要性

を理解していく。

　DBTでは治療を受ける者と専門家の間に強靭で対等な関係を築いていく。何らかの制限が破られるなど，健康を害したり，問題を引き起こしたりしそうな行動があった場合，専門家はそれを指摘して気づかせるようにする。将来に起きうる出来事にうまく対処していくスキルを教えていくこともある。DBTは対面式での場合と集団の場合とがあり，前者では新しいスキルを学び，後者でそれを実践することになる。

　DBTは境界性パーソナリティ障害や希死念慮のある人の治療に有効とされてきた。抑うつ障害，心的外傷後ストレス障害，摂食障害，物質使用障害，頭部外傷などが重症な場合も用いられることがある。

行動療法

　行動療法は，健康を害するような行動パターンを，ストレス，恐怖，不安に対処できる健康的な方法に変えていくことを目的とする。不安症（特に何らかの恐怖症），パニック発作，物質使用障害，摂食障害などのような，自分の行動や習慣を変えたい人たちに有効な手法である。治療期間は，25回以下のセッションで行う短いものである。

　行動療法に用いられる基本的な方法は以下のようなものがある。
- **行動変容**：否定的な習慣や行動に焦点を当てる。
- **系統的脱感作**：ある物事（例えば，動物やエレベーター）やある場面（例えば，公共の場に出ていくこと）で引き起こされる恐怖を次第に減らし制御する方法を学ぶ。
- **リラクゼーション訓練**：身体的な状態と精神的な状態を制御するのに役立つ。
- **曝露療法**：恐怖を感じる物事や状況に，段階的に曝露していき，不安を制御できるようにしていく。曝露反応妨害療法は，強迫症に適用がある。恐怖を感じたり，不愉快なものにさらされたとしても，強迫的な行為（例えば，手洗いなどの繰り返し行為）をしないように教えていくものである。
- **情動氾濫**：専門家の見守りの中で，恐怖が小さくなってくるまで，恐怖を感じる物や場面にさらし続ける。
- **モデリング**：専門家が望ましい行動をやってみて，真似をさせる。

・**自己主張訓練**：自分の感情や考えを正直に率直に表現することを学んでもらう。

カップル療法，夫婦療法，家族療法

　これらの療法は，対人関係の変容，コミュニケーションの改善，衝突をよりよく解決する方法の習得を目的としている。関係性を変えたいと思っているカップルや家族，精神疾患や行動障害のある児童や10代の青年が適用になる。治療期間は一般的に数週間から数か月である。対面式の精神療法では，カップルや家族の中の個人に焦点を当て，複数の精神療法では，全員のお互いの関係性やお互いに対する感情面が焦点となる。問題の性質によって，専門家はそうした対面式とカップル・家族での療法を組み合わせて用いている。

　メンタルヘルスケアの専門家は，専門としては夫婦療法と家族療法を専攻していることが多い。カップルや家族にとって，ある問題についていつ助けを求めてよいのかを知るのは難しいかもしれない。その時期を心配すること自体は大したことではなく，どんなに小さなことであっても，その背景にある大きな問題の徴候でありうる。個人の症状としては，どれほど重症でどれほど長く続いてきたかを把握することが重要である。

　関係性に問題が生じているカップルは自分たちで夫婦療法を行う専門家を探す場合もあろうし，対面式の治療を専門にしている専門家からカップル療法や家族療法を勧められる場合もあるだろう。家族自体が家族療法を受けようとすることは多くはなく，子どもが何らかの問題がある場合に，学校カウンセラーや医師からそうした精神療法を受けるよう勧められることが多い。カップル療法や家族療法をしている専門家は，一人の感情や行動を超えて，他の家族へ与える影響をみている。

　カップル療法や夫婦療法の治療期間はおおよそ数週から数か月と短いものである。コミュニケーション困難，性的問題，パートナーが期待する関係性の相違などが主な話題となる。そうした問題点を確認し，できるだけ早く解決することが目的となる。まずはパートナー同士が変わることを望む問題を確認することから療法が始まる。妻が子育ての分担をしてくれないと文句を言うと夫は述べることがあるが，実際には妻は小さな子どもたちの要求に圧倒されている

と感じているだけのこともある。メンタルヘルスケアの専門家は，変えることが必要な行動に目標を絞り，小さなことからその行動を変えていく約束をお互いにすることを援助する。こうした手法は異性カップルでも同性カップルでも同様である。

　家族療法では，対象となる一人の治療に少なくとも一人の家族メンバーが加わる。多くの場合は家族全員が参加するが，場合によっては家族メンバーをいくつかのグループに分けて話し合うこともある。ある一人の考え方やある一つの問題の性質ではなく，その家族内の関係性に着目する。一般的な家族療法には以下のようなものがある。行動家族療法では，家族が注目を向けており，何らかの利益ともなっている結果として問題行動が続いているととらえている。構造派家族療法では，家族構造を重視し，家族機能を全体として支援して，それぞれのメンバーの幸福を目指す。

集団療法

　集団療法は，グループ内の他者との関係性を変え，苦しんでいる精神症状を和らげることを目的とする。メンタルヘルスケアの専門家が，対象者たちのグループを継続的にみていき状況を把握していく。身の回りにある社会環境自体（友人関係など）が，管理された支持的な環境において他者との新しい健全な関係性を学ぶことに役立つ。

　支持的精神療法，認知行動療法，精神分析的精神療法，対人関係療法，などと同様の基本的なアプローチを使っている。自己開示とカタルシス（問題について話すことを通じて感情が解放されること），洞察や情報を共有すること，友人や専門家らの意見をもらうこと，などがある。集団療法は，摂食障害や心的外傷後ストレス障害などの精神疾患や身体疾患，10代の若者，精神科入院患者，精神疾患のある人の家族などに適用がある。治療期間は短期の場合も長期の場合もある。

　そうした集団療法は，精神科病院，地域の精神保健センター，健康の維持を目指す団体，病院の外来クリニック，私設オフィスなど様々な場所で行われる。開業しているメンタルヘルスの専門家の中には，同種の問題や必要性に基づいてグループを構成することもある。多くは週に1回程度集まり，様々な一

般的なメンタルヘルスやその治療について話し合われることが重要な部分になる。

◆ 精神科薬物療法

精神科薬物療法は，個人の身体，精神，感情の機能のすべての側面に影響を与えうる。意識，注意，協調運動，活力，気分，判断，睡眠パターン，対人関係などである。治療薬の中には1回の内服で効果の出るものもあるが，すぐには効果が出ないものもある。内服をやめてもしばらく効果が続くものもある。治療薬の中で，主に精神疾患の治療に用いられるものは，巻末の「精神科でよ

BOX 治療薬を処方する前に医師が考慮すること

- **アレルギー**：治療薬に含まれる何らかの化学物質にアレルギーがあれば，そうした薬物は除外される。
- **生活習慣**：ある特定の時間に内服し，内服に細かな決まりがある治療薬もある。
- **年齢**：体の中で代謝される程度は年齢によって異なる。高齢な成人であるほど，代謝が遅い場合があり，副作用が出やすくなる。
- **家族歴**：血縁のある人の中に精神疾患をもつ人がいるか。
- **身体的健康と身体疾患の既往歴**：身体疾患の中には精神疾患に似た症状を引き起こすものがある。血液検査などの検査を最近したことがなければ，こうした検査を先にすることがあり，必要な場合には脳画像検査を行うこともある。
- **治療薬の問題**：治療薬の利益とリスク
  - ほとんどの精神科治療薬は癖になることはないが，依存しやすいものや，注意して処方すべきものがある。
  - 治療薬によっては，精神疾患のために処方される薬と影響を及ぼしあうこと（相互作用）がある。
  - 多くの治療薬に副作用がありうる。口渇のような軽いものから，めまいや便秘のような厄介なものから，けいれんや不整脈といった生死にかかわるものもある。一般的に，副作用は最初に内服した時がひどくて，次第に弱くなって数週間で消えてしまうものが多い。
  - 副作用への心配・不安—もし副作用があって治療薬が体に合わない場合は，処方できる他の薬がある。

> **BOX　うまく治療薬の効果を引き出すヒント**
>
> - 医師の指示通りに治療薬を内服することが大切である。
> - 一緒に内服することを避けるべき食事があるか尋ねてみるとよい。
> - 食事と一緒に内服する必要があるか，一日の中の決められた時間に内服する必要があるかを尋ねてみるとよい。
> - 予想される副作用について知っておくこと。心配なことがあれば医師に質問する。副作用への対策法を尋ねてみるとよい。
> - 毎日内服するのを確認するのに役立つ決まりごとを決めておくとよい。
> - 医師に相談することなく，急に内服を止めたり，量を減らしたりしないこと。急に止めたり減らしたりすると，健康を害する嫌な症状を引き起こすことや，精神疾患を悪化させてしまうこともある。
> - しばらくたった後でも，治療薬の効果が出ているか出ていないかに注意を払う必要がある。しばらくして体が治療薬に適応することで，症状が改善してきたり悪化してきたりすることもあり，その場合，医師は量の調整や薬の変更をすることがある。
> - だいぶ具合がよくなってきて，症状がなくなってきた場合でも，もしくは副作用が不快になったとしても，治療薬が具合を良くしてそれを維持していることを知っておくこと。
> - 治療薬について心配なことや質問をしたいことがあれば，かかりつけの医師に相談してみること。

く使用される薬物一覧」に挙げてある。

　医師は一人ひとりの症状を考慮しながらうまく合う治療薬を処方する。治療薬の種類や量は，うまく効果が出るように調整される。こうした治療薬を処方する際には，精神科医や他の医師は様々な点を考慮する必要がある（304頁の「治療薬を処方する前に医師が考慮すること」の **BOX** を参照）。

　精神科治療薬を内服している人は，医師に定期的な診察を受ける必要があり，うまく効いているか，健康を害する不快な副作用は起きていないかを伝える必要がある（305頁の「うまく治療薬の効果を引き出すヒント」の **BOX** を参照）。症状を改善するためには，適切な治療薬と適切な量が必要になる。このためには，量を変更したり，他の治療薬を試したりするので，時間がかかる

こともある。違う治療薬や違う量を試してみることは，最大限の効果を引き出すために必要なことである。効果が出るまでに十分な期間服薬する必要があり，数週間や数か月たってやっと十分な効果が出てくることもある。

糖尿病に対してインスリンや高血圧薬が毎日必要なように，精神疾患によっては残りの人生は毎日治療薬を必要とする場合もある。これを維持療法と呼んでおり，日常生活をうまくこなすために，症状が十分に安定するために最も効果的な処方内容と量が決まっていることを意味する。治療薬を飲み続けていれば効果は持続し，定期的に医師の診察を受けることになる。治療薬がうまく効果が出ているか，副作用が起きていないか，本人が調子がよく過ごしているか，症状がうまく制御されているかを医師は確認する。こうすることで再発—不快な症状が再び現れて問題を引き起こすこと—を防ぐことができる。

抗うつ薬

最近の抗うつ薬の多くは，副作用をほとんど出さずに効果が出てくる。うつ病以外にも使われるので，「抗うつ」という言葉はいくらか誤解を招く恐れがある。パニック症，心的外傷後ストレス障害，全般不安症，社交不安症，強迫症，境界性パーソナリティ障害，神経性過食症，過敏性腸症候群，注意欠如・多動症，自閉スペクトラム症，禁煙，慢性疼痛，片頭痛などにも効果的な場合がある。

選択的セロトニン再取り込み阻害薬（SSRI），セロトニン・ノルアドレナリン再取り込み阻害薬（SNRI），三環系抗うつ薬，四環系抗うつ薬，モノアミン酸化酵素阻害薬（MAOIs）といった種類がある。処方された人の約60〜70％は症状がいくらか改善しうる。薬物療法と精神療法を組み合わせることで，うつ病の治療に最も効果があり，再発率を低く抑えることできることがわかっている。

医師は抗うつ薬を選択する際，身体状態，躁病・軽躁病エピソードの有無，これまでのうつ病エピソードの期間，これまでの抗うつ薬への反応性，過眠・体重増加・不安のような症状の存在，妄想や幻覚といった精神病症状の存在など，いくつかの要素を比較検討している。

抗うつ薬には即効性はなく，十分な反応には時間がかかる。1週目の後半に

は活力が出てくるような人もいるが，多くは効果が出てくるのに3〜4週間はかかる。ゆっくり量を増やしていく治療薬の場合，症状が和らぐのに5〜6週間かかることや，十分な効果が表れるのに，8週間以上かかることもある。

　抗うつ薬は，種類によって副作用も異なる。口渇や吐き気が最もよくみられるものであるが，数週間経つと弱まる。これらは不快なものではあるが，その薬が効いていて，体内の濃度が上がってきている，という肯定的な受け取り方もできる。副作用がうっとうしい場合であっても，十分な効果が出て症状が改善してくるまで治療薬を飲み続けて，指示通り量を増やしていくことが大切である。

抗精神病薬
　抗精神病薬は，妄想や幻覚といった精神病症状を治療するために用いられる。抗精神病薬は，統合失調症やその他の精神病性障害の治療に用いられ，双極性障害の躁やうつの治療にも重要な役割を担う。また，薬物乱用に関連する精神病症状や，認知症や自閉スペクトラム症で起きる行動障害にも用いられる。

　抗精神病薬は，その安全性や副作用への忍容性で選ばれる。副作用が非常にひどい場合もあるが，治すことはできる。例えば，アカシジアと呼ばれる副作用の症状では，下肢の落ち着かない感じがあったり，じっと座っていられなかったりする。稀ではあるが，もっと重篤なものには悪性症候群がある。これは筋硬直，高熱，頻脈，血圧の異常値，呼吸促迫，錯乱から昏睡といった精神症状の変化などを認め，医学的に緊急性がある。

　抗精神病薬では，血圧低下，めまい，血中脂質上昇，高血糖，高血圧，体重増加を引き起こすこともある。他の薬剤と同様に，妊娠中や授乳中はできる限り内服を避けるべきである。出生異常のリスクが低下することと母親の精神病症状のリスクが高まることとのバランスを考えなければならず，医師にとっても難しい決断になる。抗うつ薬との併用の場合，血中の抗精神病薬の量を増減してしまうこともある。喫煙によって血中の抗精神病薬の濃度が低下するため，効果が弱くなってしまう。

鎮静薬・睡眠薬・抗不安薬

　鎮静薬や抗不安薬は，主に不眠や不安の治療に用いられる。睡眠薬は睡眠をもたらし，維持するために用いられる薬剤である。

　抗うつ薬が効いてくるまでの間，抗不安薬をパニック症に用いることもある。ベンゾジアゼピン系薬剤が抗不安薬の1つの種類であり，これらは筋弛緩作用や抗けいれん作用（けいれん発作の安定化にも用いる）がある。癖になる場合があるので，気をつけて使う必要がある。ベンゾジアゼピン系の中で不眠症治療に承認されているのはほんの数種類であるが，ほとんどすべてがこの不眠改善の目的で利用されうる。アルコールと一緒に内服すると効果が増強するので，アルコールは控えめにするか，避けることが望ましい。

　すべてのベンゾジアゼピン系薬剤は同じ効果がある。選択の基準は，血中に残る長さ，即効性，代謝のされ方，強さである。ベンゾジアゼピン系の主な副作用は，過鎮静，めまい，車の運転など機械類の操作能力の低下がある。ベンゾジアゼピンは時に乱用され，そうした場合は急に中止すると離脱症状が生じる危険性がある。離脱症状には，嘔気，嘔吐，振戦，けいれん発作などがある。その他には，血圧上昇，頻拍，不安の増悪，パニック発作，記憶障害なども離脱症状によくみられる。

　他の抗不安薬には，buspirone（本邦未承認）があり，これはアルコールやベンゾジアゼピン系薬剤と相互作用はなく，作業能力や機械類の操作能力に影響を与えることもなく，乱用の危険をもたらすこともない。全般不安症の治療には処方されるが，パニック症の治療にはあまり効果がない。抗うつ薬と併用して用いられることが多く，主な副作用としては，嘔気，緊張感，不眠，めまいがある。

　睡眠薬は，睡眠の補助として短い期間だけ処方される。短期間型であれば，日中の眠気は限定的である。依存のリスクを減らすために，短期間だけ使用されるべきである。催眠効果のある他の薬剤にはラメルテオンがあり，睡眠と覚醒のサイクルを制御するホルモンであるメラトニンに作用する。

気分安定薬

　気分安定薬は，躁とうつの間の気分の大きな変動を減らすことに役立ち，主

に双極性障害の治療に用いられる。リチウム，バルプロ酸，カルバマゼピン，ラモトリギン，抗精神病薬などが気分安定効果のある治療薬である。このうちいくつかは抗てんかん薬でもあり，けいれん発作の治療と気分の制御のどちらにも役立つ。薬によって，副作用の種類，薬物相互作用，体内の代謝のされ方などでそれぞれ異なっている。

- リチウムは，双極性障害の躁とうつの両方の急性エピソードの治療と，再発予防にも効果がある。再発を繰り返す抑うつ障害のうつ症状の再発予防にも効果があるとされる。リチウムは，必要な範囲の血中濃度に達しているかを確かめる必要がある唯一の気分安定薬である。多くの治療薬と同じように，少量から開始して，時間をかけて少しずつ増量する。甲状腺機能低下症，脈拍変化，体重増加，振戦，血球数減少，胃部症状が起こることがある。
- バルプロ酸は，双極性障害の躁状態やその他の病相に用いられる。副作用の出現を減らすために少しずつ増量するが，嘔気，過鎮静，手指振戦が副作用として出る場合がある。かなり高用量から内服を開始することもある。肝臓病の人には避けたほうがよい。その他，血球数減少，胸やけ，消化不良，体重増加，眠気が出てしまうこともある。
- カルバマゼピンと oxcarbazepine（本邦未承認）は，躁病の治療と再発予防に用いられる。白血球と赤血球の減少（無形成性貧血）と凝血能低下が最も深刻な副作用である。肝機能障害，発疹，甲状腺機能低下になることもある。眠気，めまい，歩行困難になることもある。oxcarbazepine は，血液検査，肝機能検査は必要なく，カルバマゼピンよりも副作用が少ないことで知られる。
- ラモトリギンは，双極性障害の抑うつ症状を予防するために用いられる。入院治療が必要になる重篤な発疹が副作用としてある。この発疹のリスクを減らすために，少量から開始して，何週間もかけてゆっくりと増量していく。

精神刺激薬

　精神刺激薬は，女児よりも男児に多くみられる注意欠如・多動症（ADHD）に処方される。こうした治療薬は，ほとんどが子どもの治療に用いられるが，成人に使われることもある。小児科医やかかりつけ医によって処方されること

が多い。

　米国では，精神刺激薬がADHDの児童や成人に過剰に使われたり，障害がない人にも処方されたりしていることが大きな関心事である。ADHDのある児童のほとんどは，精神刺激薬に反応して，学習に集中できるようになり，学業成績が良くなる。アトモキセチンやグアンファシンといった非刺激性治療薬もADHD治療に処方されることがある。

　精神刺激薬の副作用は，その年齢層に特異的なものである。精神刺激薬の主な副作用は，不眠，不快気分，血圧上昇がある。興奮，活動性亢進，多弁，イライラといった副作用は，その日の最後の処方の後や，急に内服を止めて数日後に起きることがある。こうした症状は，ADHD本来の症状とも似ている。精神刺激薬で治療されている児童の少数で精神病症状が出現する。

◆ 電気けいれん療法

　電気けいれん療法 electroconvulsive therapy（ECT）は，脳内に通電することで短時間のけいれん発作を引き起こすもので，重症な精神疾患，特に重症うつ病の治療では最良のもののひとつである。80〜85％程度のうつ病でECTによって症状が改善する。

　ほどよい電気刺激は，うつ病に関連する脳内の様々な神経伝達物質や受容体に影響を与える。通電する前に麻酔薬と筋弛緩薬を用いることで，苦痛を感じたり，筋肉が震えたり急に動いたりすることはない。安全で信頼性のある効果的な治療であるにもかかわらず，一般の人々は未だにECTに不信感を抱いている。これは，苦痛を伴い危険であるとする過去のECTに対する誤解によって続いていると考えられる。

　ECTは希死念慮があったり，精神病症状を伴っていたり，飲食を拒否して生命の危機にあるような重症うつ病の治療選択肢のひとつである。以下のようなうつ病の人にも適用になる。
・精神療法と2種類以上の抗うつ薬を試しても改善しない。
・妄想などの精神病症状が存在する。
・自殺や自傷の危険性があり，早期の治療効果が必要。
・抗うつ薬の治療で改善しなかったうつ病エピソードの既往。

・過去の ECT で改善した。

◆ 経頭蓋磁気刺激療法

　経頭蓋磁気刺激療法 transcranial magnetic stimulation（TMS）は，新しいうつ病の治療法であり，2種類か3種類の抗うつ薬治療で改善しなかった場合に行う。脳のある領域に送る電気パルスを発生させる装置を用いる。パルスは頭蓋の上に置かれた電極から送られる。ほとんど副作用はないとされており，ECT とは違い，けいれん発作も誘発されない。

体調がよくなり健康であり続けること

　メンタルヘルスケアの専門家から助けを得ることは，体調が良くなる大きなスタート地点となる。治療は時間のかかる作業であるが，それだけで治癒が得られるわけではない。体調が良くなるには，問題の性質によっても違うこともあり，選択された治療法や専門家の技能によっても変わってくる。何にもまして，助けを求めた人の懸命な努力と，家族たちのサポートが鍵になってくる。調子が良くなるにも勇気が必要である。毎日継続し，あきらめないことである。ここに健康を増進して治療の効果を出すためにいくつか追記しておく。

・適度の運動は，体のためだけでなく，精神にも良いことがわかっている。特に抑うつ症状に効果がある。不安を軽減する効果もある。身体的な運動で，緊張を和らげ，幸福感や全体的な健康度を増すこともできる。
・健康的でバランスのとれた食事は，すべての治療計画の一部となりうる。穀物，野菜，果物，豆類，赤身の肉，魚，全粒粉がよいようである。食事を抜いたり，とても早く食べたり，（糖質が多いインスタント食品などの）ジャンクフードを食べ過ぎたりするような食生活は，身体的にも精神的にも良くない。健康的でバランスの取れた食事は健康を増進し，気分も良くすることができる。
・カフェインを多くとることは，不安やパニック発作を引き起こし，こうした症状を悪化させることがある。アルコールもそうした症状を悪化させる。
・自分について悲観的に語ることを避けるようにする。自分自身で気に入って

いることや自分がうまくやれていることに着目していく。
- 楽観的な見方を身につけるようにする。悪いことが起きたとしても，自分自身のせいであるとか今後の人生ずっと続くと考えるのではなくて，それは一時的な失敗や敗北であると前向きな見方から考えるようにする。こうした変化の鍵は，自分の脳内に広がる自動的な悲観的思考から抜け出すことである。肯定的な真実と置き換えてみることである。自分の強みや，自分にとって何が大切であるか思い出させてくれるような，自分の人生で価値をおいていることをリストに書いてみるとよい。
- ユーモアも，恐怖や否定的な感情を，自分や他人に苦しみを引き起こさずに表現する方法である。ユーモアは身体的な健康を増進することもできる。ユーモアで誰かと一緒によく笑うことで，支持的な関係を形作ることもできる。
- 友人関係から援助を与えたり受けたりすることもできる。そうした関係の中では，いくつかの問題が容易に大局的に見通せるようになることがわかる。他者に手を差し伸べることも大切である。
- 善い行いをすることも，自尊心を高めて，身体的・精神的なストレスを和らげることがある。好きな趣味でつながりのある他の人たちを助ける方法を探してみることもよいだろう。
- 同僚や仲間，ピアサポートのグループで，思いやりをもち，士気を高めることができ，同じ生活の問題を抱えている人たちとの新しい関係を築くことができる。同じ問題を抱えている人と話すことは，精神疾患をもつ人にはとても役立つ。病院や地域の保健センター，地域のメンタルヘルス団体でサポートグループを支援していることが多い。こうしたものに参加してみることで，同じ問題を抱える人たちとのつながりを感じることができる。

🔑 キーポイント

- メンタルヘルスの問題のために，職場や人間関係や人生の重要な面で苦しんだり問題が続いたりしている場合は，助けを求めることができる。食事や睡眠が過剰に増えたり減ったりすること，他者やいつもの活動を避けるようになること，活力がほとんどなくなること，自身や他者を傷つけることを考え

ること，といった精神疾患の一般的な警告サインを知っておくことも大切である。

・資格をもつメンタルヘルスの様々な専門家を利用することができる。精神科医，心理師，ソーシャルワーカー，夫婦・家族療法士，精神科看護師などがいる。専門家は，処方を行うことができるかかりつけ医や看護師などと協働して治療にあたることもできる。サポートグループが支援をしたり，対処法を教えてくれることもある。

・ほとんどすべての精神疾患に利用できる多くの治療法がある。精神療法・薬物療法もしくは，その2つの組み合わせが用いられる。電気けいれん療法（ECT）も，他の治療法でうまくいかなかった場合に用いられる治療法として，効果と安全性が証明されている。

・治療によって健康を増進し，人生の質 quality of life を高めることができる。精神疾患を治療しないままにしておくと，悪化してさらなる問題や苦しみを引き起こすことになる。違法薬物や過剰なアルコールを使って，症状を和らげようとすることは精神疾患を悪化させ，他の問題が出てくるリスクを高めてしまう。

・適度な運動，健康的な食事，過剰なカフェインやアルコールを避けること，肯定的な真実に焦点を当て続けること，たくさん笑うこと，友人関係をつくること，他人を助けることで，こころの健康を増進させ維持することができる。

付録　精神科でよく使用される薬物一覧

〔出典：滝沢　龍：公認心理師必携―精神医療・臨床心理の知識と技法（下山晴彦，中嶋義文編集），医学書院，2016〕

表1　主な抗うつ薬の分類

分類	一般名	代表的商品名	処方用量例 (mg/日)	主な副作用とその機序
三環系抗うつ薬 (TCA)	イミプラミン	トフラニール®	25〜300	口渇，便秘，尿閉（抗コリン），起立性低血圧，過鎮静（抗α₁），体重増加（抗H₁），QT延長。
	アミトリプチリン	トリプタノール®	10〜300	
	トリミプラミン	スルモンチール®	50〜300	
	ノルトリプチリン	ノリトレン®	20〜150	
	クロミプラミン	アナフラニール®	50〜225	
	アモキサピン	アモキサン®	25〜300	
四環系抗うつ薬	マプロチリン	ルジオミール®	30〜75	副作用はTCAよりやや弱い。眠気はやや強い。
	ミアンセリン	テトラミド®	10〜60	
	セチプチリン	テシプール®	3〜6	
その他の抗うつ薬 (5-HT₂A遮断薬)	トラゾドン	デジレル®／レスリン®	25〜200	眠気（抗H，抗5-HT₂）。抗コリン作用弱い。
選択的セロトニン再取り込み阻害薬 (SSRI)	フルボキサミン	ルボックス®／デプロメール®	50〜150	悪心・嘔吐，下痢（5-HT₃受容体），性機能障害（5-HT₂受容体）。
	パロキセチン	パキシル®	10〜50	
	セルトラリン	ジェイゾロフト®	25〜100	
	エスシタロプラム	レクサプロ®	10〜20	
セロトニン・ノルアドレナリン再取り込み阻害薬 (SNRI)	ミルナシプラン	トレドミン®	25〜100	尿閉，頭痛，頻脈，血圧上昇（ノルアドレナリン受容体刺激），悪心（5-HT₃受容体）
	デュロキセチン	サインバルタ®	20〜60	
	ベンラファキシン	イフェクサー®	37.5〜225	
ノルアドレナリン作動性・特異的セロトニン作動性抗うつ薬 (NaSSA)	ミルタザピン	リフレックス®／レメロン®	15〜45	体重増加（抗H₁作用），眠気（抗H，抗5-HT₂作用）

表2 主な睡眠薬の作用時間

一般名	代表的商品名	処方用量例 (mg/日)	半減期 (時間)	半減期 (分類)
ゾルピデム*	マイスリー®	5〜10	1.8〜2.3	超短 (2〜4h)
トリアゾラム	ハルシオン®	0.125〜0.5	2.9	超短
ゾピクロン*	アモバン®	7.5〜10	3.7	超短
エスゾピクロン*	ルネスタ®	1〜3	4.8〜5.2	超短
エチゾラム	デパス®	1〜3	6	短 (6〜10h)
ブロチゾラム	レンドルミン®	0.25〜0.5	7	短
ロルメタゼパム	エバミール®, ロラメット®	1〜2	10	短
リルマザホン	リスミー®	1〜2	10.5	短
エスタゾラム	ユーロジン®	1〜4	24	中間 (12〜24h)
フルニトラゼパム	サイレース®, ロヒプノール®	0.5〜2	7〜25	中間
ニトラゼパム	ベンザリン®, ネルボン®	5〜10	28	中間
クアゼパム	ドラール®	15〜30	36.6	長 (24h〜)
フルラゼパム	ダルメート®	10〜30	14.5〜42	長
◎新しい機序の睡眠薬				
ラメルテオン	ロゼレム®	8	メラトニン受容体作動薬	
スボレキサント	ベルソムラ®	15〜20	オレキシン受容体拮抗薬	

*印の3剤は非ベンゾジアゼピン系睡眠薬。その他は新しい機序の2剤を除き、すべてベンゾジアゼピン受容体作動薬である。

表3 主な抗不安薬の作用時間と作用強度

一般名	代表的商品名	処方用量例 (mg/日)	半減期 (時間)	作用時間 (分類)	作用強度 (分類)
クロルジアゼポキシド	バランス®, コントール®	10〜60	7〜28	長 (24〜100 h)	弱
タンドスピロン*	セディール®	10〜30	1.2〜1.4	超短 (2〜4 h)	弱
フルタゾラム	コレミナール®	8〜12	3.5	超短	弱
クロチアゼパム	リーゼ®	10〜30	4〜5	短 (6〜10 h)	弱
トフィソパム	グランダキシン®	50〜150	6	短	中
エチゾラム	デパス®	1〜3	6	短	中
アルプラゾラム	ソラナックス®他	0.4〜2.4	14	中間 (12〜24 h)	中
ロラゼパム	ワイパックス®	1〜3	12	中間	強
ブロマゼパム	レキソタン®他	3〜15	8〜19	中間	強
オキサゾラム	セレナール®	30〜60	56	長	弱
メダゼパム	レスミット®	10〜30	51〜120	長	弱
フルジアゼパム	エリスパン®	0.75	23	長	中
ジアゼパム	セルシン®他	4〜30	20〜70	長	中
メキサゾラム	メレックス®	1.5〜3	60〜150	長	中
クロナゼパム	リボトリール®他	2〜6	27	長	強
クロキサゾラム	セパゾン®	3〜12	65	長	強
ロフラゼプ酸エチル	メイラックス®	0.5〜2	122	超長 (120 h〜)	中
フルトプラゼパム	レスタス®	2〜4	190	超長	強

*印は非ベンゾジアゼピン系抗不安薬。

表4 主な抗精神病薬の分類

(1) 定型抗精神病薬

分類	一般名	代表的商品名	処方用量例 (mg/日)	等価換算値*	主な副作用とその機序
フェノチアジン系	クロルプロマジン	コントミン® 他	30〜450	100	パーキンソン症状,遅発性ジスキネジア,乳汁分泌,月経異常(抗D_2作用),体重増加,脂質異常,血糖上昇(抗H_1作用,抗5-HT_{2C}作用),起立性低血圧,過鎮静(抗α_1作用,抗H_1作用),便秘,口渇,尿閉(抗コリン作用),心毒性・QT延長(抗コリン作用,抗α_1作用,キニジン様作用)。
	レボメプロマジン	ヒルナミン® 他	25〜200	100	
	プロペリシアジン	ニューレプチル®	10〜60	20	
	ペルフェナジン	ピーゼットシー® 他	6〜48	10	
	フルフェナジン	フルメジン®	1〜10	2	
ブチロフェノン系	ハロペリドール	セレネース® 他	0.75〜20	2	
	プロムペリドール	インプロメン®	3〜36	2	
	チミペロン	トロペロン®	0.5〜12	1.3	
ベンザミド系	スルピリド	ドグマチール® 他	150〜1,200	200	
	スルトプリド	バルネチール®	300〜1,800	200	
	ネモナプリド	エミレース®	9〜60	4.5	
	チアプリド	グラマリール®	25〜150	100	
チエピン系	ゾテピン	ロドピン®	75〜450	66	
ジフェニルブチルピペリジン系	ピモジド	オーラップ®	1〜9	4	
インドール系	オキシペルチン	ホーリット®	40〜300	80	

(2) 非定型抗精神病薬

分類	一般名	代表的商品名	処方用量例 (mg/日)	等価換算値*	主な副作用とその機序
セロトニン・ドパミン遮断薬 (SDA)	リスペリドン	リスパダール®	1〜12	1	乳汁分泌, 月経異常, 射精不能 (抗D_2作用)
	パリペリドン	インヴェガ®	3〜12	1.5	
	ペロスピロン	ルーラン®	4〜48	8	
	ブロナンセリン	ロナセン®	4〜24	4	
多元受容体標的化抗精神病薬 (MARTA)	オランザピン	ジプレキサ®	2.5〜20	2.5	体重増加, 脂質異常 (抗H_1, 5-HT_{2C}遮断作用), 血糖上昇 (抗H_1作用). 過鎮静 (抗α_1作用).
	クエチアピン	セロクエル®	25〜750	66	
	クロザピン	クロザリル®	12.5〜600	50	
ドパミン受容体部分作動薬 (DPA)	アリピプラゾール	エビリファイ®	3〜30	4	不眠, 不安, 胃腸症状 (ドパミン刺激).

*等価換算値は主に抗精神病薬と呼ばれる薬の一群について,その作用を大まかに比較するために用いる換算方法である。本表の換算値はクロルプロマジン100 mgが他の薬では何mg相当であるかを示している。薬剤の様々な作用特徴や代謝経路,個人の体質による代謝のされ方は異なるので,あくまで目安として考えるべきである。

319

表5 主な気分安定薬の分類

一般名	代表的商品名	処方用量例 (mg/日)	有効血中濃度	主な副作用
炭酸リチウム	リーマス®	200~1,200	0.4~1.2 mEq/L	消化器系（悪心・口渇）、手指振戦、腎障害、甲状腺機能低下、副甲状腺機能亢進、高カルシウム血症、皮膚症状、催奇形性、けいれん、不整脈。
カルバマゼピン	テグレトール®	200~1,200	4~12 μg/ml	発疹、胃腸障害、神経認知障害、眠気、ふらつき、顆粒球減少症、催奇形性。
バルプロ酸ナトリウム	デパケン® バレリン®	400~1,200	50~100 μg/ml	消化器系障害、肝障害、体重増加、振戦、多嚢胞性卵巣症候群（多毛、肥満）、催奇形性、高アンモニア血症。
ラモトリギン	ラミクタール®	25~400	—	発疹、起立性低血圧、傾眠、胃腸障害、皮膚粘膜眼症候群。

抗精神病薬のオランザピン、クエチアピン、アリピプラゾールも気分安定化作用があることが知られている。

表6 主な抗認知症薬の分類

分類	一般名	代表的商品名	処方用量例 (mg/日)	半減期 (時間)	作用機序
ピペリジン系	ドネペジル	アリセプト®	3~10	70~80	コリンエステラーゼ阻害
フェナントレンアルカロイド系	ガランタミン	レミニール®	8~24	5~7	コリンエステラーゼ阻害
カルバメート系	リバスチグミン	イクセロン® リバスタッチ®	4.5~18 （パッチ剤）	3	コリンエステラーゼ阻害
アダマンタン誘導体	メマンチン	メマリー®	5~20	55~71	NMDA受容体阻害

表7 主な精神刺激薬の分類

一般名	代表的商品名	処方用量例 (mg/日)	適応症	主な特徴
メチルフェニデート	リタリン®	20〜60	ナルコレプシーのみ (ADHDは保険適応外)	ドパミン・ノルアドレナリンの再取り込み阻害で、興奮・覚醒作用が強く依存性が極めて高い。処方は登録制となった。
	コンサータ®	18〜72	注意欠如・多動症 (ADHD)	徐放剤。服用後12時間持続するため、午後の服用は避ける。処方は登録制である。
モダフィニル	モディオダール®	200〜300	ナルコレプシーなど	メチルフェニデートに比べて、効果が持続的で、依存性は少ない。
ペモリン	ベタナミン®	10〜200	ナルコレプシーなど	10mg錠のみ (10〜30mg)、軽症うつ病やうつ神経症への適応もあるが、使用的ではない。
アトモキセチン	ストラテラ®	40〜120	注意欠如・多動症 (ADHD)	ノルアドレナリン系だけに働き、効果はやや弱い。依存性が少ない。登録は不要。

訳者あとがき

　校正を終え，本書との出会いを振り返っていました。

　個人的に初めて最新のDSM-5に触れたのは，ロンドン大学・精神医学研究所で2013年6月4日と5日の二日間開催された「DSM-5 and the Future of Psychiatric Diagnosis -Where is the roadmap taking us?」と題するDSM-5出版記念の企画シンポジウムでした。DSM-5の編集委員長をはじめ多くの大御所の講演が，DSMの進歩はここでは終わらせないという意欲的な内容で，忘れられないものになりました。

　当時，私は東京大学から出向し，2012年から2015年まで英国ロンドン大学・モーズレー病院附属・精神医学研究所（The Institute of Psychiatry at the Maudsley, King's College London）で勤務しており，日本を離れていました。その刺激的なシンポジウムでDSM-5の出版に立ち会ったのは偶然の賜物でした。

　偶然といえば，本書の出版企画との出会いもそうです。2015年に出向期間を終えて帰国することになった時，英国王立協会（The Royal Society）と英国学士院（The British Academy）からのサポートで，Newton International Fellow/Newton Alumnusとして日英間の共同研究プロジェクトを帰国後も継続できることは決まっていたものの，日本の方々に直接どのように貢献できるだろうかと考えていました。ちょうどそのような時，帰国後早々に本書に出会えたことは本当に幸運であり，運命的なものを感じました。一人でも多くの方の手もとに本書が届き，お役に立つことを祈っております。

　また，ご支援いただいたThe Royal Society/The British Academy（A Newton International Fellow/A Newton Alumnus），The Institute of Psychiatry, King's College London（A Research Excellence Fellow），上原記念生命科学財団（リサーチフェロー・2年間助成），日本学術振興会・科学研究費補助金の助成に深謝いたします。

最後に，本書の訳出の最終的な責任は私にあります。原著出版の1年後に素早く日本語版を出版するという忙しいスケジュールの中で，丁寧に確認作業を行っていただいた医学書院編集部の皆さんにはお礼を申し上げます。一般の読者と同じ視点で原稿を最初に読み，適切なアドバイスをくれた妻に感謝します。

2016年　初夏の軽井沢にて

滝沢　龍

索引

欧文

A

acute stress disorder 124
adjustment disorders 129
agoraphobia 84
Alzheimer's disease 245
anorexia nervosa 152
antisocial personality disorder 270
anxiety disorders 77
attention-deficit/hyperactivity disorder (ADHD) 10
autism spectrum disorder 2
avoidant personality disorder 279
avoidant/restrictive food intake disorder 161

B

binge-eating disorder 158
bipolar and related disorders 46
bipolar I disorder 46
bipolar II disorder 53
BMIチャート，成人用 153
body dysmorphic disorder 102
borderline personality disorder 266
breathing-related sleep disorders 177
brief psychotic disorder 42
bulimia nervosa 156

C

catatonia 43
central sleep apnea 180
childhood-onset fluency disorder 22
circadian rhythm sleep-wake disorders 188
cognitive-behavior therapy (CBT) 300
——，不安症群の 79
communication disorders 20
conduct disorder 218
continuous amnesia 137
conversion disorder 144
cyclothymic disorder 57

D

delayed ejaculation 200
delirium 244
delusional disorder 40
dependent personality disorder 280
depersonalization 138
depressive disorders 61
derealization disorder 138
developmental coordination disorder 24
dialectical behavior therapy (DBT) 300
disinhibited social engagement disorder 132
disruptive mood dysregulation disorder 74
disruptive, impulse-control, and conduct disorders 212
dissociative amnesia 136
dissociative disorders 134
dissociative identity disorder 135
dysthymia 68
dysthymic disorder 68

325

E

electroconvulsive therapy (ECT) 310
── , 双極 I 型障害 52
elimination disorders 163
encopresis 166
enuresis 164
erectile disorder 195
excoriation (skin-picking) disorder 110
exhibitionistic disorder 285
exposure and response prevention therapy 102

F

factitious disorder 147
── imposed on another 147
── imposed on self 147
feeding and eating disorders 150
female orgasmic disorder 198
female sexual interest/arousal disorder 201
fetishistic disorder 288
frontotemporal neurocognitive disorder 256
frotteuristic disorder 286
functional neurological symptom disorder 144

G

gambling disorder 237
gender dysphoria 205
generalized amnesia 137
generalized anxiety disorder 86
genito-pelvic pain/penetration disorder 201

H

hair-pulling disorder 109
histrionic personality disorder 277
HIV 感染による神経認知障害 261
hoarding disorder 104

hypersomnolence disorder 187
hypochondriasis 146

I

illness anxiety disorder 146
insomnia disorder 171
intellectual disabilities (intellectual developmental disorder) 16
intermittent explosive disorder 215

K

kleptomania 222

L

language disorder 21
Lewy body disease 257
localized amnesia 136

M

major depressive disorder 62
major neurocognitive disorder 242
male hypoactive sexual desire disorder 202
mental retardation 16
mild neurocognitive disorder 242
motor disorders 24

N

narcissistic personality disorder 278
narcolepsy 174
neurocognitive disorder due to HIV infection 261
neurocognitive disorder due to Huntington's disease 262
neurocognitive disorder due to prion disease 262
neurocognitive disorder with Lewy bodies (NCDLB) 257
neurocognitive disorders 241
neurodevelopmental disorders 1

nightmare disorder 184
non-rapid eye movement sleep arousal disorders 183

O

obsessive-compulsive and related disorders 96
obsessive-compulsive disorder (OCD) 97
obsessive-compulsive personality disorder 281
obstructive sleep apnea hypopnea 177
oppositional defiant disorder 213

P

panic disorder 80
paranoid personality disorder 276
paraphilic disorders 283
parasomnias 182
Parkinson's disease 254
pedophilic disorder 287
persistent (chronic) motor or vocal tic disorder 27
persistent depressive disorder 68
personality disorders 264
pica 160
posttraumatic stress disorder 113
premature (early) ejaculation 197
premenstrual dysphoric disorder (PMDD) 71
premenstrual syndrome (PMS) 72
provisional tic disorder 27
pyromania 221

R

rapid eye movement sleep behavior disorder 185
reactive attachment disorder 131
restless legs syndrome 188
rumination disorder 160

S

schizoaffective disorder 39
schizoid personality disorder 277
schizophrenia 31
schizophrenia spectrum and other psychotic disorders 29
schizophreniform disorder 43
schizotypal personality disorder 273
selective amnesia 136
separation anxiety disorder 91
sexual dysfunctions 191
sexual masochism disorder 286
sexual sadism disorder 287
skin-picking disorder 110
sleep terrors 183
sleep-related hypoventilation 181
sleep-wake disorders 169
sleepwalking 183
social (pragmatic) communication disorder 22
social anxiety disorder 89
social phobia 89
somatic symptom and related disorders 141
somatic symptom disorder 143
somatization disorder 143
specific learning disorder 23
specific phobia 87
speech sound disorder 21
stereotypic movement disorder 25
stuttering 22
substance intoxication 233
substance use disorder 228
substance withdrawal 233
substance-related and addictive disorders 224
substance/medication-induced mental disorders 236
substance/medication-induced sexual dysfunction 192
systematized amnesia 137

T

tic disorders　26
tolerance　228
Tourette's disorder　26
transvestic disorder　290
trauma- and stressor-related disorders　112

traumatic brain injury　250
trichotillomania　109

V

vascular neurocognitive disorder　260
voyeuristic disorder　284

和文

あ

アルコール使用障害の症例　232
アルツハイマー病による神経認知障害　245
　　── の症例　248
　　── の徴候　247
悪夢障害　184

い

インポテンス　195
依存性パーソナリティ障害　280
異食症　160
異性装障害　290
遺尿症　164
遺糞症　166
陰性症状　30

う

うつ病/大うつ病性障害　62
　　── の症例　64, 193
運動症群/運動障害群　24

え

演技性パーソナリティ障害　277

お

オピオイド使用障害の症例　232
オピオイドによる無呼吸　180
おねしょ→遺尿症をみよ

か

カタレプシー　44
カップル療法　302
カルバマゼピン　309
家族療法　302
過食性障害　158
過眠障害　187
回避性パーソナリティ障害　279
回避・制限性食物摂取症/回避・制限性食物摂取障害　161
解離症群/解離性障害群　134
解離性健忘　136
解離性同一症/解離性同一性障害　135
外在化障害　212
外傷性脳損傷による神経認知障害　250
　　── の症例　252
概日リズム睡眠-覚醒障害群　188
間欠爆発症/間欠性爆発性障害　215
　　── の症例　217
関係妄想　30

き

ギャンブル障害　237
気分安定薬　308
気分エピソード　46
気分循環性障害　57
気分変調症　68
気分変調性障害　68
機能性神経症状症　144
吃音→小児期発症流暢症/小児期発症流暢
　障害をみよ　22
急性ストレス障害　124
　──の症例　127
急速交代型，双極Ⅰ型障害　47
拒絶症　44
虚偽性障害　147
虚無妄想　30
強迫症および関連症群/強迫性障害および
　関連障害群　96
強迫症/強迫性障害　97
　──の症例　100
強迫性パーソナリティ障害　281
境界性パーソナリティ障害　266
　──の症例　269
緊張病　43

く

グラフィング　222

け

系統的健忘　137
系統的脱感　301
経頭蓋磁気刺激療法　311
軽躁病エピソード　47, 49
軽度認知障害　242
血管性神経認知障害　260
月経前症候群　72
月経前不快気分障害　71
幻覚　30
言語症/言語障害　21
限局性学習症/限局性学習障害　23
限局性恐怖症　87

限局性健忘　136

こ

コミュニケーション症群/コミュニケー
　ション障害群　20
呼吸関連睡眠障害群　177
誇大妄想　30
語音症/語音障害　21
行動家族療法　303
行動変容　301
行動療法　301
抗うつ薬　306
　──による性機能不全　193
抗精神病薬　36, 307
　──による性機能不全　193
抗不安薬　308
構造派家族療法　303
昏迷　44

さ

サディズム→性的サディズム障害をみよ
猜疑性パーソナリティ障害/妄想性パーソ
　ナリティ障害　276
催眠療法，心的外傷後ストレス障害の
　　　　　　　　　　　　　121
作為症/虚偽性障害　147
暫定的チック症/暫定的チック障害　27

し

シゾイドパーソナリティ障害/スキゾイド
　パーソナリティ障害　277
支持的精神療法　300
指定された/出生のジェンダー　205
嗜癖性障害→物質関連障害および嗜癖性障
　害群をみよ
自己愛性パーソナリティ障害　278
自己主張訓練　302
自殺の予防　297
自閉スペクトラム症/自閉症スペクトラム
　障害　2
　──の症例　7
　──の重症度水準　5

持続性（慢性）運動または音声チック症/
　持続性（慢性）運動または音声チック障
　害　27
持続性健忘　137
持続性抑うつ障害　68
　──の症例　70
社会的（語用論的）コミュニケーション症
　/社会的（語用論的）コミュニケーショ
　ン障害　22
社交恐怖　89
社交不安症/社交不安障害　89
射精遅延　200
集団療法　303
醜形恐怖症/身体醜形障害　102
重篤気分調節症　74
小児期発症流暢症/小児期発症流暢障害（吃
　音）　22
小児性愛障害　287
女性オルガズム障害　198
女性の性的関心・興奮障害　201
常同運動症/常同運動障害　25
常同症　44
情動氾濫　301
情動氾濫法　121
食行動障害および摂食障害群　150
　──の治療　150
心気症　146
心的外傷およびストレス因関連障害群
　　　　　　　　　　　　　　　112
心的外傷後ストレス障害　113
　──の症例　119
　──への対処，子ども　122
　──への対処，軍人　122
身体化障害　143
身体症状症　143
身体症状症および関連症群　141
　──の治療　142
身体妄想　30
神経性過食症/神経性大食症　156
神経性やせ症/神経性無食欲症　152
　──の症例　155
神経認知障害
　──，HIV感染による　261
　──，アルツハイマー病による　245
　──，外傷性脳損傷による　250

──，血管性　260
──，前頭側頭型　256
──，パーキンソン病による　254
──，ハンチントン病による　262
──，プリオン病による　262
──，レビー小体病を伴う　257
──の介護　251
──の症例　248, 252
神経認知障害群　241
神経発達症群/神経発達障害群　1

す

スキゾイドパーソナリティ障害　277
睡眠-覚醒障害群　169
睡眠衛生のための実践　189
睡眠関連低換気　181
睡眠記録　170
睡眠時驚愕症　183
睡眠時随伴症群　182
睡眠時無呼吸→閉塞性睡眠時無呼吸低呼吸
　をみよ　177
　──，中枢性　180
睡眠時遊行症　183
睡眠障害の診断　170
睡眠ポリソムノグラフィ　170
睡眠薬　308

せ

せん妄　244
性器-骨盤痛・挿入障害　201
性機能不全
　──，抗うつ薬による　193
　──，抗精神病薬による　193
　──，物質・医薬品誘発性　192
性機能不全群　191
性徴　206
性的健康向上のコツ　203
性的サディズム障害　287
性的反応の段階　192
性的マゾヒズム障害　286
性転換者　210
性別違和　205
　──の症例　208

性別適合手術　210
精神刺激薬　309
精神発達遅滞→知的能力障害（知的発達症／知的発達障害）をみよ　2
精神分析的精神療法　299
精神療法　298
窃視障害　284
窃触障害　286
窃盗症　222
摂食障害→食行動障害および摂食障害群をみよ
選択的健忘　136
全般性健忘　137
全般不安症/全般性不安障害　86
前頭側頭型神経認知障害　256

そ

素行症/素行障害　218
　──の症例　220
双極Ⅰ型障害　46
　──の症例　50
　──の治療　51
双極Ⅱ型障害　53
　──の症例　55
双極性障害および関連障害群　46
早漏　197
躁うつ病　47
躁病エピソード　47, 48

た

ためこみ症　104
　──の症例　107
他者に負わせる作為症　147
多重人格障害　135
体験する/表出するジェンダー　205
体内時計　189
対人関係療法　299
耐性　228
第一次性徴　206
第二次性徴　206
脱感作法　121
脱抑制型対人交流障害　132
短期精神病性障害　42

男性の性欲低下障害　202

ち

チェーンストークス呼吸　180
チック症群/チック障害群　26
治療法，精神疾患の　297
知的能力障害（知的発達症/知的発達障害）　16
秩序破壊的・衝動制御・素行症群　212
　──の子をもつ親へのヒント　214
　──の治療　213
中枢性睡眠時無呼吸　180
中毒　233
注意欠如・多動症/注意欠如・多動性障害　10
　──の子をもつ家族へのアドバイス　15
　──の症例　13

て

低呼吸　177
適応障害　129
転換性障害　144
電気けいれん療法　310
　──，双極Ⅰ型障害　52

と

トゥレット症/トゥレット障害　26
統合失調型パーソナリティ障害　273
統合失調感情障害　39
統合失調症　31
　──の症例　34
　──の治療　35
　──の薬物療法　36
統合失調症スペクトラム障害および他の精神病性障害群　29
統合失調症様障害　43
動物ためこみ症　106

な

ナルコレプシー　174
内在化障害　212

に

認知機能の変化，加齢による　247
認知行動療法　300
　──，不安症群の　79
認知症　242

の

ノンレム睡眠からの覚醒障害　183
のぞき→窃視障害をみよ
脳機能　243

は

ハンチントン病による神経認知障害　262
パーキンソン病による神経認知障害　254
パーソナリティ障害
　──，依存性　280
　──，演技性　277
　──，回避性　279
　──，境界性　266
　──，強迫性　281
　──，猜疑性／妄想性　276
　──，自己愛性　278
　──，シゾイド／スキゾイド　277
　──，統合失調型　273
　──，反社会性　270
　──の症例　269，272
　──の特徴　265
　──をもつ人と関係を保つヒント　267
パーソナリティ障害群　264
パニック症／パニック障害　80
　──の症例　83
パニック発作　80
パラフィリア障害群　283
　──の治療　284
バルプロ酸　309
排泄症群　163
　──の子をもつ親へのヒント　167
曝露反応妨害療法　102，301
曝露療法　301
　──，心的外傷後ストレス障害の　121

発達性協調運動症／発達性協調運動障害
　24
抜毛症　109
反響言語　44
反響動作　44
反抗挑発症／反抗挑戦性障害　213
反社会性パーソナリティ障害　270
　──のサイン，素行症　218
　──の症例　272
反芻症／反芻性障害　160
反応性アタッチメント障害／反応性愛着障害　131

ひ

皮膚むしり症　110
被愛妄想　30
被害妄想　29
悲嘆，うつ病との違い　64
病気不安症　146
広場恐怖症　84

ふ

フェティシズム障害　288
　──の症例　289
フラッディング法　121
プリオン病による神経認知障害　262
不安症群／不安障害群　77
　──の生活指導　80
　──の治療　78
　──の認知行動療法　79
　──の薬物療法　79
不眠障害　171
　──の症例　173
夫婦療法　302
物質・医薬品誘発性性機能不全　192
　──の症例　193
物質・医薬品誘発性精神疾患　236
物質関連障害および嗜癖性障害群　224
　──からの回復　229
　──の治療　227
　──の人への援助　226
物質使用障害　228
　──の症例　232

物質中毒　233
物質離脱　233
分離不安症/分離不安障害　91
　──の症例　93

へ

ベンゾジアゼピン系薬剤　308
閉塞性睡眠時無呼吸低呼吸　177
　──の症例　178
変換症/転換性障害　144
弁証法的行動療法　300
便失禁→遺糞症をみよ

ほ

放火症　221
勃起障害　195

ま〜も

マゾヒズム→性的マゾヒズム障害をみよ
まとまりのない思考（発語）　30

自らに負わせる作為症　147

むずむず脚症候群　188
無言症　44

面接　295

モデリング　301
妄想　29
妄想性障害　40
妄想性パーソナリティ障害　276

や

薬物使用，10代の　230

薬物療法　304
　──，うつ病の　66
　──，実施前の確認事項　304
　──，双極Ⅰ型障害の　51
　──，統合失調症の　36
　──，不安症群の　79
　──の患者へのアドバイス　305

よ

抑うつ障害群　61
抑うつエピソード　47, 49

ら

ラモトリギン　309

り

リチウム　309
リラクゼーション訓練　301
離人感・現実感消失症/離人感・現実感消失障害　138
離脱　233

れ

レストレスレッグス症候群　188
レビー小体病を伴う神経認知障害　257
レム睡眠行動障害　185

ろ

露出障害　285
蠟屈症　44